这就是生物 01

生命从细胞开始

米莱童书 著·绘

北京理工大学出版社
BEIJING INSTITUTE OF TECHNOLOGY PRESS

序 言

　　2021 年圣诞节前夕，我收到了《这就是生物》的书稿。这套适合 6~12 岁儿童阅读的生物学启蒙科普漫画让这个圣诞节更添妙趣。

　　生物学成为一门学科只是近 300 年的事，但是人类对于生命的探索却有上万年的历史。在距今 17 000 年的山洞画中仍保留着人类最初观察生物、探索自然的印记。地球上形形色色的生物让这个世界丰富多彩，充满勃勃生机。人类本是自然的一部分，自然的万物哺育了人类，自然的变化与人类的命运息息相关。但是，当人类逐渐远离自然，建立大规模的村镇和城市后，人类逐渐失去了与自然脉搏的同频共振，以为有了城市的保护便可以远离自然界给人类带来的不确定性的影响。然而事实并非如此，我们依然生活在地球的自然生态圈中，大自然的每一次"感冒"，每一个"喷嚏"，每一次"怒吼"，都会给人类带来毁灭性的灾害。所以，认识自然，探究自然，敬畏自然，尊重自然，仍然是生活在地球上的人类需要认识到的基本事实。现在，随着人类对生物学研究的深入，生物学又有了若干分支，生物学对于医学、药学等学科的重要性也日益突显，投入生物学的怀抱将在日后大有可为。

　　如果你对身边的动植物、生物现象感兴趣，这套《这就是生物》将解答你的大部分疑问。从微生物到动植物，从细胞到生态，从微观到宏观，用漫画的形式再现，更加有趣又具象，十分适合对生物学感兴趣的孩子进行启蒙阅读。

　　希望这套有趣味的生物启蒙漫画书能激发你对生物学的兴趣，与我一起为人与自然和谐共处的美好未来努力！

苏都莫日根

2021 年 12 月 26 日 于北京大学生命科学学院

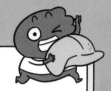

目 录

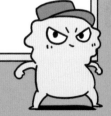

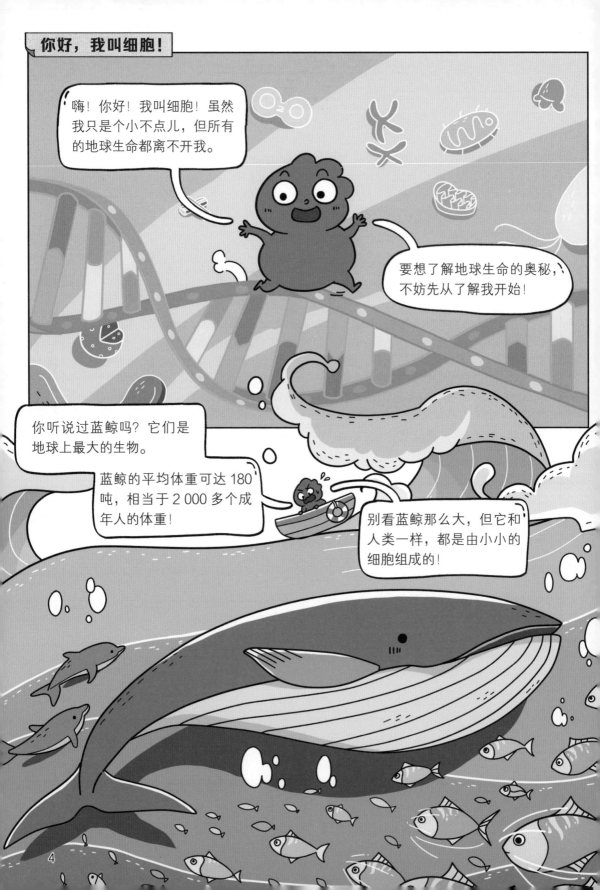

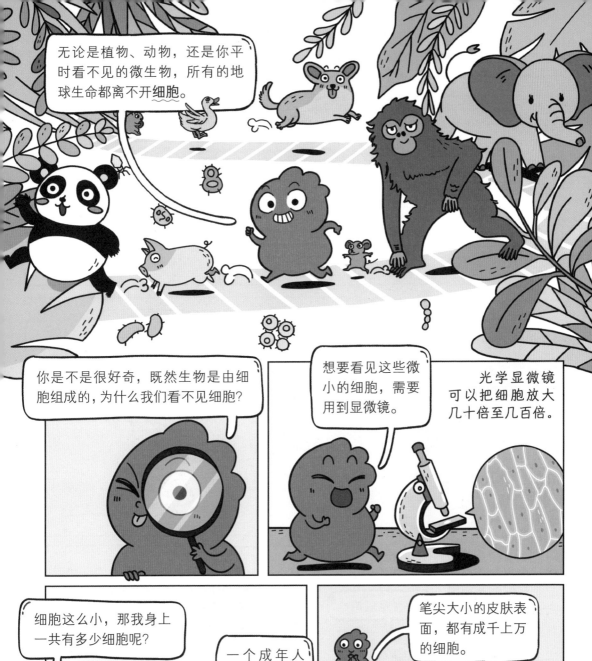

无论是植物、动物，还是你平时看不见的微生物，所有的地球生命都离不开细胞。

你是不是很好奇，既然生物是由细胞组成的，为什么我们看不见细胞？

想要看见这些微小的细胞，需要用到显微镜。

光学显微镜可以把细胞放大几十倍至几百倍。

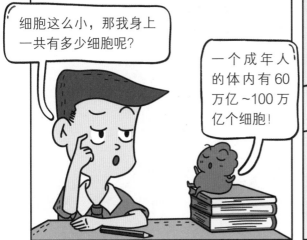

细胞这么小，那我身上一共有多少细胞呢？

一个成年人的体内有60万亿~100万亿个细胞！

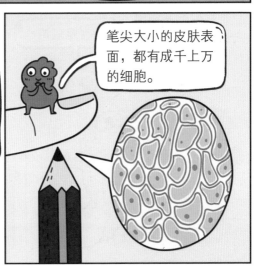

笔尖大小的皮肤表面，都有成千上万的细胞。

人类这种由多个细胞构成的生物，被称为多细胞生物。

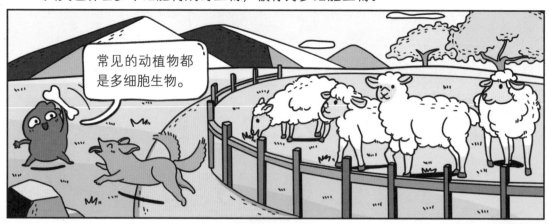

常见的动植物都是多细胞生物。

一些生物本身就是一个细胞，因此被称为单细胞生物。它们非常微小，要用显微镜才能看清。

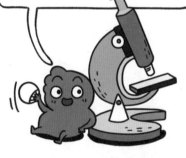

这条小河里就有很多看不见的单细胞生物。

衣藻

草履虫

眼虫

还有一些生物虽然不是细胞，但它们需要依靠细胞才能生活。它们就是病毒。

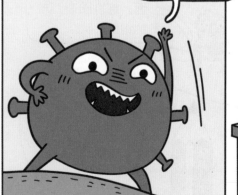

我就是病毒！

病毒比一般细胞还要小很多，要用实验室里的电子显微镜放大上万倍才能看清。

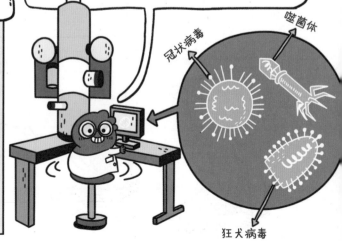

冠状病毒

噬菌体

狂犬病毒

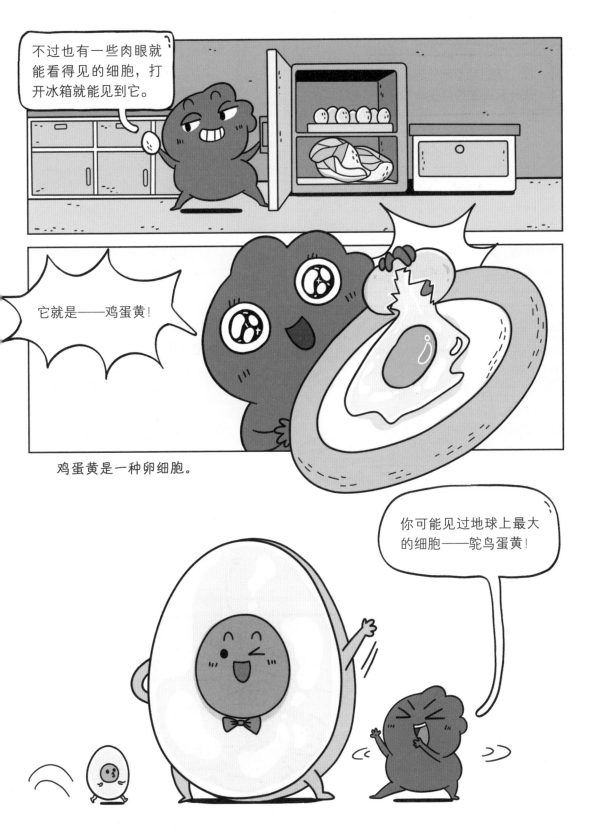

不过也有一些肉眼就能看得见的细胞，打开冰箱就能见到它。

它就是——鸡蛋黄！

鸡蛋黄是一种卵细胞。

你可能见过地球上最大的细胞——鸵鸟蛋黄！

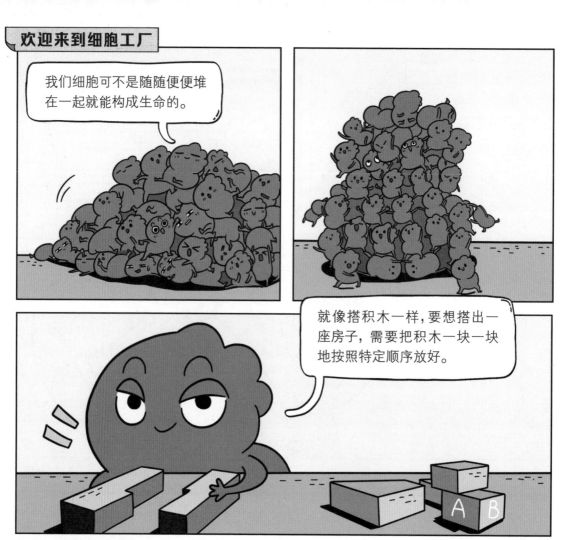

我们细胞可不是随随便便堆在一起就能构成生命的。

就像搭积木一样，要想搭出一座房子，需要把积木一块一块地按照特定顺序放好。

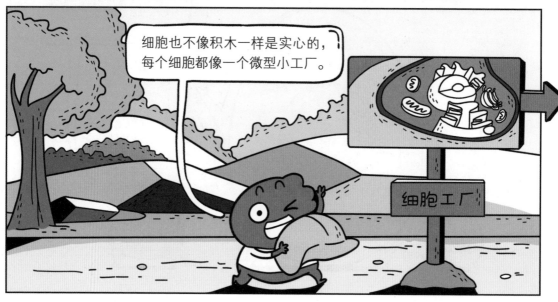

细胞也不像积木一样是实心的，每个细胞都像一个微型小工厂。

细胞工厂

这是一个动物细胞工厂。

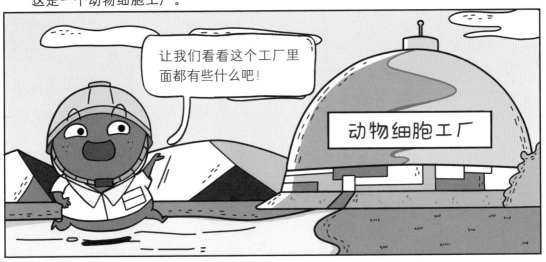

让我们看看这个工厂里面都有些什么吧!

动物细胞工厂

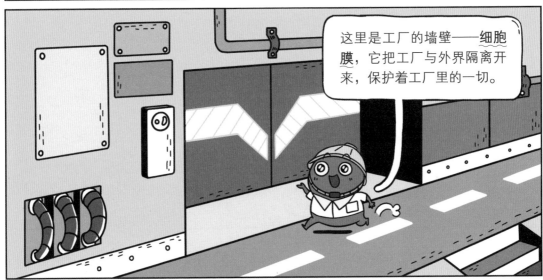

这里是工厂的墙壁——细胞膜,它把工厂与外界隔离开来,保护着工厂里的一切。

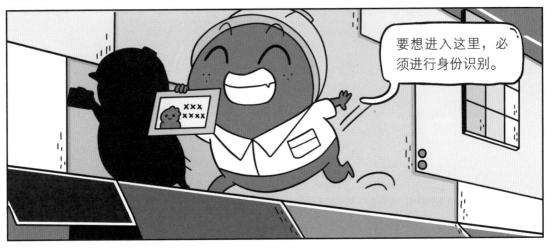

要想进入这里,必须进行身份识别。

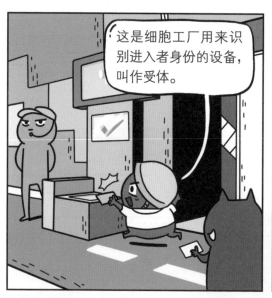

这是细胞工厂用来识别进入者身份的设备，叫作受体。

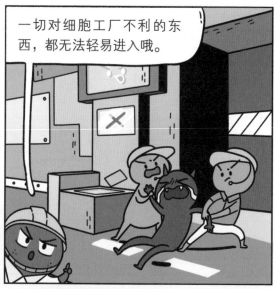

一切对细胞工厂不利的东西，都无法轻易进入哦。

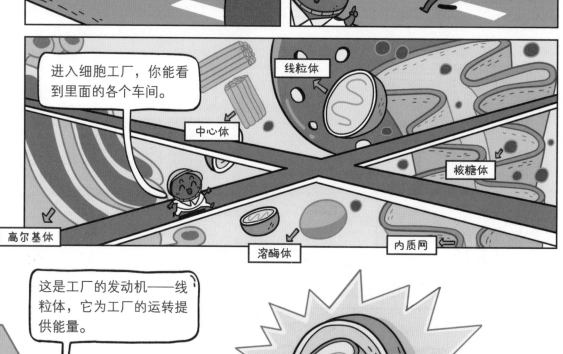

进入细胞工厂，你能看到里面的各个车间。

线粒体

中心体

核糖体

高尔基体

溶酶体

内质网

这是工厂的发动机——线粒体，它为工厂的运转提供能量。

这些是工厂的生产车间——**核糖体**，它们负责生产人体所需的蛋白质。

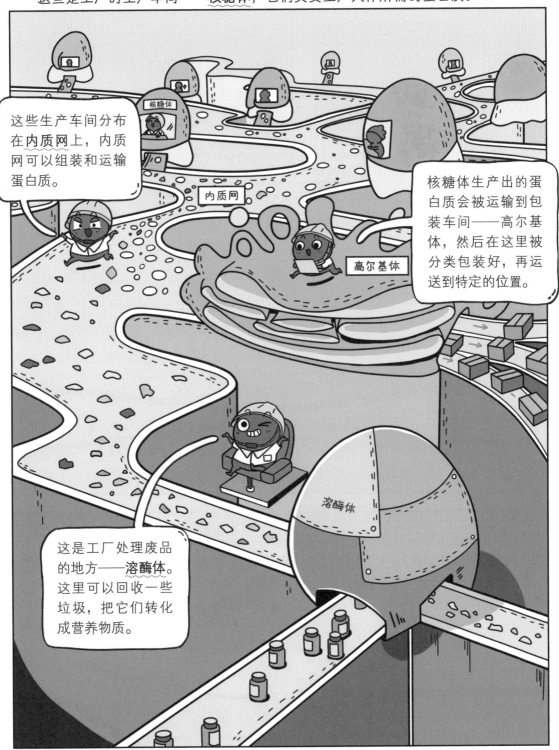

细胞工厂里的这些车间被称为**细胞器**，它们有条不紊地进行着各自的生产工作。

指导细胞器工作的是工厂的控制中心——**细胞核**。

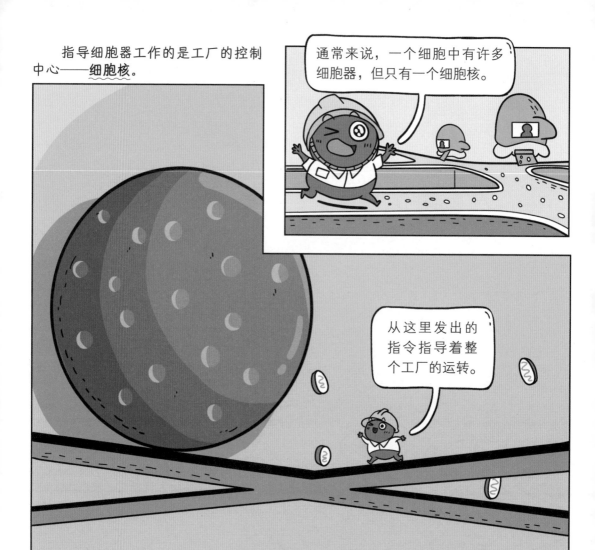

通常来说，一个细胞中有许多细胞器，但只有一个细胞核。

从这里发出的指令指导着整个工厂的运转。

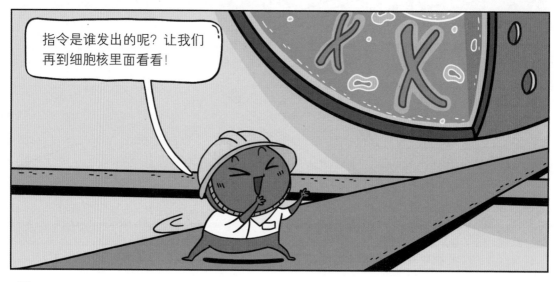

指令是谁发出的呢？让我们再到细胞核里面看看！

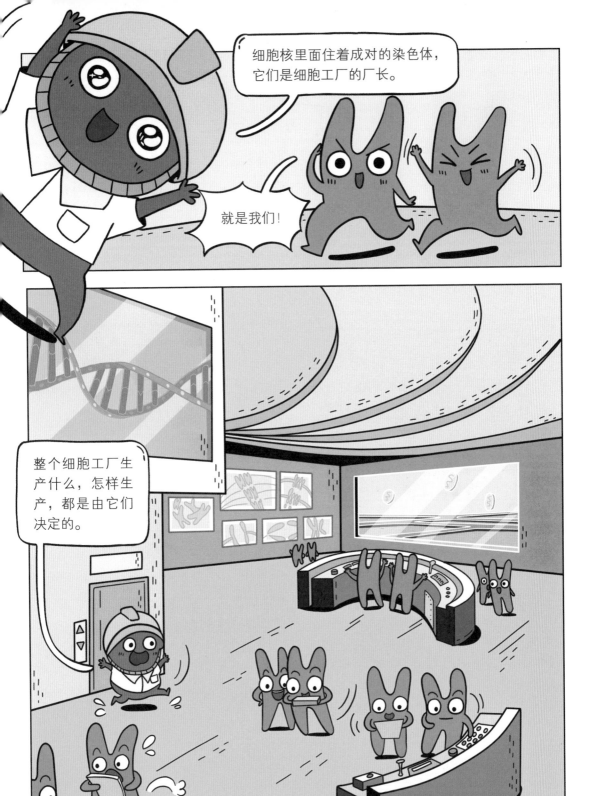

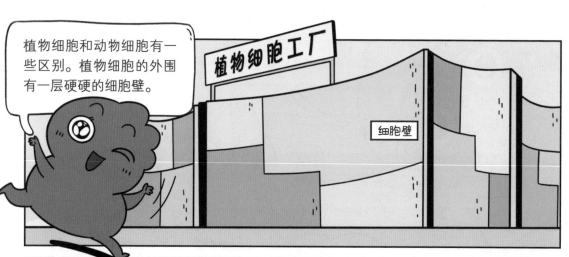

植物细胞和动物细胞有一些区别。植物细胞的外围有一层硬硬的细胞壁。

植物细胞工厂

细胞壁

细胞壁能够支撑起每个植物细胞的形状，让它们不易变形。

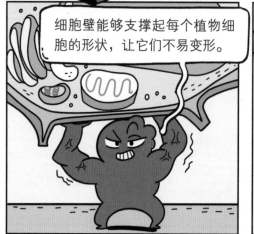

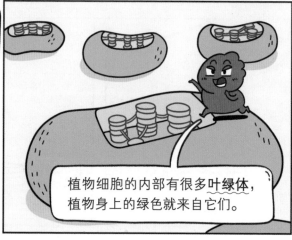

植物细胞的内部有很多**叶绿体**，植物身上的绿色就来自它们。

这是用来储藏营养物质和水分的地方——**液泡**。

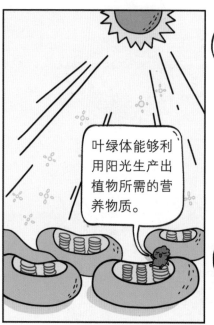

叶绿体能够利用阳光生产出植物所需的营养物质。

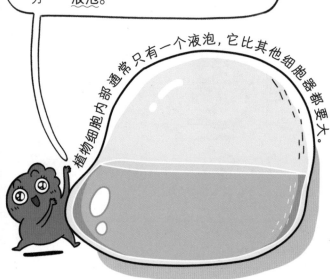

植物细胞内部通常只有一个液泡，它比其他细胞器都要大。

14

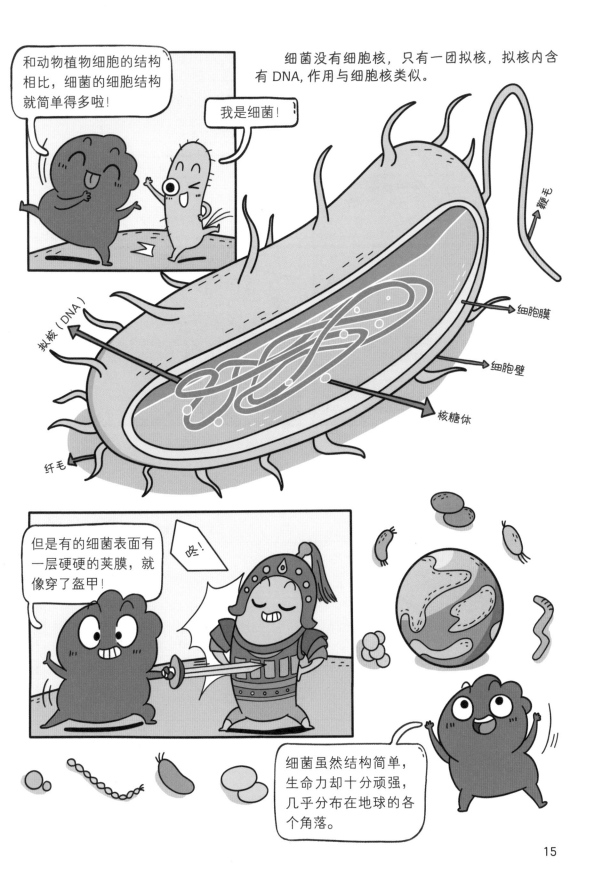

和动物植物细胞的结构相比，细菌的细胞结构就简单得多啦！

我是细菌！

细菌没有细胞核，只有一团拟核，拟核内含有 DNA，作用与细胞核类似。

鞭毛

拟核（DNA）

细胞膜

细胞壁

核糖体

纤毛

但是有的细菌表面有一层硬硬的荚膜，就像穿了盔甲！

咚！

细菌虽然结构简单，生命力却十分顽强，几乎分布在地球的各个角落。

15

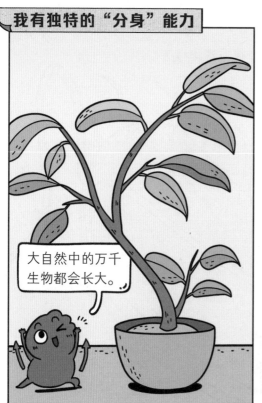

大自然中的万千生物都会长大。

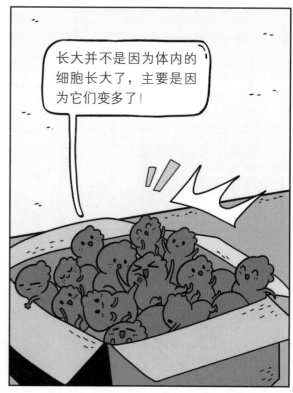

长大并不是因为体内的细胞长大了，主要是因为它们变多了！

你从小到大，体内的细胞数量会增加几十倍。

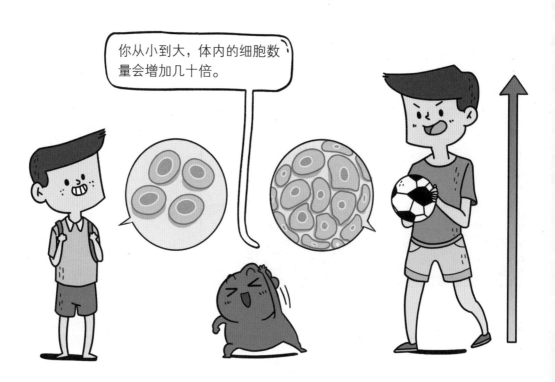

16

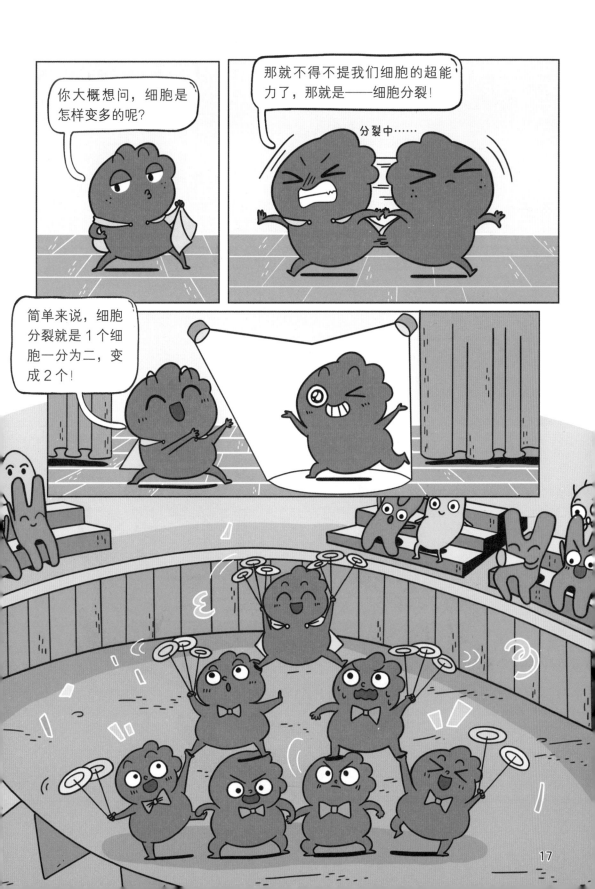

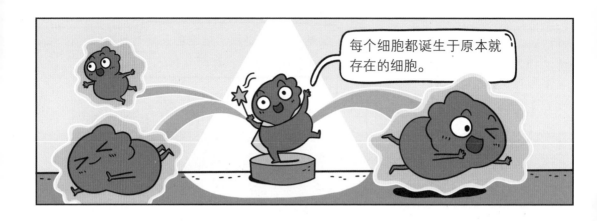

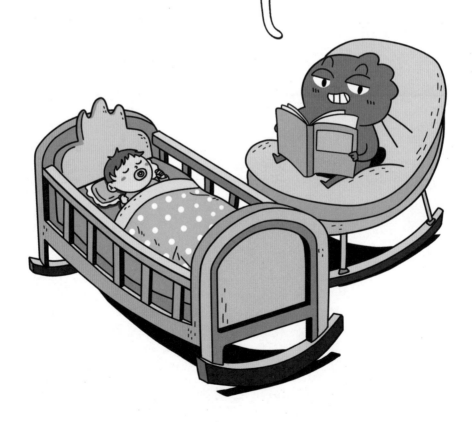

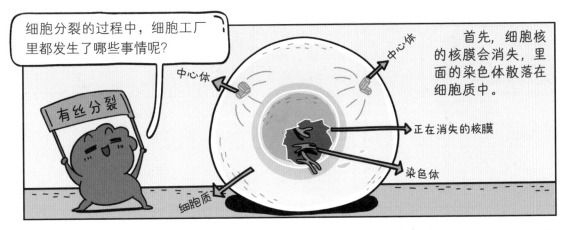

细胞分裂的过程中，细胞工厂里都发生了哪些事情呢？

有丝分裂

首先，细胞核的核膜会消失，里面的染色体散落在细胞质中。

中心体

中心体

正在消失的核膜

染色体

细胞质

不过它们很快就会排好队。

接着，每个染色体都会一分为二，沿着中心体*发射出的细丝轨道走到两边。

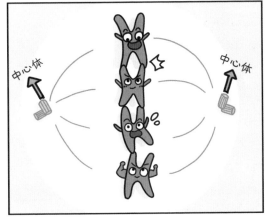

中心体

中心体

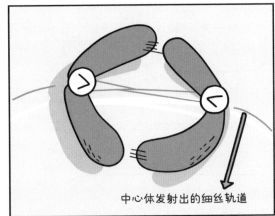

中心体发射出的细丝轨道

当每个染色体都走到中心体的位置时，两个新的细胞核就会产生，这个过程就叫作有丝分裂。

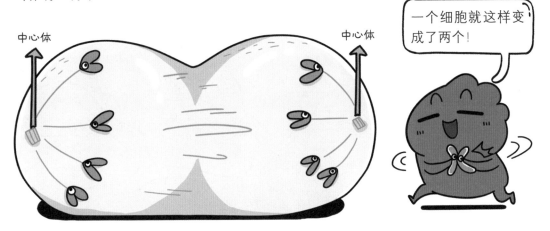

中心体

中心体

一个细胞就这样变成了两个！

---

* 中心体是一种细胞器，一般在靠近细胞核的细胞质中，参与细胞的分裂。

从"分身"到"变身"

要想搭建一座漂亮的房子，需要用到不同种类的积木。

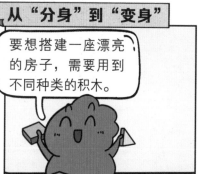

要想"搭建"一个精致的生命，就需要用到不同种类的细胞。

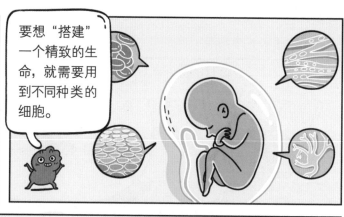

并不是所有细胞都会分裂成两个一模一样的细胞。

有些细胞会分裂出形状、结构和功能完全不同的两个细胞，这叫作**细胞分化**。

比如，你体内有一种细胞，它们的主要任务就是分化出各种功能的细胞，它们就是多能干细胞。

多能干细胞

红细胞

巴西掌细胞

瞧，它们都是我的后代！

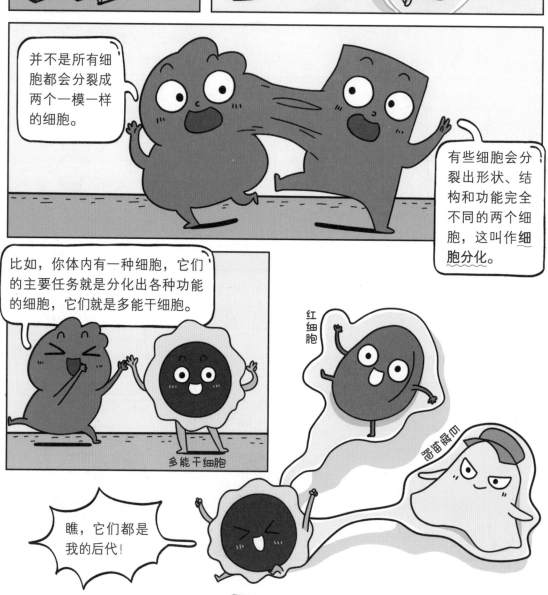

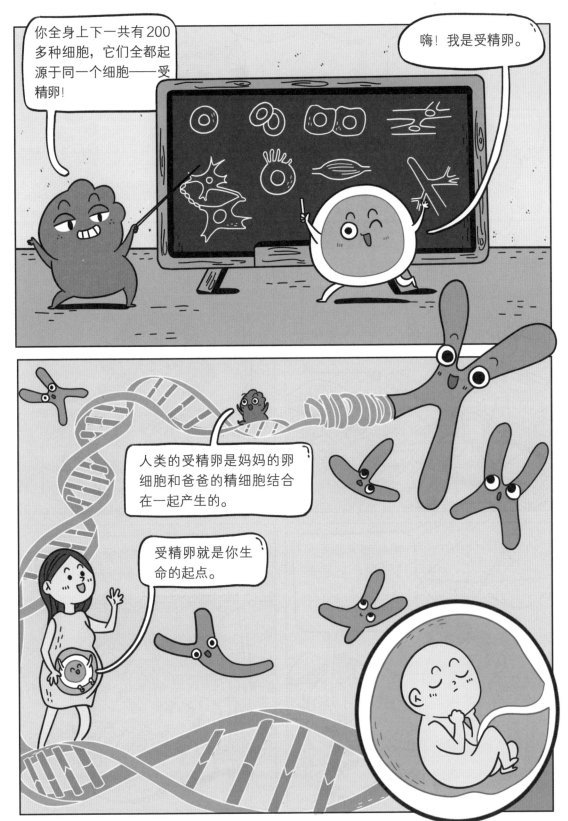

来认识细胞大家族

接下来，就让我带你见识一下人体内各种细胞的本领吧！

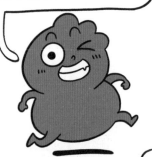

嗨！我们是神经细胞。

我们负责接收、传递和分析信息。

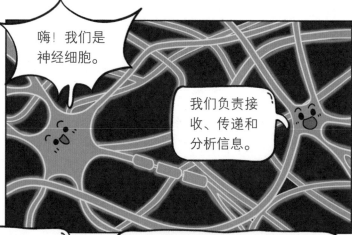

你能够看见书本上的字，就是眼睛里的视觉神经细胞在工作。

你能够闻到花朵的气味，就是鼻子里的嗅觉神经细胞在工作。

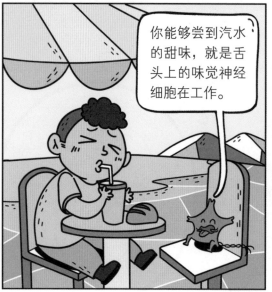

你能够尝到汽水的甜味，就是舌头上的味觉神经细胞在工作。

你能够感受到小猫柔软的毛，是因为手上的触觉神经细胞在工作。

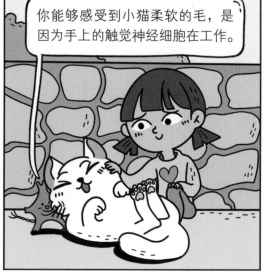

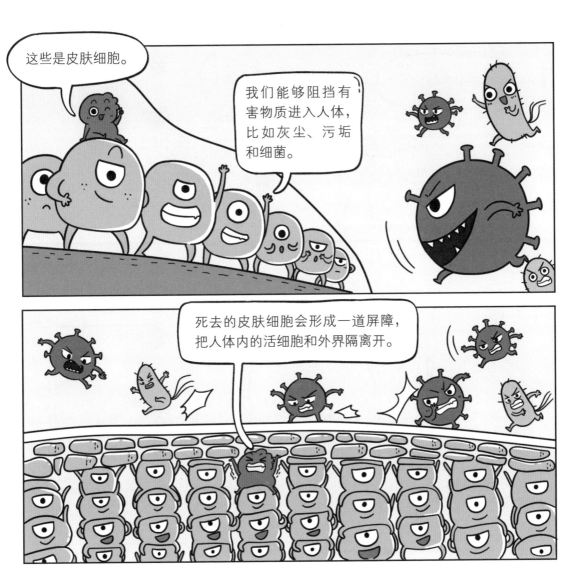

你身上每时每刻都有许多皮肤细胞死去，同时又会有许多
新的皮肤细胞出生，继续前辈未完成的使命。

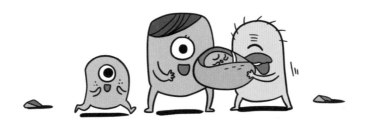

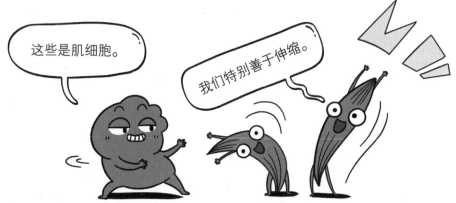

这些是肌细胞。

我们特别善于伸缩。

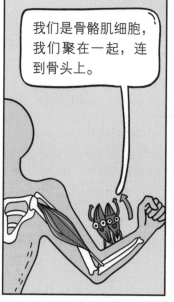

我们是骨骼肌细胞，我们聚在一起，连到骨头上。

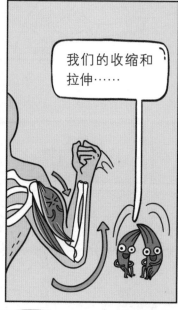

我们的收缩和拉伸……

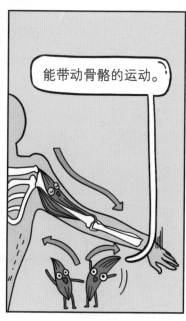

能带动骨骼的运动。

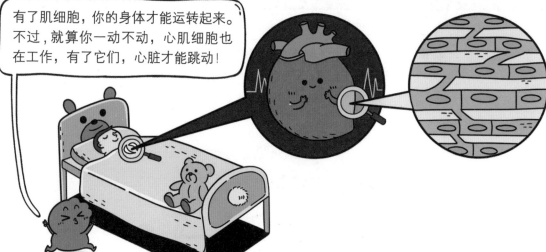

有了肌细胞，你的身体才能运转起来。不过，就算你一动不动，心肌细胞也在工作，有了它们，心脏才能跳动！

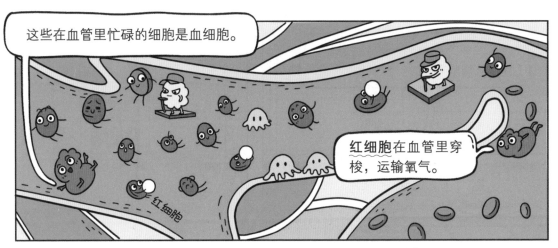

这些在血管里忙碌的细胞是血细胞。

红细胞在血管里穿梭，运输氧气。

红细胞

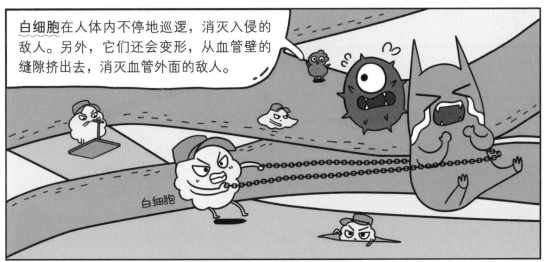

白细胞在人体内不停地巡逻，消灭入侵的敌人。另外，它们还会变形，从血管壁的缝隙挤出去，消灭血管外面的敌人。

白细胞

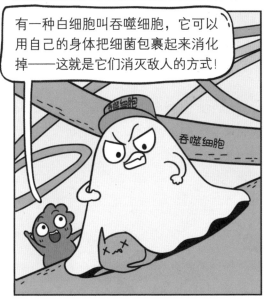

有一种白细胞叫吞噬细胞，它可以用自己的身体把细菌包裹起来消化掉——这就是它们消灭敌人的方式！

吞噬细胞

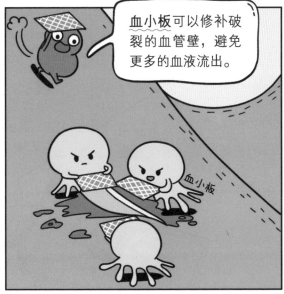

血小板可以修补破裂的血管壁，避免更多的血液流出。

血小板

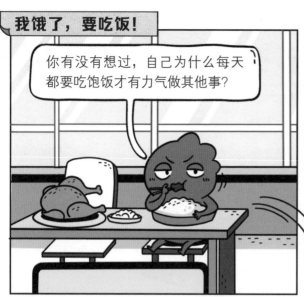

我饿了，要吃饭！

你有没有想过，自己为什么每天都要吃饱饭才有力气做其他事？

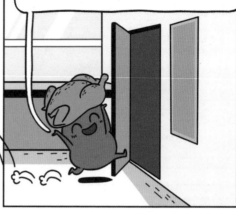

那是因为你体内的细胞需要能量才能工作。这些能量就来自你吃进肚子里的食物。

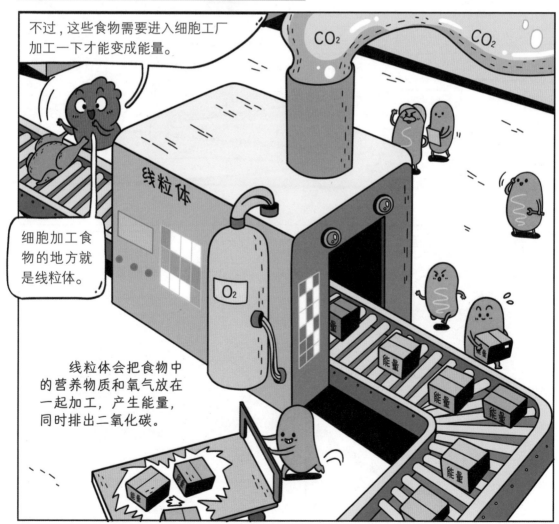

不过，这些食物需要进入细胞工厂加工一下才能变成能量。

细胞加工食物的地方就是线粒体。

线粒体会把食物中的营养物质和氧气放在一起加工，产生能量，同时排出二氧化碳。

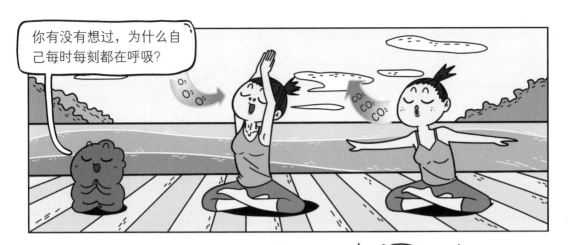

你有没有想过，为什么自己每时每刻都在呼吸？

那是因为你身体里的细胞需要利用氧气才能生产能量，而你吸入的空气中就含有氧气。

O_2

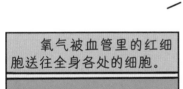

氧气被血管里的红细胞送往全身各处的细胞。

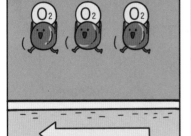

而细胞生产能量时排出的二氧化碳会被红细胞带走。

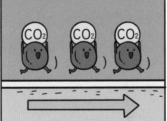

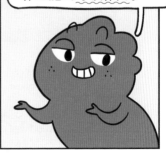

细胞利用氧气从食物中获得能量，同时产生二氧化碳，这个过程就叫作细胞的呼吸作用。

所有的动物都需要吃东西才能活下去，但植物看上去好像并不需要吃饭。

你可能会想，植物大概是吃土长大的吧！其实，植物的生长并不是完全依赖土壤里的养分。

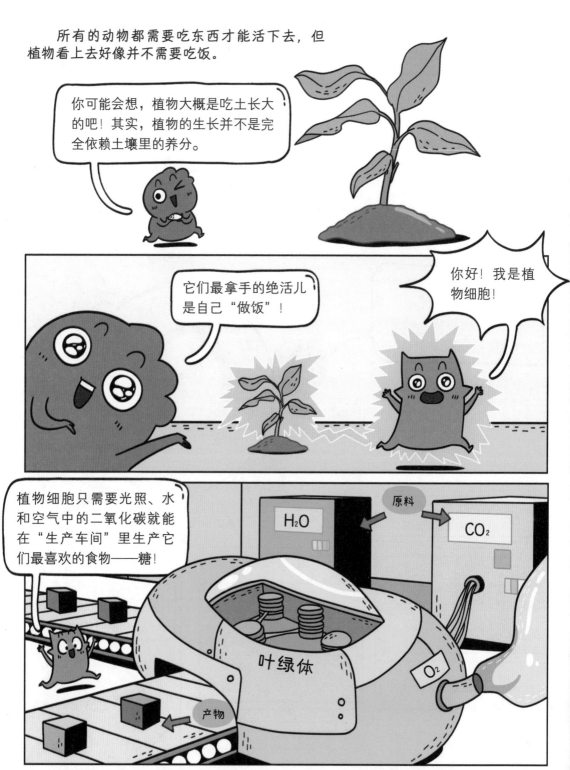

它们最拿手的绝活儿是自己"做饭"！

你好！我是植物细胞！

植物细胞只需要光照、水和空气中的二氧化碳就能在"生产车间"里生产它们最喜欢的食物——糖！

H_2O

原料

CO_2

叶绿体

O_2

产物

在这个过程中，植物还会产生氧气。这个生产食物的过程就叫光合作用，这个生产车间就是叶绿体。

细胞在生命体内进行的各种活动的总称叫作**新陈代谢**。

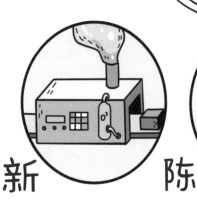
新 陈

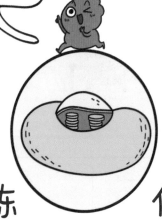
代

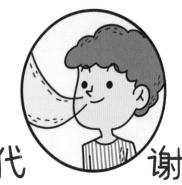
谢

如果新陈代谢一切正常，你就能健健康康地成长。

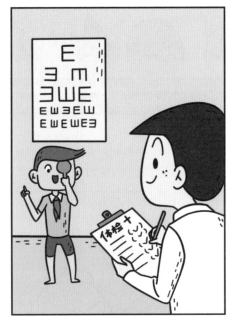

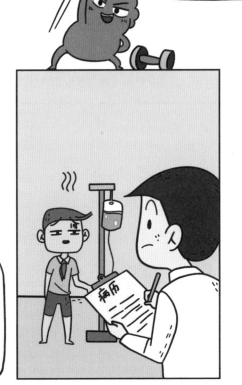

如果新陈代谢出了问题，你可能就会生病。

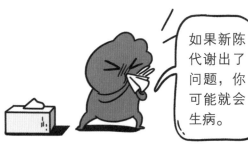

细胞也有衰老和死去的一天。

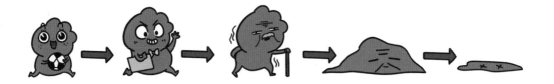

不同的细胞寿命也不同。

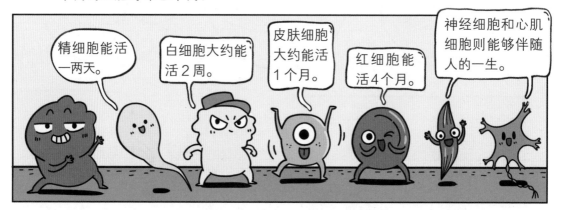

精细胞能活一两天。

白细胞大约能活2周。

皮肤细胞大约能活1个月。

红细胞能活4个月。

神经细胞和心肌细胞则能够伴随人的一生。

虽然你的身体里每时每刻都有细胞死去……

但别担心，新的细胞也在不断诞生哦！

死亡的血细胞会被吞噬细胞包裹起来消化掉。

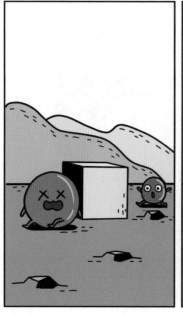

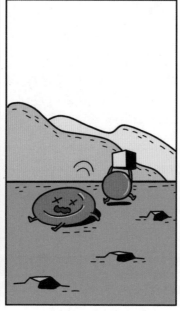

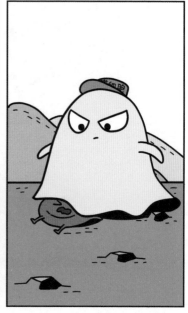

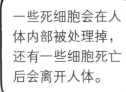

一些死细胞会在人体内部被处理掉，还有一些细胞死亡后会离开人体。

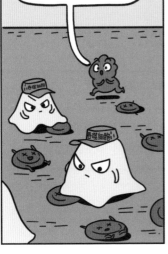

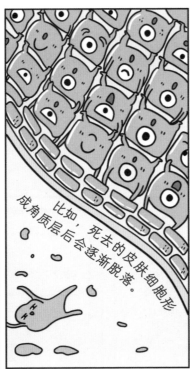

比如，死去的皮肤细胞形成角质层后会逐渐脱落。

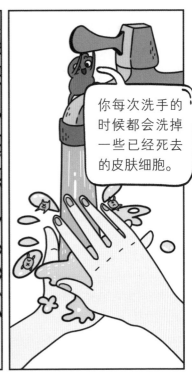

你每次洗手的时候都会洗掉一些已经死去的皮肤细胞。

不过，也有一些死去的细胞在很长一段时间里都不会主动离开你。

告诉你个秘密，你的头发和指甲就是死细胞形成的！

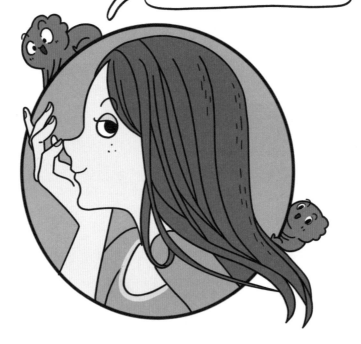

我的敌人不好对付

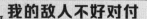

我之前提到过一种生物，它虽然不是由细胞组成的，但必须依靠细胞才能生存，你还记得它是什么吗？

就是我——病毒！

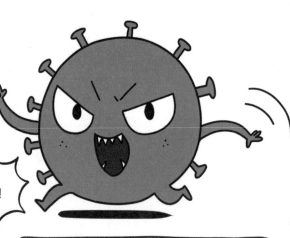

病毒非常小，结构非常简单，只有一层蛋白质外壳包裹着里面的核酸。

蛋白质外壳

核酸

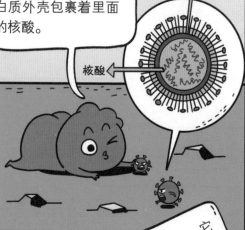

如果一个红细胞有篮球那么大，那么流感病毒和它相比就只有绿豆那么大。

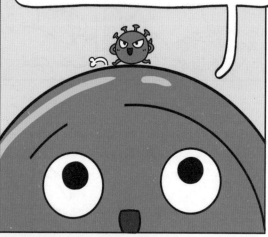

别看病毒那么小，它们可是细胞的大敌！

吞噬细胞

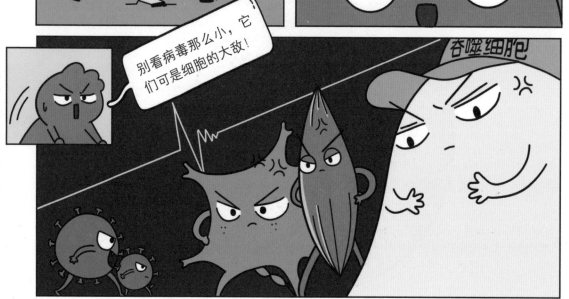

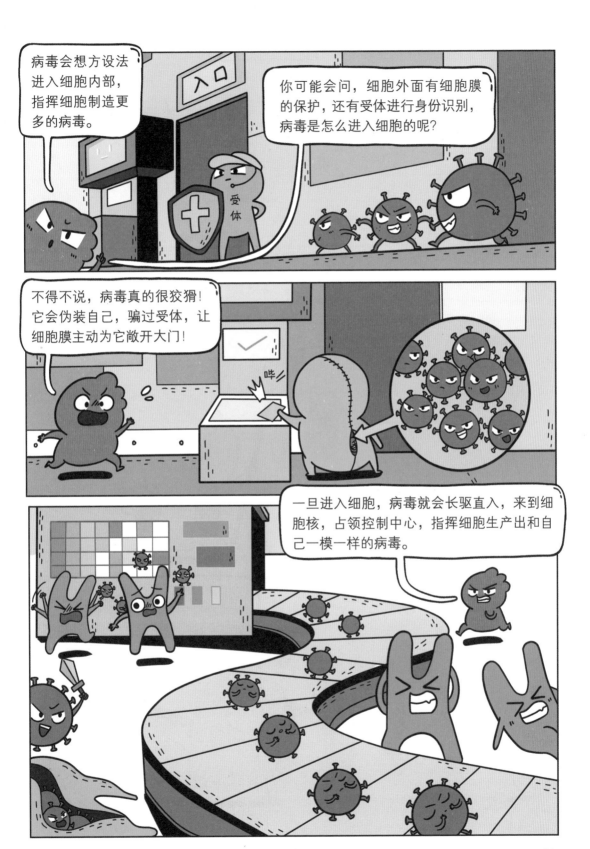

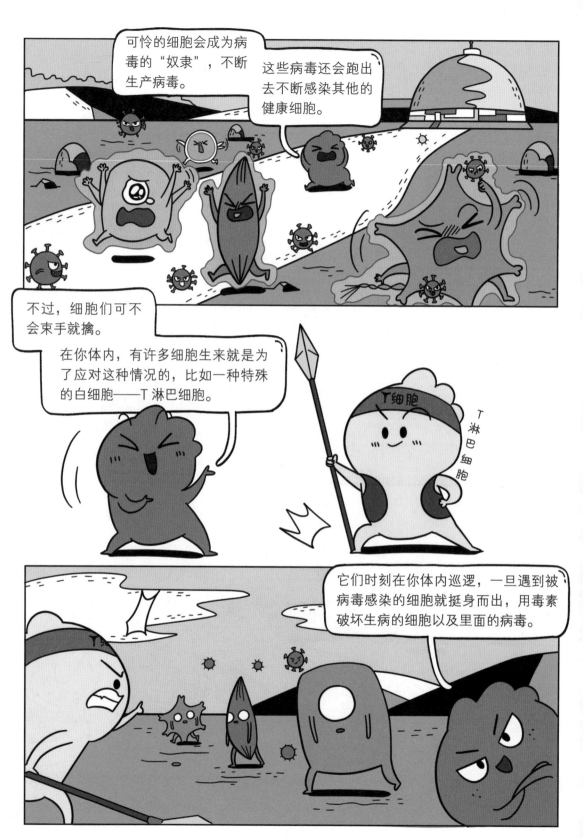

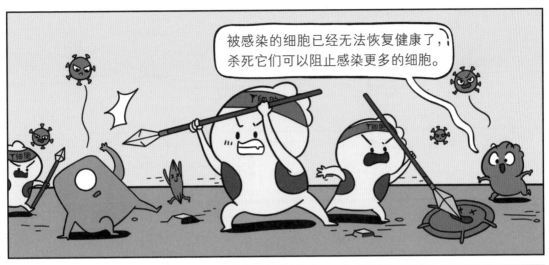

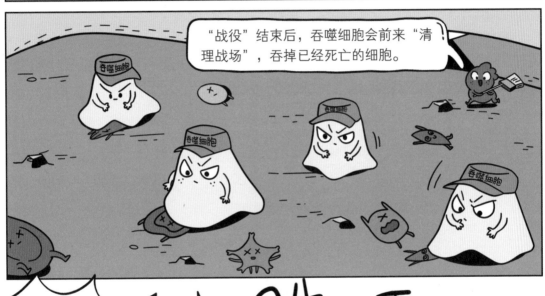

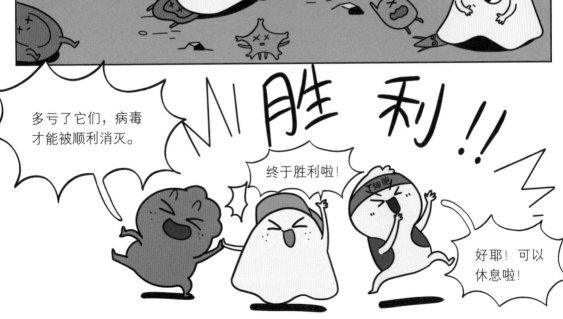

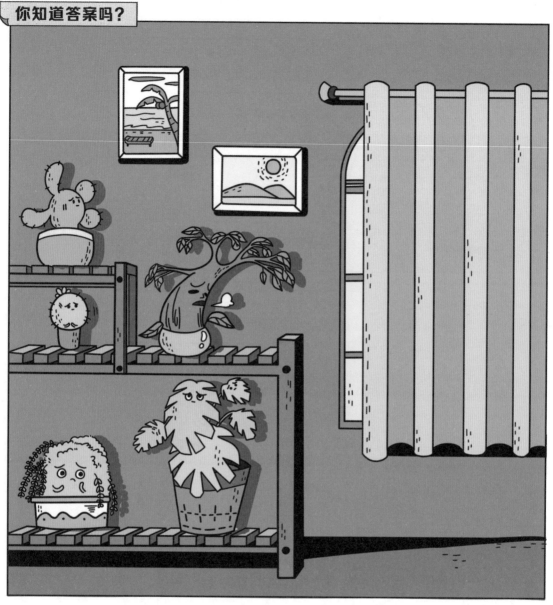

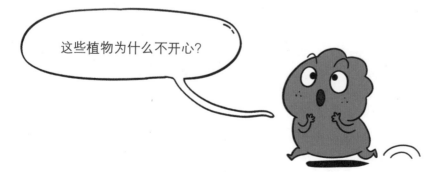

这些植物为什么不开心？

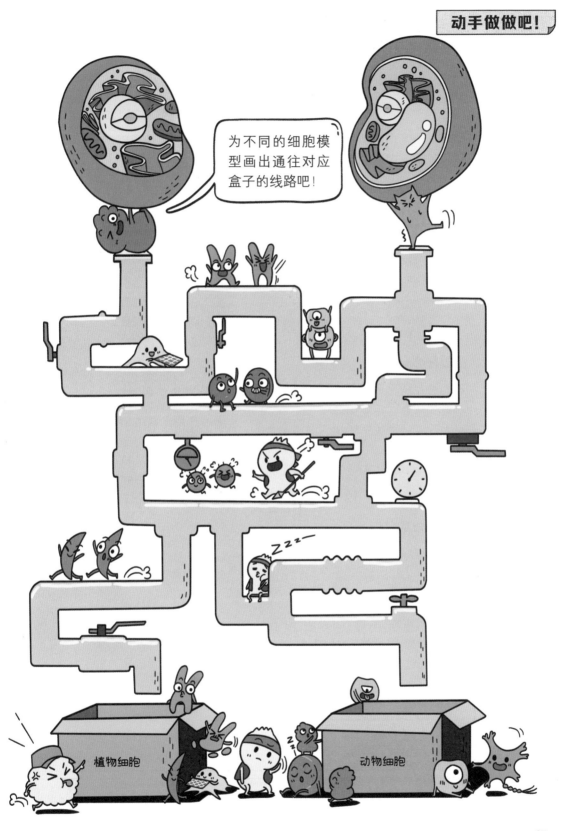

为不同的细胞模型画出通往对应盒子的线路吧！

植物细胞

动物细胞

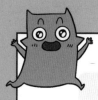

问题收纳盒

什么是单细胞生物？

- 只有一个细胞的生物是单细胞生物。

什么是多细胞生物？

- 由多个细胞构成的生物是多细胞生物。

什么是细胞分裂？

- 细胞分裂就是一个细胞分成两个细胞。

什么是细胞分化？

- 细胞通过分裂产生的后代，在形态、结构、功能上发生差异性变化，这个过程叫作细胞分化。

什么是呼吸作用？

- 呼吸作用是细胞利用氧气从食物中获得能量，同时产生二氧化碳的过程。

什么是光合作用？

- 光合作用是绿色植物通过叶绿体，利用光能，把二氧化碳和水转化成营养物质，并且释放出氧气的过程。

什么是新陈代谢？

- 细胞在人体内进行的各种活动的总称叫新陈代谢。

P36 答案：植物的生长离不开光合作用，窗帘遮挡了阳光，所以它们不开心。

什么是病毒？

- 个体微小、结构简单、只有一层蛋白质外壳包裹着里面的核酸、必须依靠细胞才能生存的生物叫病毒。

P37 答案：略。

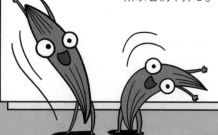

编委会

作 者 简 介 | **米莱童书**

由国内多位资深童书编辑、插画家组成的原创童书研发团队，2019
年度"中国好书"大奖得主、桂冠童书得主、中国出版"原动力"
大奖得主，是中国新闻出版业科技与标准重点实验室（跨领域综合
方向）授牌的中国青少年科普内容研发与推广基地，曾多次获得省
部级嘉奖和国家级动漫产品大奖。团队致力于对传统童书阅读进行
内容与形式的升级迭代，开发一流原创童书作品，使其更加适应当
代中国家庭的阅读需求与学习需求。

知识脚本作者 | **张可文**

北京市育才学校高中生物教师　北京市西城区骨干教师、优秀教师

原 创 团 队 | **策 划 人：** 刘润东　魏　诺

统筹编辑： 王　佩

编 写 组： 王　佩　于雅致

绘 画 组： 王婉静　张秀雯　郑姗姗　吴鹏飞　范小雨
周恩玉　翁　卫

美术设计： 辛　洋　张立佳　刘雅宁

图书在版编目（CIP）数据

生命从细胞开始 / 米莱童书著、绘. — 北京：北

京理工大学出版社, 2022.3（2025.3重印）

（这就是生物）

ISBN 978-7-5763-0799-3

Ⅰ. ①生… Ⅱ. ①米… Ⅲ. ①人体细胞学 – 青少年读

物 Ⅳ. ①R329.2-49

中国版本图书馆CIP数据核字(2022)第002010号

出版发行 / 北京理工大学出版社有限责任公司

社　　址 / 北京市丰台区四合庄路6号

邮　　编 / 100070

电　　话 /（010）82563891（童书出版中心）

网　　址 / http://www.bitpress.com.cn

经　　销 / 全国各地新华书店

印　　刷 / 朗翔印刷（天津）有限公司

开　　本 / 710毫米×1000毫米　1 / 16

印　　张 / 2.5　　　　　　　　　　　　　责任编辑 / 封　雪

字　　数 / 70千字　　　　　　　　　　　文字编辑 / 封　雪

版　　次 / 2022年3月第1版　2025年3月第18次印刷　责任校对 / 刘亚男

定　　价 / 200.00元（全9册）　　　　　　责任印制 / 王美丽

这就是生物 02

器官里的奇妙旅行

米莱童书 著·绘

北京理工大学出版社
BEIJING INSTITUTE OF TECHNOLOGY PRESS

序 言

　　2021 年圣诞节前夕，我收到了《这就是生物》的书稿。这套适合 6~12 岁儿童阅读的生物学启蒙科普漫画让这个圣诞节更添妙趣。

　　生物学成为一门学科只是近 300 年的事，但是人类对生命的探索却有上万年的历史。距今约 17 000 年的山洞画中仍保留着人类最初观察生物、探索自然的印记。地球上形形色色的生物让这个世界丰富多彩，充满勃勃生机。人类本是自然的一部分，自然的万物哺育了人类，自然的变化与人类的命运息息相关。但是，当逐渐远离自然，建立大规模的村镇和城市后，人类逐渐失去了与自然脉搏的同频共振，以为有了城市的保护便可以远离自然给人类带来的不确定性的影响。然而，事实并非如此，我们依然生活在地球的自然生态圈中，大自然的每一次"感冒"、每一个"喷嚏"、每一次"怒吼"，都会给人类带来巨大的灾难。所以，认识自然、探究自然、敬畏自然、尊重自然，仍然是生活在地球上的人类需要认识到的基本事实。现在，随着人类对生物学研究的深入，生物学又出现了若干分支，生物学对于医学、药学等学科的重要性也日益突显，因此，投入生物学研究的怀抱在日后将大有可为。

　　如果你对身边的动植物、生物现象感兴趣，《这就是生物》将解答你的大部分疑问。这套书从微生物到动植物，从细胞到生态，从微观到宏观，用漫画的形式再现生物学知识，更加有趣又具象，十分适合对生物学感兴趣的孩子进行启蒙阅读。

　　希望这套有趣味的生物学启蒙科普漫画书能激发你对生物学的兴趣，与我一起为人与自然和谐共处的美好未来努力！

苏都莫日根

2021 年 12 月 26 日 于北京大学生命科学学院

目 录

有"组织"的细胞

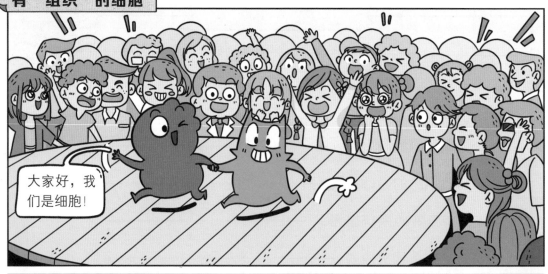

大家好，我们是细胞！

今天我要带大家一起了解……

啊呵——啊呵——

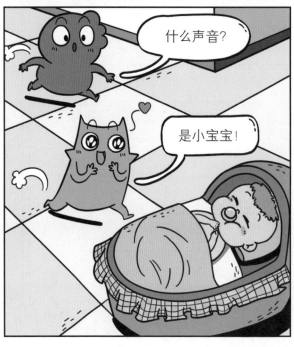

什么声音？

是小宝宝！

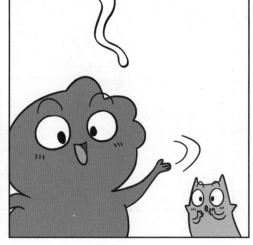

别看小宝宝刚出生不久，其实，他的生命从几个月前就开始了哦！确切地说，是 40 周前。

那时他还是一颗小小的受精卵。

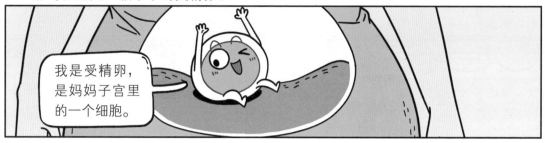

我是受精卵，是妈妈子宫里的一个细胞。

在细胞分裂过程中，外形和能力相似的细胞会聚在一起，形成不同的"家族"，它们叫作**组织**。

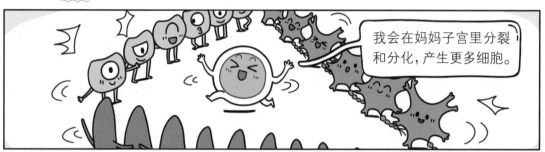

我会在妈妈子宫里分裂和分化，产生更多细胞。

你又滑又嫩的小脸表面，就有保护身体的**上皮组织**，它是由上皮细胞结合在一起形成的。

你身体里的骨骼是一种**结缔组织**，包括骨细胞、血细胞等，主要负责支撑和运输。

保护皮肤，人人有责！

上皮组织

我们永远支撑着你！

结缔组织

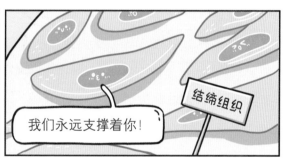

肌肉组织

肌肉组织由肌细胞构成，可以帮助人体实现各种运动；神经细胞组成神经组织，负责把信息传遍全身。

锻炼肌肉，增强体魄！

神经快递，使命必达！

神经组织

你眨眨眼睛，就调动了身体的肌肉组织和神经组织共同合作。

四大组织很善于分工合作，不同的组织为了共同的目标结合在一起，就形成了**器官**，不同器官行使不同的功能。

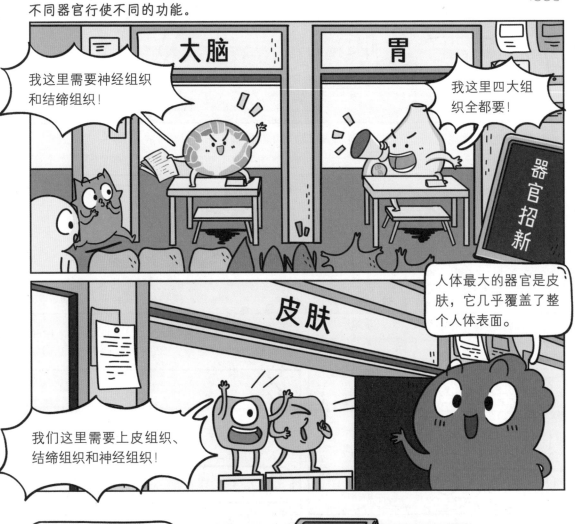

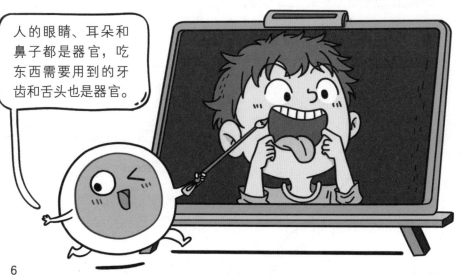

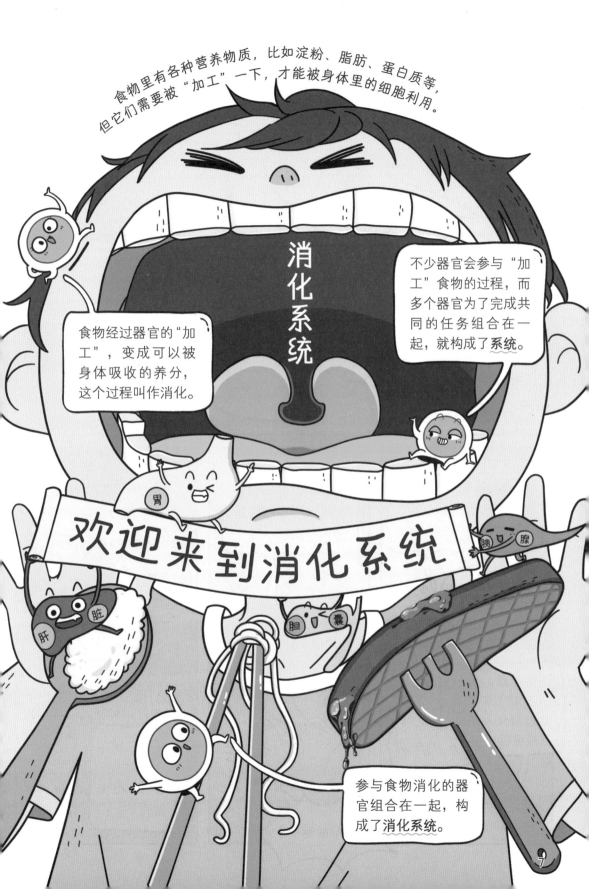

各司其职的消化系统

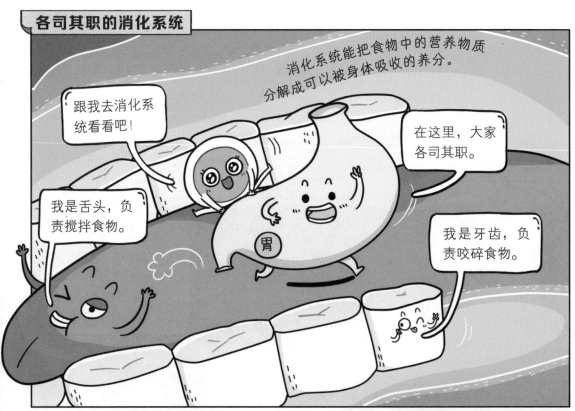

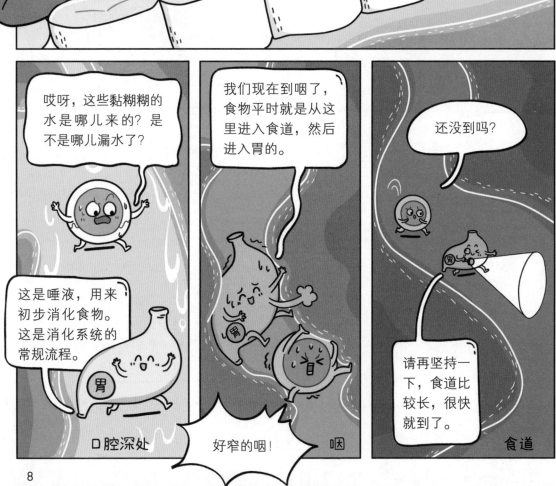

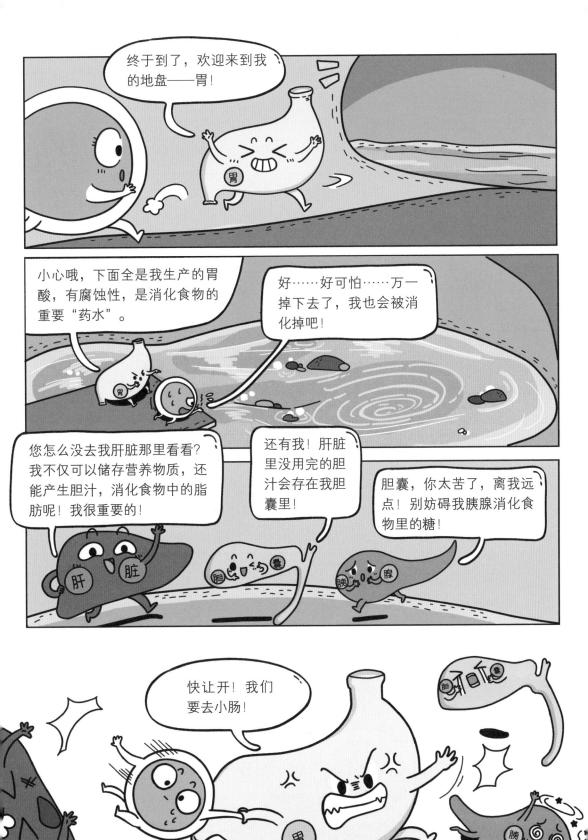

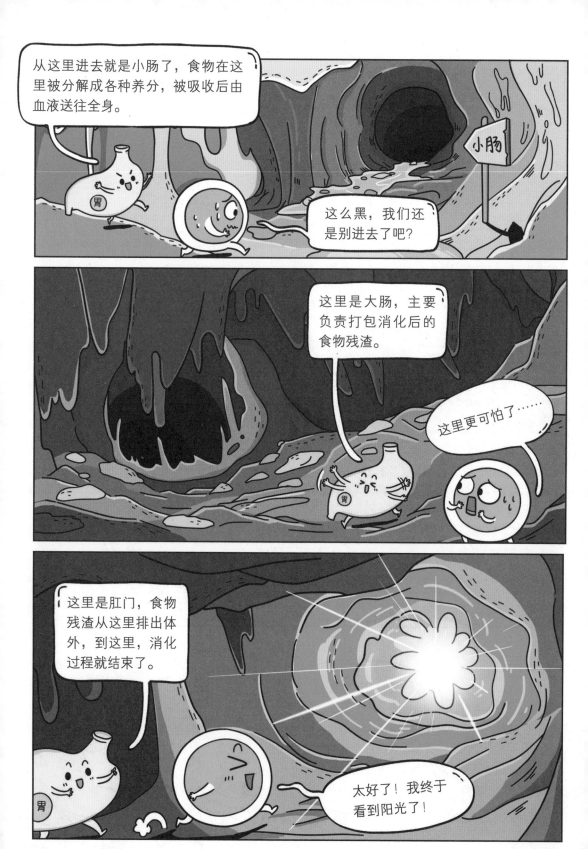

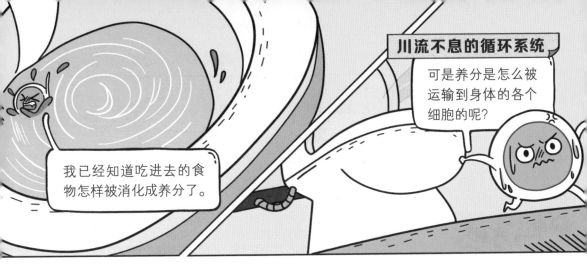

可是养分是怎么被运输到身体的各个细胞的呢？

我已经知道吃进去的食物怎样被消化成养分了。

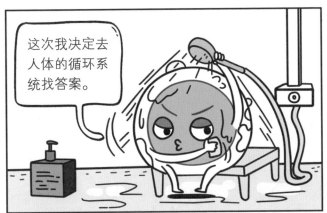

这次我决定去人体的循环系统找答案。

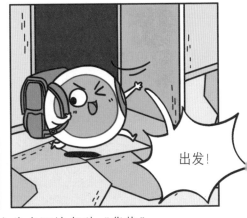

出发！

循环系统最主要的工作，是通过血液的流动在人体内运输各种"货物"。

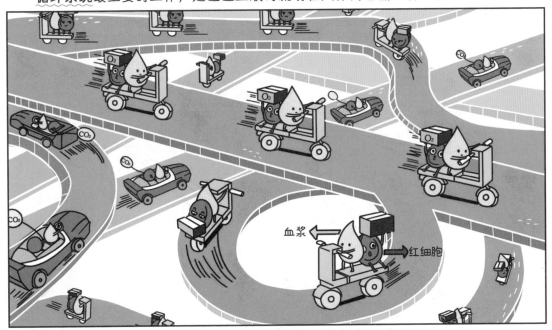

血浆

红细胞

在消化系统中被吸收的养分会进入血液，由血浆负责运送。

11

货物运输的通道是血管，分为动脉血管、静脉血管和它们之间的毛细血管。

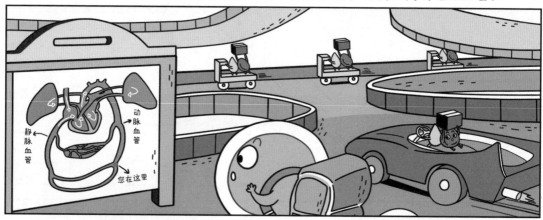

动脉血管就像高速公路，当心脏收缩时，血液从心脏顺着动脉血管快速流出。

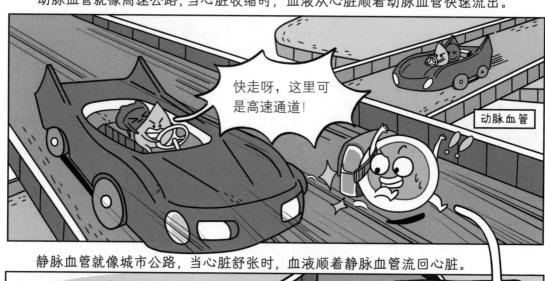

静脉血管就像城市公路，当心脏舒张时，血液顺着静脉血管流回心脏。

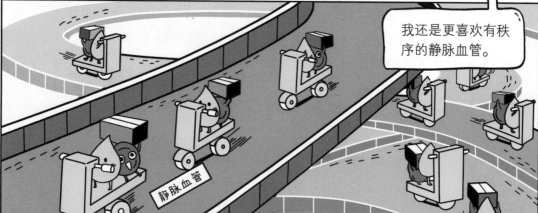

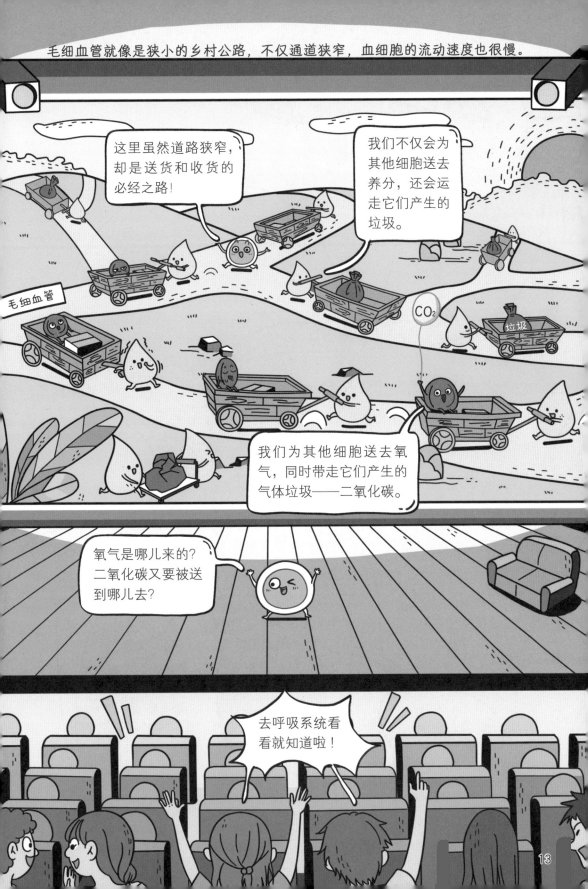

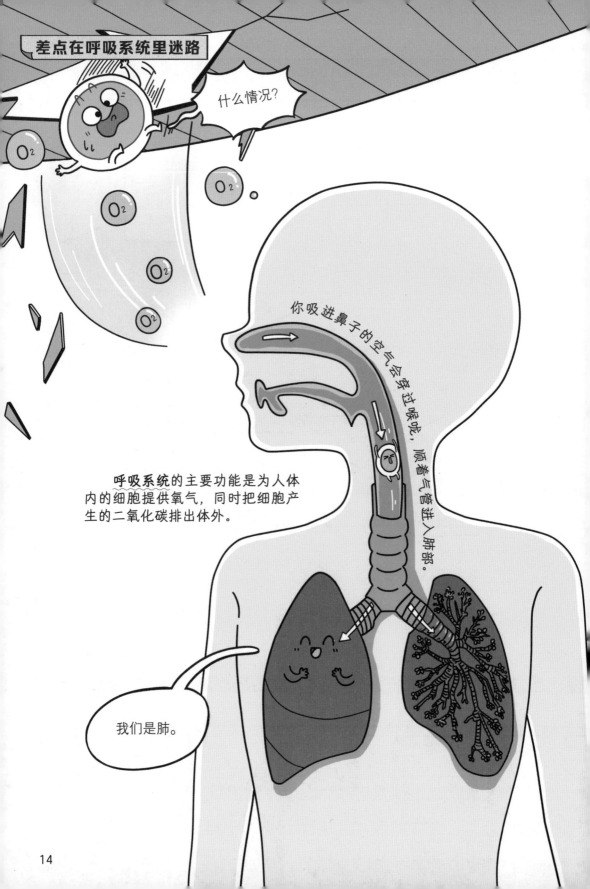

在这里，气管像树枝一样分叉，最末端连着一串串像小葡萄一样的肺泡。

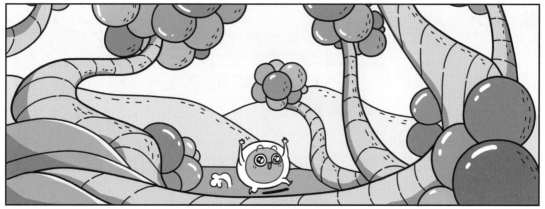

肺泡上布满了毛细血管，这就是红细胞获取氧气的地方。

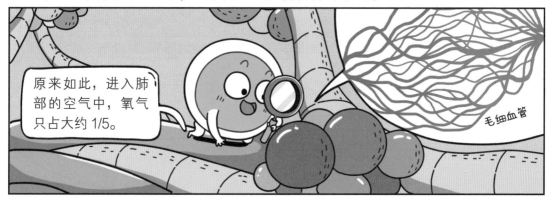

原来如此，进入肺部的空气中，氧气只占大约 1/5。

毛细血管

红细胞沿着毛细血管来到肺泡，在这里拿走氧气，同时把二氧化碳丢下。

氧气被红细胞取走后，其余气体会和二氧化碳一起通过鼻子或嘴排出去。

红细胞把二氧化碳送到了呼吸系统，那么血浆会把垃圾送到哪里去呢？

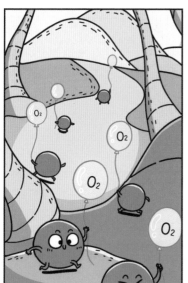

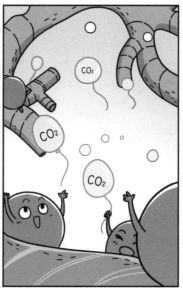

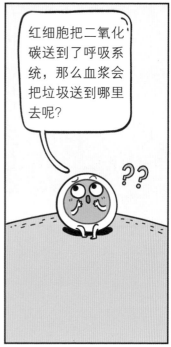

15

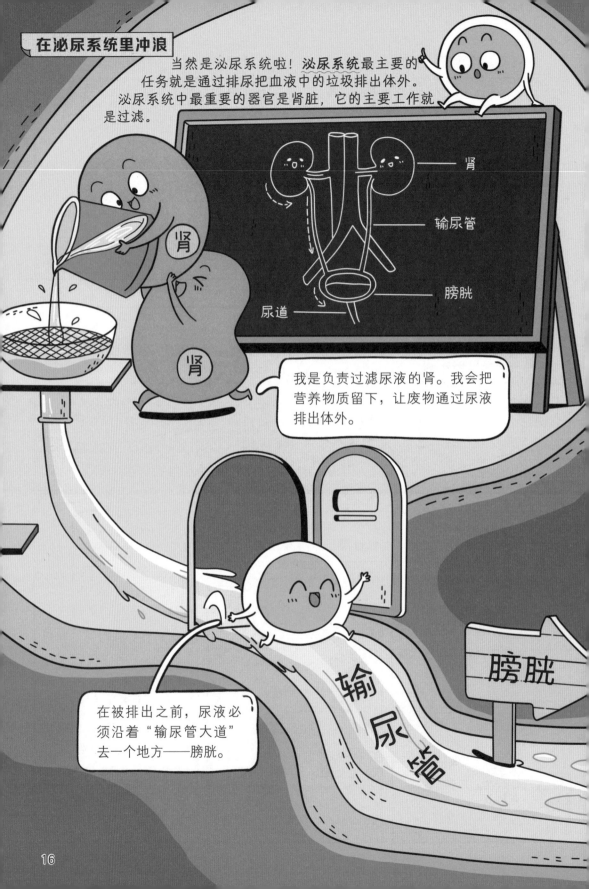

在泌尿系统里冲浪

当然是泌尿系统啦！泌尿系统最主要的任务就是通过排尿把血液中的垃圾排出体外。

泌尿系统中最重要的器官是肾脏，它的主要工作就是过滤。

肾

输尿管

膀胱

尿道

我是负责过滤尿液的肾。我会把营养物质留下，让废物通过尿液排出体外。

在被排出之前，尿液必须沿着"输尿管大道"去一个地方——膀胱。

输尿管

膀胱

膀胱是负责储存尿液的，它平时看起来不大，但是很有弹性。

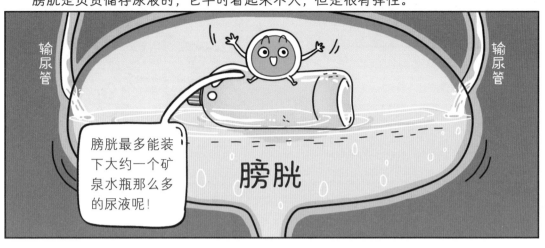

泌尿系统非常重要，如果一个人的肾出了问题，体内的垃圾就无法正常排出了。

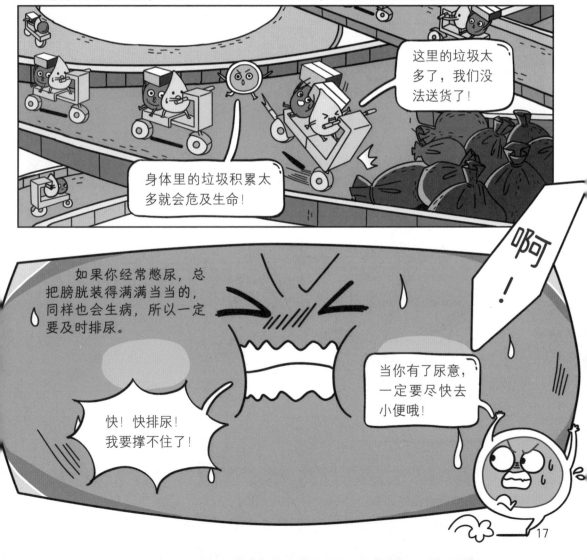

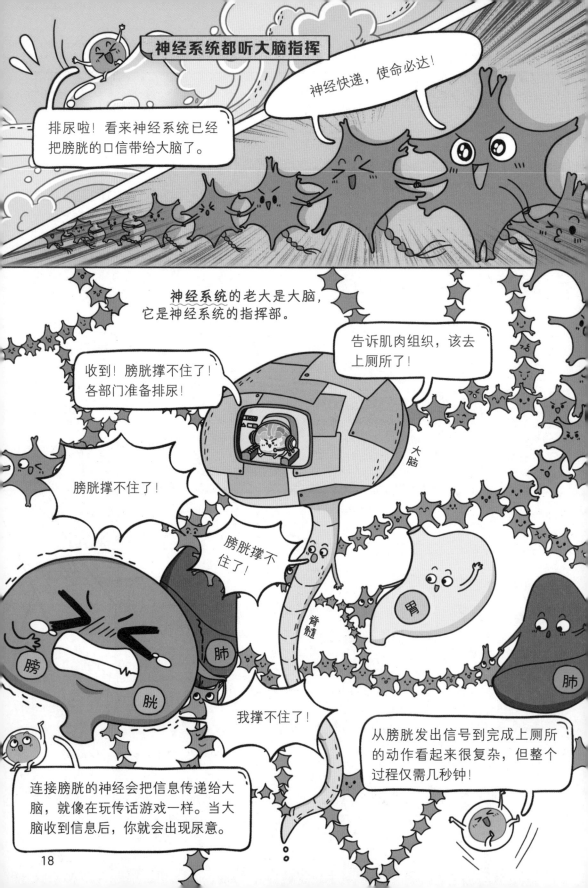

神经系统都听大脑指挥

神经快递，使命必达！

排尿啦！看来神经系统已经把膀胱的口信带给大脑了。

神经系统的老大是大脑，它是神经系统的指挥部。

告诉肌肉组织，该去上厕所了！

收到！膀胱撑不住了！各部门准备排尿！

膀胱撑不住了！

膀胱撑不住了！

大脑

脊髓

胃

膀胱

肺

肺

我撑不住了！

从膀胱发出信号到完成上厕所的动作看起来很复杂，但整个过程仅需几秒钟！

连接膀胱的神经会把信息传递给大脑，就像在玩传话游戏一样。当大脑收到信息后，你就会出现尿意。

有一种神经反射更快，快到不需要过脑子，可以"先斩后奏"，比如碰到很烫的东西你会迅速缩手。

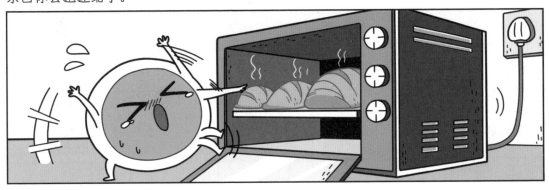

这个过程不需要经过大脑，反射动作很迅速，是人类天生就有的，属于<u>非条件反射</u>。

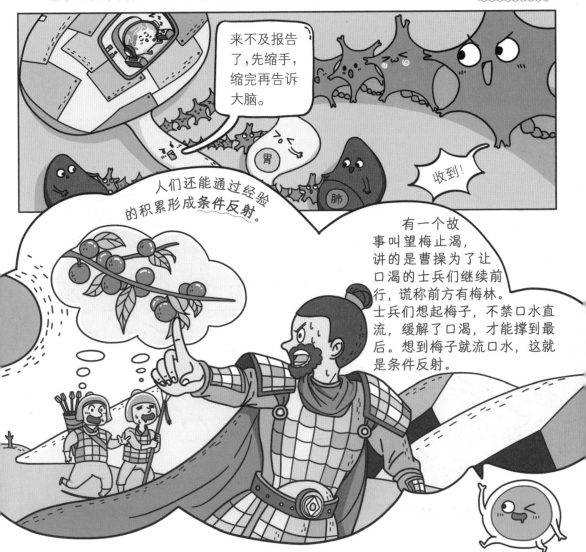

来不及报告了，先缩手，缩完再告诉大脑。

胃

肺

收到！

人们还能通过经验的积累形成<u>条件反射</u>。

有一个故事叫望梅止渴，讲的是曹操为了让口渴的士兵们继续前行，谎称前方有梅林。士兵们想起梅子，不禁口水直流，缓解了口渴，才能撑到最后。想到梅子就流口水，这就是条件反射。

运动系统让你动起来

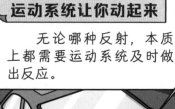

无论哪种反射，本质上都需要运动系统及时做出反应。

哔——

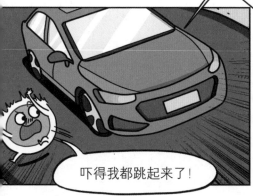

吓得我都跳起来了！

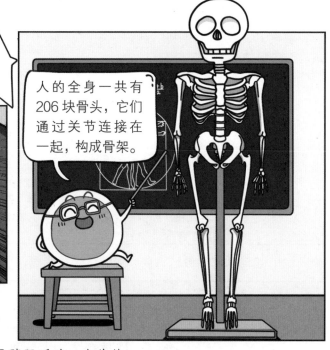

人的全身一共有206块骨头，它们通过关节连接在一起，构成骨架。

跳起来的动作离不开运动系统。**运动系统**主要由骨和骨骼肌组成。

骨头无法活动，它们需要借助骨骼肌活动。人体共有600多条骨骼肌，通过收缩拉动骨头。

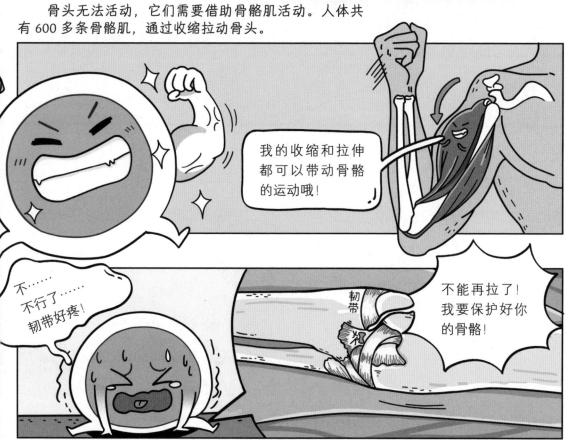

我的收缩和拉伸都可以带动骨骼的运动哦！

不……不行了……韧带好疼！

韧带

不能再拉了！我要保护好你的骨骼！

为了防止受伤，在两块骨头交接的地方还长有韧带，它就像强有力的橡皮筋一样，限制着骨头的活动范围。

运动系统还有支持和保护作用。

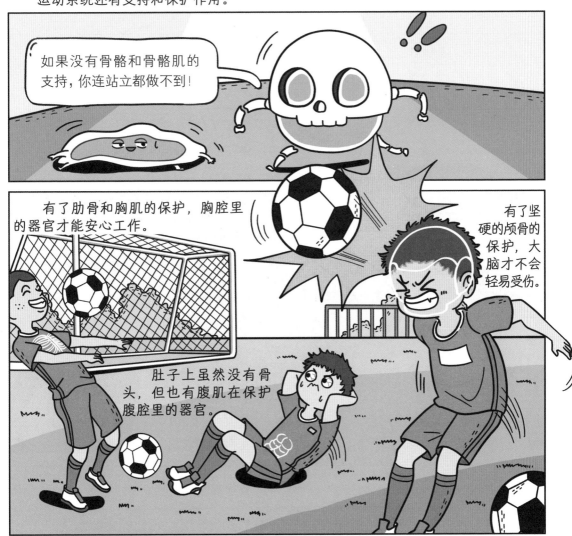

如果没有骨骼和骨骼肌的支持，你连站立都做不到！

有了肋骨和胸肌的保护，胸腔里的器官才能安心工作。

有了坚硬的颅骨的保护，大脑才不会轻易受伤。

肚子上虽然没有骨头，但也有腹肌在保护腹腔里的器官。

运动系统一旦受伤，恢复起来可能需要几周甚至几个月。

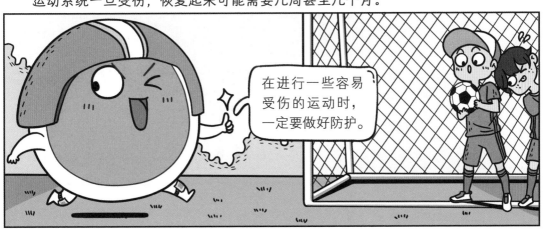

在进行一些容易受伤的运动时，一定要做好防护。

无处不在的内分泌系统

有一个词叫"脸红脖子粗"，描述的是人们在着急、生气的时候脸和脖子又红又胀，你知道为什么会这样吗？

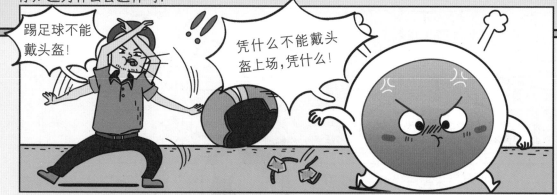

踢足球不能戴头盔！

凭什么不能戴头盔上场，凭什么！

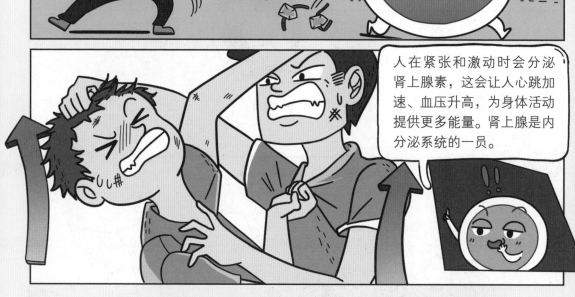

人在紧张和激动时会分泌肾上腺素，这会让人心跳加速、血压升高，为身体活动提供更多能量。肾上腺是内分泌系统的一员。

生长激素分泌不足，会导致生长迟缓，身材矮小。

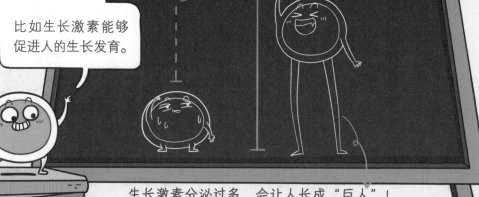

内分泌系统会分泌激素，不同的激素有不同的作用。

比如生长激素能够促进人的生长发育。

生长激素分泌过多，会让人长成"巨人"！

身体还会分泌一些调节情绪的激素。

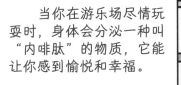

当你在游乐场尽情玩耍时，身体会分泌一种叫"内啡肽"的物质，它能让你感到愉悦和幸福。

当你在运动时，身体也会分泌这种"幸福激素"，这种愉悦程度不亚于坐了一次过山车。

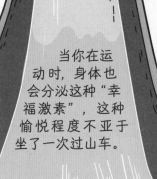

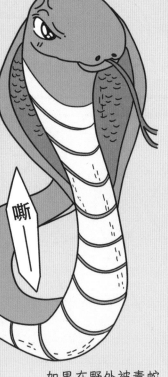

嘶——

如果在野外被毒蛇咬伤，身体的第一反应不是止痛，而是快跑！这同样得益于内啡肽的分泌，这种激素可以让你在危险情况下迅速逃跑，是身体的一种自我保护机制。

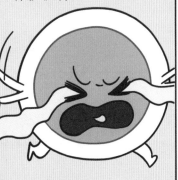

生命从生殖系统开始

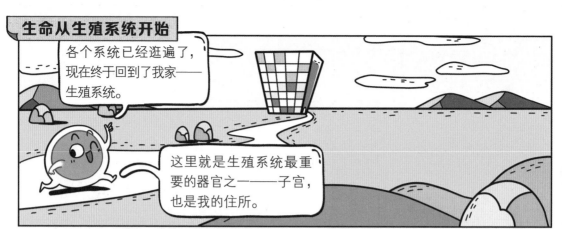

各个系统已经逛遍了，现在终于回到了我家——生殖系统。

这里就是生殖系统最重要的器官之一——子宫，也是我的住所。

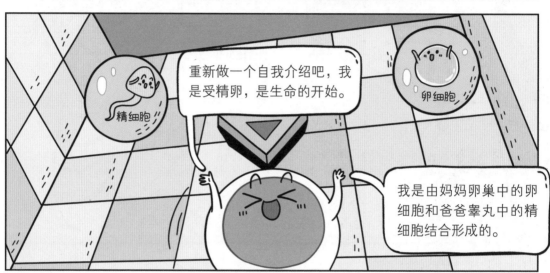

精细胞

重新做一个自我介绍吧，我是受精卵，是生命的开始。

卵细胞

我是由妈妈卵巢中的卵细胞和爸爸睾丸中的精细胞结合形成的。

生殖系统的主要任务就是培育健康的新生命，卵巢和睾丸都是生殖系统的重要器官。

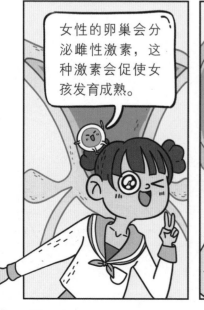

女性的卵巢会分泌雌性激素，这种激素会促使女孩发育成熟。

男性的睾丸会分泌雄性激素，这种激素会促使男孩发育成熟。

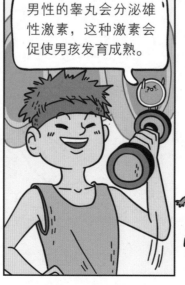

这么说，这个小宝宝也是由受精卵成长起来的咯？

没错。

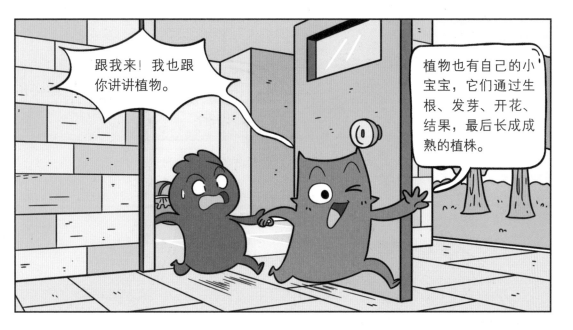

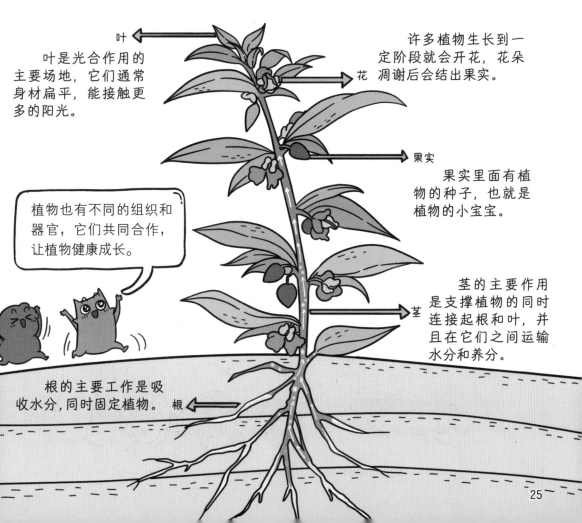

许多植物生长到一定阶段就会开花，花朵凋谢后会结出果实。

叶是光合作用的主要场地，它们通常身材扁平，能接触更多的阳光。

果实里面有植物的种子，也就是植物的小宝宝。

植物也有不同的组织和器官，它们共同合作，让植物健康成长。

茎的主要作用是支撑植物的同时连接起根和叶，并且在它们之间运输水分和养分。

根的主要工作是吸收水分，同时固定植物。

常见的植物也是由细胞构成的，相似的植物细胞会聚在一起形成"家族"，也就是组织，完成共同的目标。

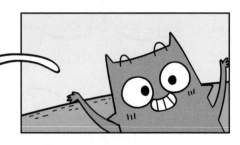

植物一共有"五大家族"！

分生组织的细胞具有不断分裂的能力，分裂后的细胞会分化出不同功能的细胞，这些细胞又构成了其他组织。

我是分生组织细胞，是所有组织的"妈妈"。

我是**保护组织**细胞，保护大家的任务就交给我吧！

我是**机械组织**细胞，是植物的"骨骼"。

我是**输导组织**细胞，是植物的"血管"。

我是**营养组织**细胞，植物的身体里到处都有我！

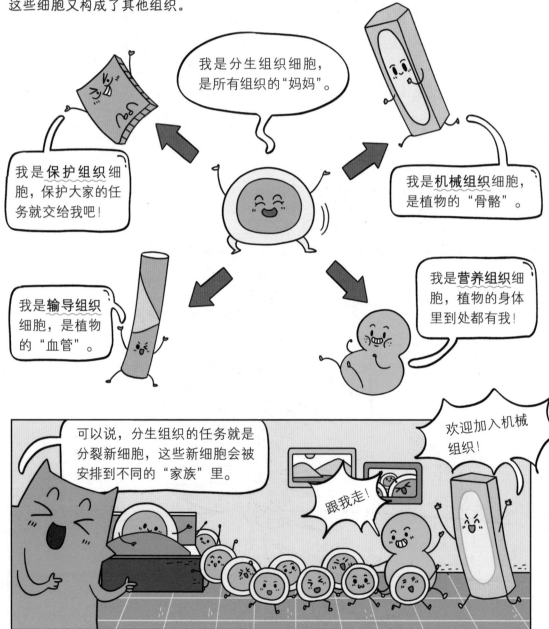

可以说，分生组织的任务就是分裂新细胞，这些新细胞会被安排到不同的"家族"里。

欢迎加入机械组织！

跟我走！

嫩芽的顶端有分生组织，新长出的茎和叶就是由这里的分生组织经过分裂、分化发育而成的。

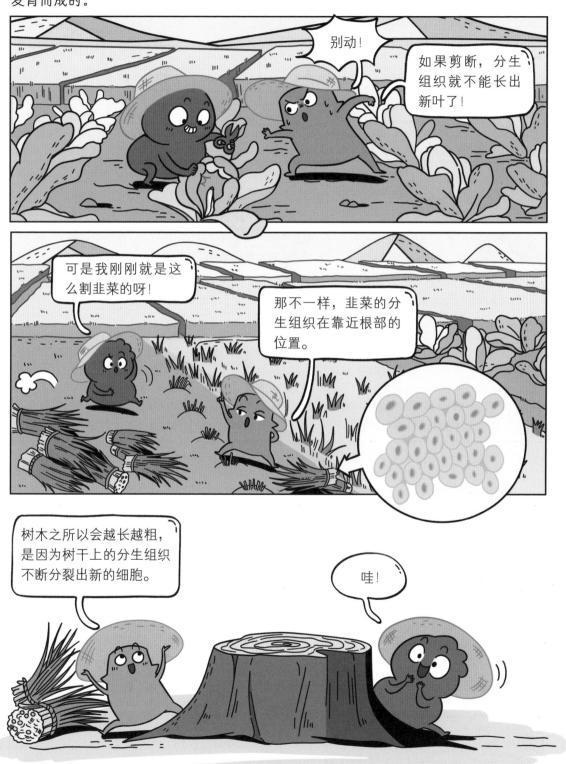

植物的粮仓——营养组织

分生组织分裂出的新细胞有一部分来到了营养组织，这是植物最基本的组织，几乎遍布了植物的各个部位。

> 营养组织细胞都有一个大液泡，能够像仓库一样储存营养物质。

> 我可没有营养，快放我出去！

植物的种子里都有营养组织，它为种子发芽提供营养。

花生、玉米和葵花籽的营养组织中含有大量脂肪，经过加工，这些脂肪可以变成人们炒菜用的花生油、玉米油和葵花籽油。

一些植物的营养组织细胞能够利用液泡储存大量的水分，比如芦荟、仙人掌和巨人柱，即使很长时间不下雨，它们也能利用营养组织中的水分存活下去。

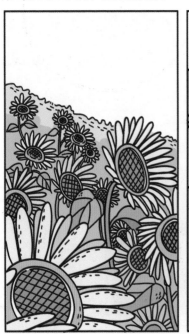

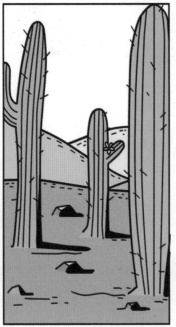

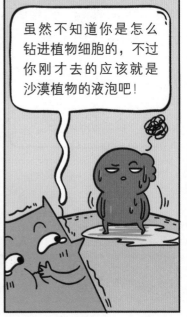

> 虽然不知道你是怎么钻进植物细胞的，不过你刚才去的应该就是沙漠植物的液泡吧！

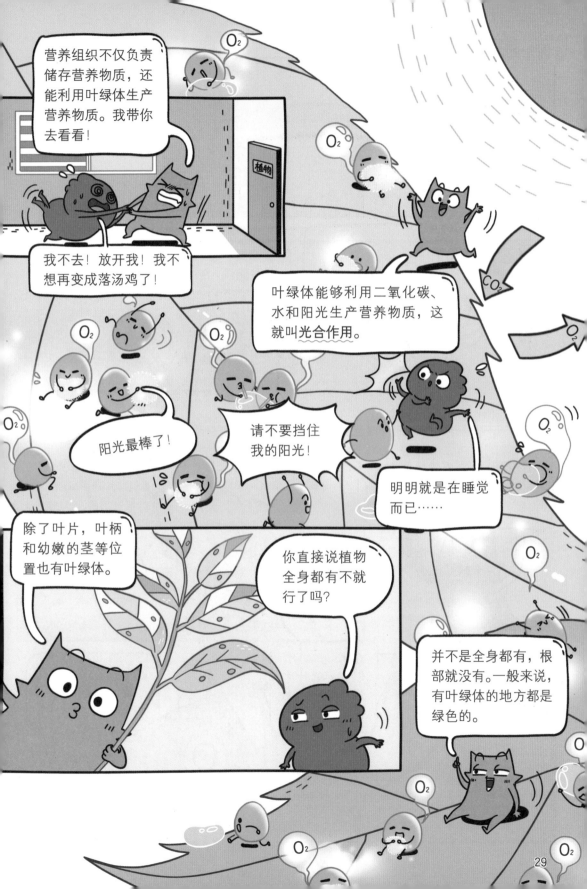

29

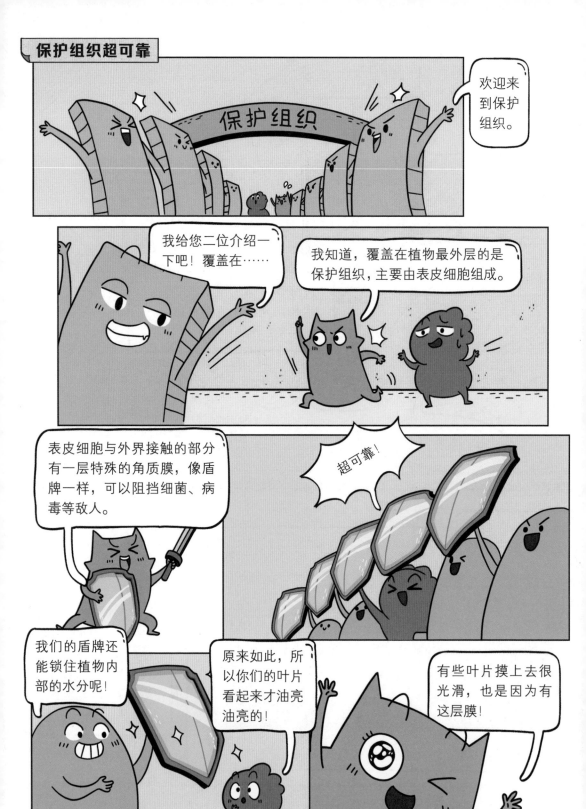

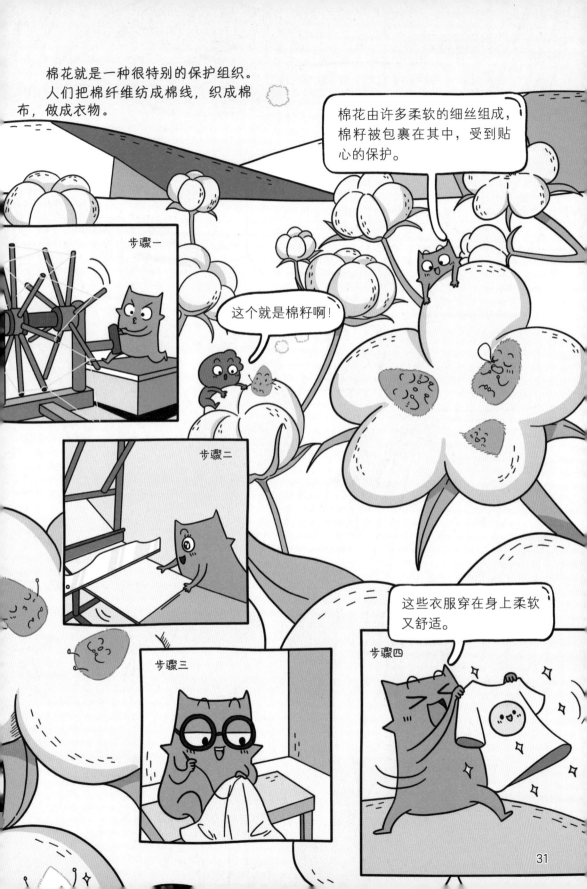

棉花就是一种很特别的保护组织。

人们把棉纤维纺成棉线，织成棉布，做成衣物。

棉花由许多柔软的细丝组成，棉籽被包裹在其中，受到贴心的保护。

步骤一

这个就是棉籽啊！

步骤二

这些衣服穿在身上柔软又舒适。

步骤三

步骤四

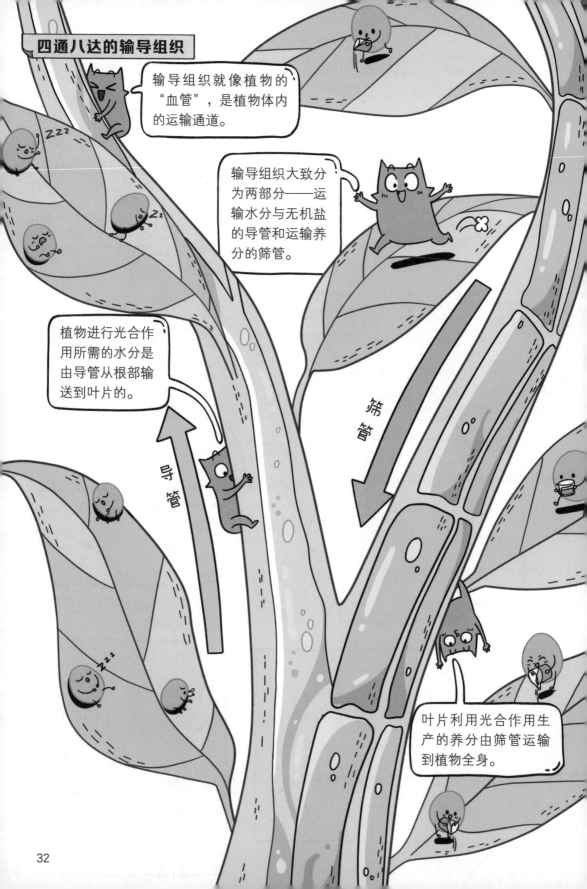

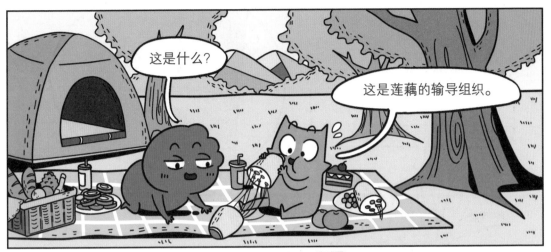

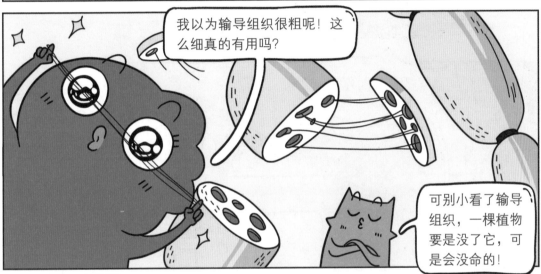

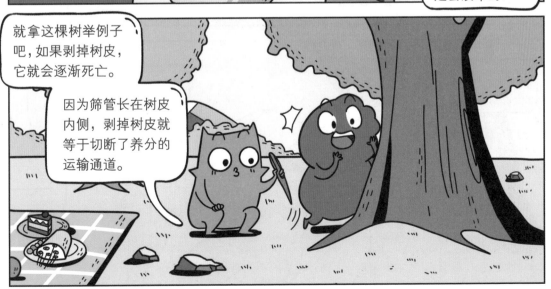

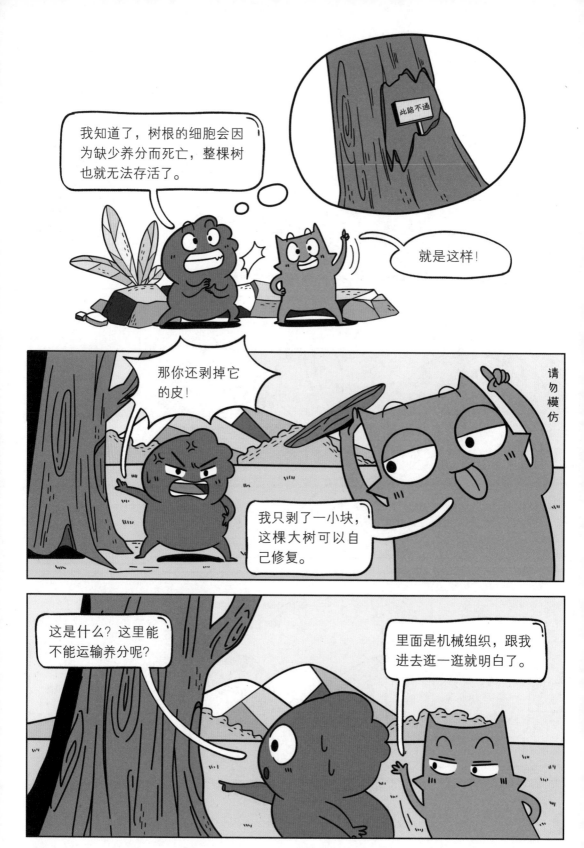

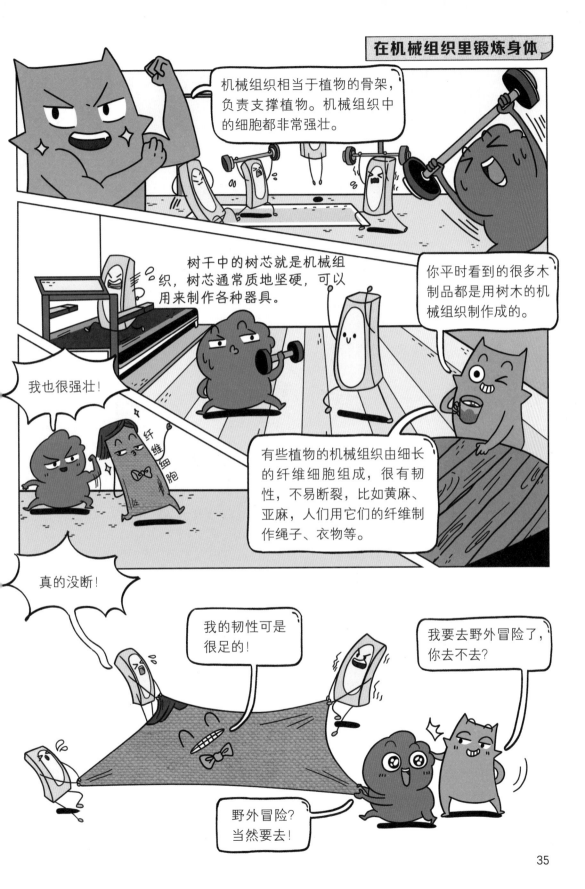

机械组织相当于植物的骨架，负责支撑植物。机械组织中的细胞都非常强壮。

树干中的树芯就是机械组织，树芯通常质地坚硬，可以用来制作各种器具。

你平时看到的很多木制品都是用树木的机械组织制作成的。

我也很强壮！

纤维细胞

有些植物的机械组织由细长的纤维细胞组成，很有韧性，不易断裂，比如黄麻、亚麻，人们用它们的纤维制作绳子、衣物等。

真的没断！

我的韧性可是很足的！

我要去野外冒险了，你去不去？

野外冒险？当然要去！

35

这个红细胞该走哪条路呢？

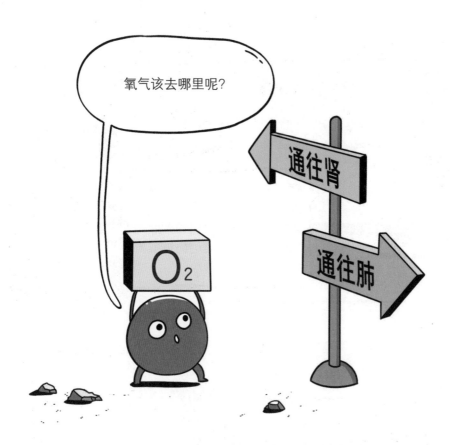

用线把属于同一个系统的器官连起来。

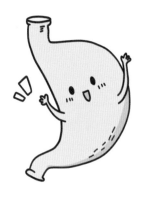

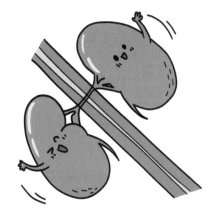

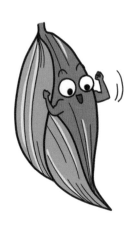

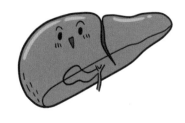

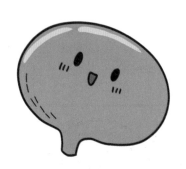

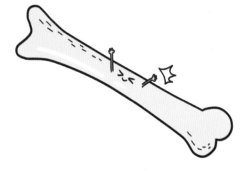

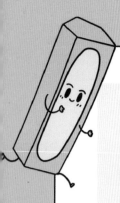

问题收纳盒

什么是组织？

- 形态相似，结构、功能相同的细胞联合在一起形成的细胞群叫作组织。

植物的五种基本组织有哪些？

- 分生组织、营养组织、保护组织、输导组织和机械组织。

什么是器官？

- 由不同的组织按照一定的次序组合起来，形成具有一定形态和功能的结构，叫作器官。

人体的四种基本组织是哪些？

- 上皮组织、肌肉组织、结缔组织和神经组织。

植物的六大器官有哪些？

- 根、茎、叶、花、果实和种子。其中根、茎和叶属于营养器官，花、果实和种子属于生殖器官。

什么是系统？

- 一些在生理功能上密切相关的器官联合起来，共同完成某一特定的连续性生理功能，即形成了系统。

人体的八大系统有哪些？

- 消化系统、循环系统、呼吸系统、泌尿系统、神经系统、运动系统、内分泌系统、生殖系统。

P36 答案：肾

P37 答案：
胃—肝脏 肾脏—膀胱 骨—肌肉

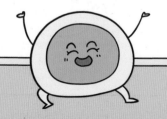

编委会

作 者 简 介 | **米莱童书**

由国内多位资深童书编辑、插画家组成的原创童书研发团队，2019 年度"中国好书"大奖得主、桂冠童书得主、中国出版"原动力"大奖得主，是中国新闻出版业科技与标准重点实验室（跨领域综合方向）授牌的中国青少年科普内容研发与推广基地，曾多次获得省部级嘉奖和国家级动漫产品大奖。团队致力于对传统童书阅读进行内容与形式的升级迭代，开发一流原创童书作品，使其更加适应当代中国家庭的阅读需求与学习需求。

知识脚本作者 | **张可文**

北京市育才学校高中生物教师　北京市西城区骨干教师、优秀教师

原 创 团 队 | **策 划 人：** 刘润东　魏　诺

统筹编辑： 王　佩

编 写 组： 王　佩　于雅致

绘 画 组： 王婉静　张秀雯　郑姗姗　吴鹏飞　范小雨
　　　　　　周恩玉　翁　卫

美术设计： 辛　洋　张立佳　刘雅宁

图书在版编目（CIP）数据

器官里的奇妙旅行 / 米莱童书著、绘. — 北京：

北京理工大学出版社, 2022.3（2025.3重印）

（这就是生物）

ISBN 978-7-5763-0799-3

Ⅰ.①器… Ⅱ.①米… Ⅲ.①人体器官–青少年读物

Ⅳ.①R322-49

中国版本图书馆CIP数据核字(2022)第002008号

出版发行 / 北京理工大学出版社有限责任公司

社　　址 / 北京市丰台区四合庄路6号

邮　　编 / 100070

电　　话 /（010）82563891（童书出版中心）

网　　址 / http: //www. bitpress. com. cn

经　　销 / 全国各地新华书店

印　　刷 / 朗翔印刷（天津）有限公司

开　　本 / 710毫米×1000毫米　1 / 16

印　　张 / 2.5

字　　数 / 70千字

版　　次 / 2022年3月第1版　2025年3月第18次印刷

定　　价 / 200.00元（全9册）

责任编辑 / 封　雪

文字编辑 / 封　雪

责任校对 / 刘亚男

责任印制 / 王美丽

这就是生物 03

上天入海寻踪生命

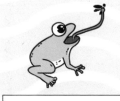

米莱童书 著·绘

北京理工大学出版社
BEIJING INSTITUTE OF TECHNOLOGY PRESS

2021 年圣诞节前夕，我收到了《这就是生物》的书稿。这套适合 6~12 岁儿童阅读的生物学启蒙科普漫画让这个圣诞节更添妙趣。

生物学成为一门学科只是近 300 年的事，但是人类对生命的探索却有上万年的历史。距今约 17 000 年的山洞画中仍保留着人类最初观察生物、探索自然的印记。地球上形形色色的生物让这个世界丰富多彩，充满勃勃生机。人类本是自然的一部分，自然的万物哺育了人类，自然的变化与人类的命运息息相关。但是，当逐渐远离自然，建立大规模的村镇和城市后，人类逐渐失去了与自然脉搏的同频共振，以为有了城市的保护便可以远离自然给人类带来的不确定性的影响。然而，事实并非如此，我们依然生活在地球的自然生态圈中，大自然的每一次"感冒"、每一个"喷嚏"、每一次"怒吼"，都会给人类带来巨大的灾难。所以，认识自然、探究自然、敬畏自然、尊重自然，仍然是生活在地球上的人类需要认识到的基本事实。现在，随着人类对生物学研究的深入，生物学又出现了若干分支，生物学对于医学、药学等学科的重要性也日益突显，因此，投入生物学研究的怀抱在日后将大有可为。

如果你对身边的动植物、生物现象感兴趣，《这就是生物》将解答你的大部分疑问。这套书从微生物到动植物，从细胞到生态，从微观到宏观，用漫画的形式再现生物学知识，更加有趣又具象，十分适合对生物学感兴趣的孩子进行启蒙阅读。

希望这套有趣味的生物学启蒙科普漫画书能激发你对生物学的兴趣，与我一起为人与自然和谐共处的美好未来努力！

苏都莫日根

2021 年 12 月 26 日 于北京大学生命科学学院

目 录

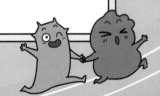

地球上大约有 3 000 万种生命，有植物有动物，还有你看不见的微生物。这些生命有的只能存活 1 天，有的却能活上百年。

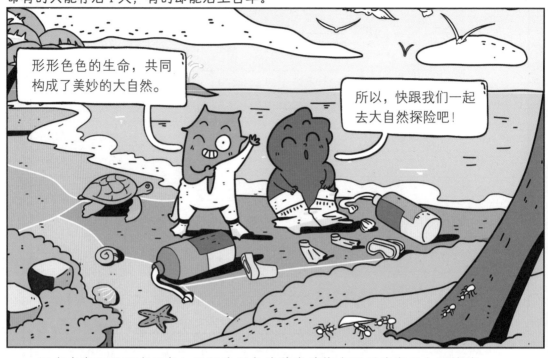

江水在春天呈现出绿色，是因为绿色的**藻类植物**在温暖的春天大量繁殖。

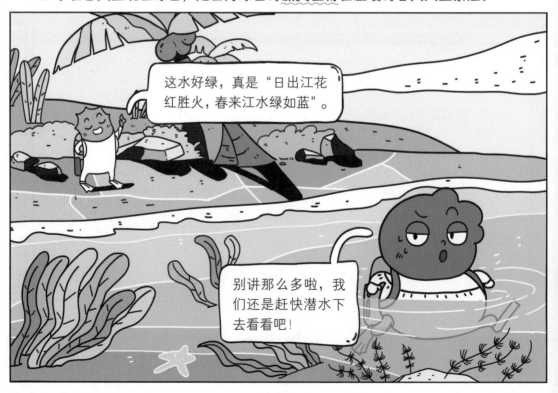

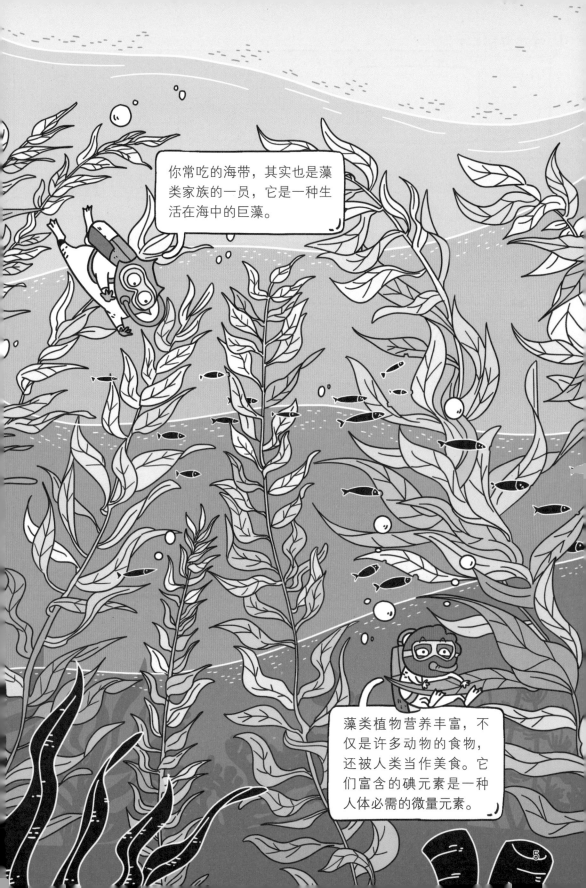

你常吃的海带，其实也是藻类家族的一员，它是一种生活在海中的巨藻。

藻类植物营养丰富，不仅是许多动物的食物，还被人类当作美食。它们富含的碘元素是一种人体必需的微量元素。

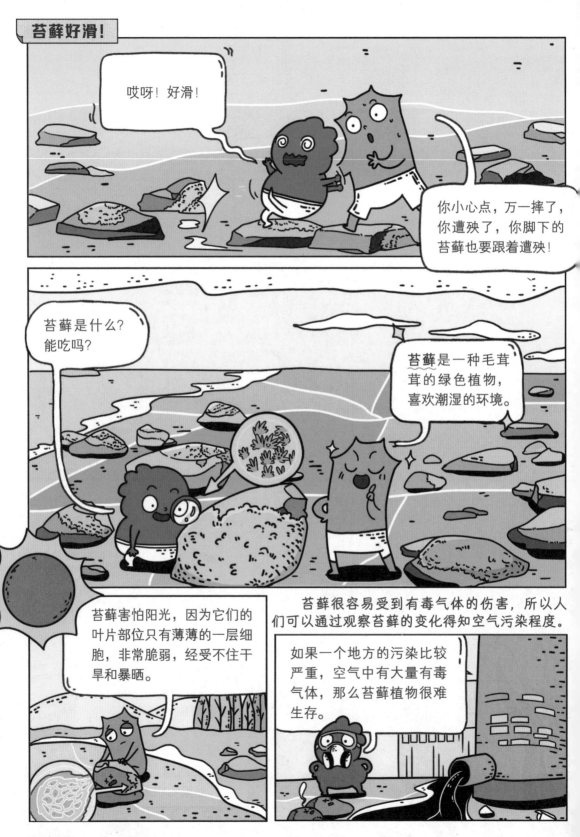

哎呀！好滑！

你小心点，万一摔了，你遭殃了，你脚下的苔藓也要跟着遭殃！

苔藓是什么？能吃吗？

苔藓是一种毛茸茸的绿色植物，喜欢潮湿的环境。

苔藓害怕阳光，因为它们的叶片部位只有薄薄的一层细胞，非常脆弱，经受不住干旱和暴晒。

苔藓很容易受到有毒气体的伤害，所以人们可以通过观察苔藓的变化得知空气污染程度。

如果一个地方的污染比较严重，空气中有大量有毒气体，那么苔藓植物很难生存。

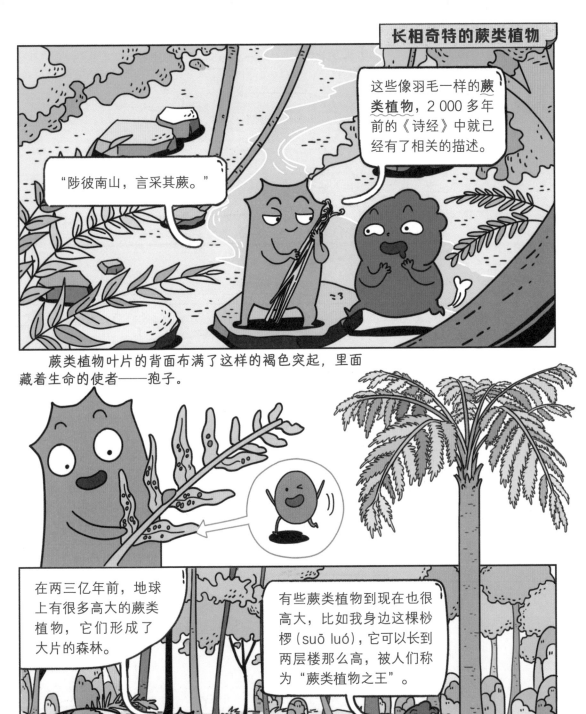

这些像羽毛一样的**蕨类植物**，2 000 多年前的《诗经》中就已经有了相关的描述。

"陟彼南山，言采其蕨。"

蕨类植物叶片的背面布满了这样的褐色突起，里面藏着生命的使者——孢子。

在两三亿年前，地球上有很多高大的蕨类植物，它们形成了大片的森林。

枯萎
深埋变化
煤

有些蕨类植物到现在也很高大，比如我身边这棵桫椤（suō luó），它可以长到两层楼那么高，被人们称为"蕨类植物之王"。

7

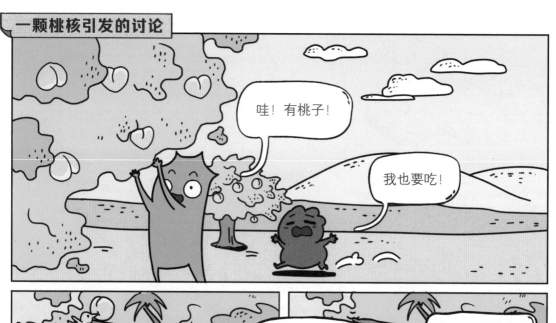

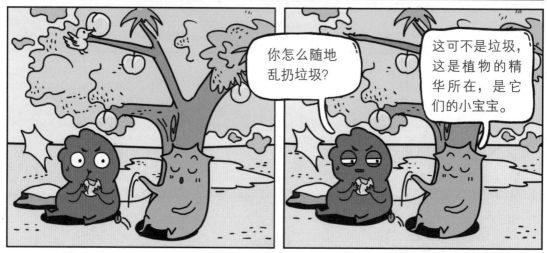

植物的果实是植物生长的副产品，它们能帮助植物更好地找到种子的传播者。

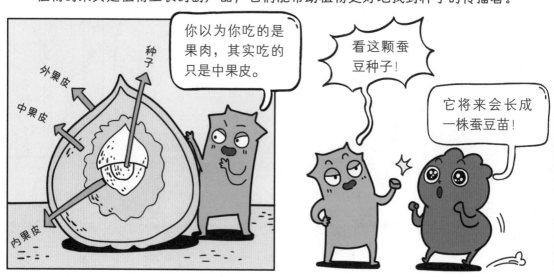

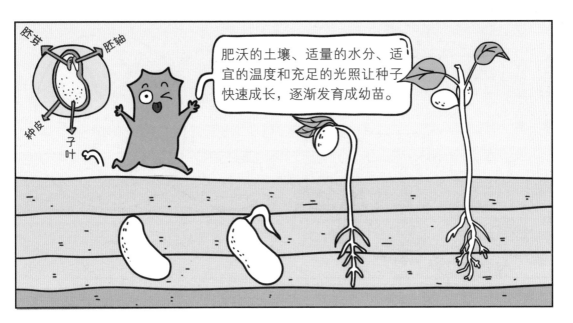

蕨类植物的孢子如果没有落在温暖湿润的地方，很快就会死亡。

相比起来，种子的生命力却很顽强，即使落在比较干旱的地方也能保持生命力。

如果遇到特别干旱或寒冷的情况，种子还能休眠，等到环境适宜的时候再发芽。

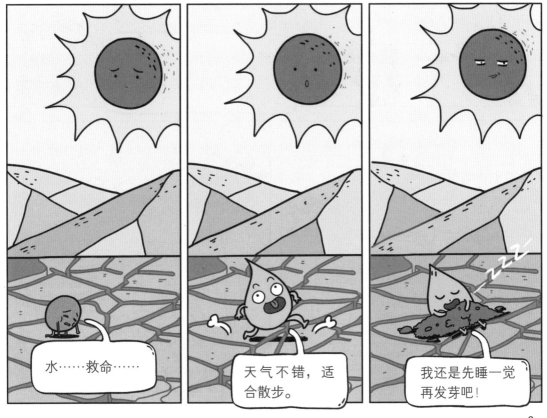

它们的身体像管子一样

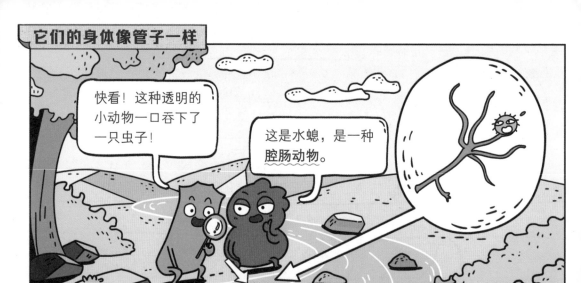

快看！这种透明的小动物一口吞下了一只虫子！

这是水螅，是一种腔肠动物。

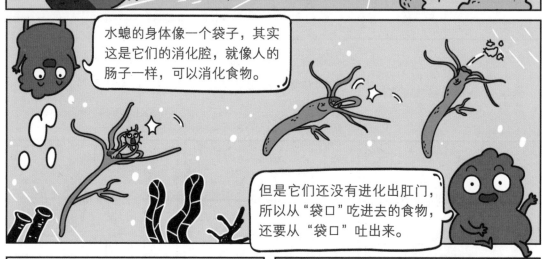

水螅的身体像一个袋子，其实这是它们的消化腔，就像人的肠子一样，可以消化食物。

但是它们还没有进化出肛门，所以从"袋口"吃进去的食物，还要从"袋口"吐出来。

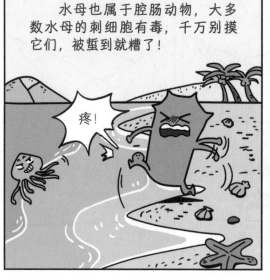

水母也属于腔肠动物，大多数水母的刺细胞有毒，千万别摸它们，被蜇到就糟了！

疼！

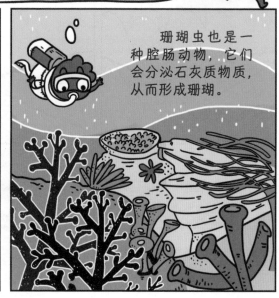

珊瑚虫也是一种腔肠动物，它们会分泌石灰质物质，从而形成珊瑚。

除了腔肠动物之外，还有一种动物也没有肛门，它们就是**扁形动物**。

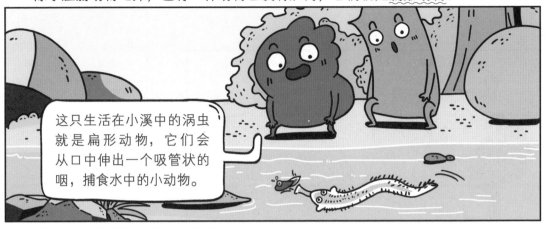

这只生活在小溪中的涡虫就是扁形动物，它们会从口中伸出一个吸管状的咽，捕食水中的小动物。

涡虫有一个特异功能——分身。

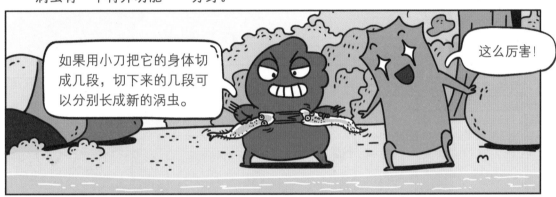

如果用小刀把它的身体切成几段，切下来的几段可以分别长成新的涡虫。

这么厉害！

只有少数扁形动物会自己捕食，大多数扁形动物寄生在其他动物体内，靠吸取动物体内的营养物质生活。

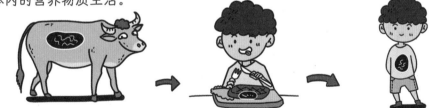

寄生在牛体内的牛带绦虫　　　人们吃了有寄生虫的牛肉　　　牛肉中的寄生虫进入人体

牛带绦虫就是一种寄生在人的小肠里的寄生虫。它们的幼虫寄生在牛和羊的肌肉中，如果人吃了没有做熟的牛羊肉，就可能把活的幼虫吃进肚子里。

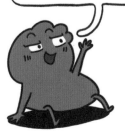

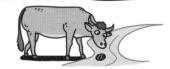

寄生虫（卵）污染环境后，可能再由环境进入其他动物体内。

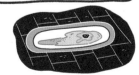

人排出带有寄生虫（卵）的粪便，使寄生虫（卵）再次进入大自然。

像绳子却又不是绳子

　　还有一种臭名昭著的寄生虫同样寄生在人的小肠中，这就是蛔虫。蛔虫属于**线形动物**，这类动物的身体像细长的线，一端是口，另一端是肛门。

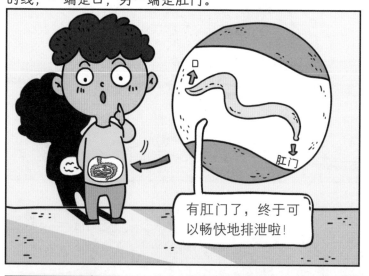

有肛门了，终于可以畅快地排泄啦！

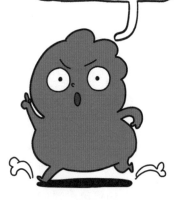

人如果喝了带有蛔虫卵的水或是吃了沾有蛔虫卵的蔬菜，就会把蛔虫卵吃进肚子里。

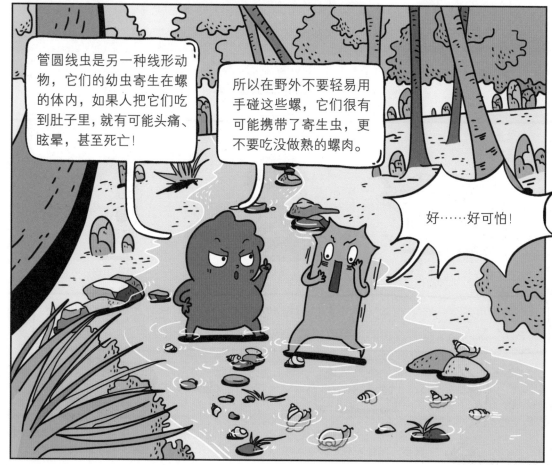

管圆线虫是另一种线形动物，它们的幼虫寄生在螺的体内，如果人把它们吃到肚子里，就有可能头痛、眩晕，甚至死亡！

所以在野外不要轻易用手碰这些螺，它们很有可能携带了寄生虫，更不要吃没做熟的螺肉。

好……好可怕！

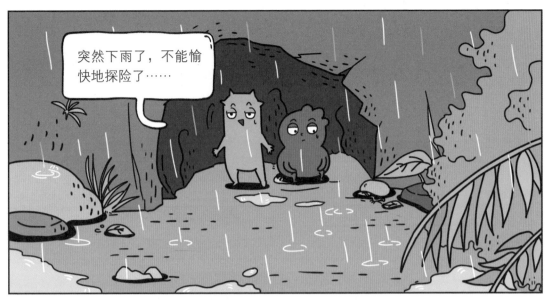

突然下雨了，不能愉快地探险了……

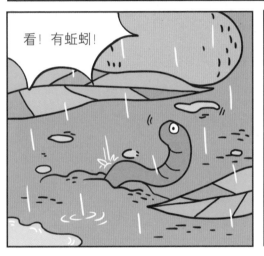

看！有蚯蚓！

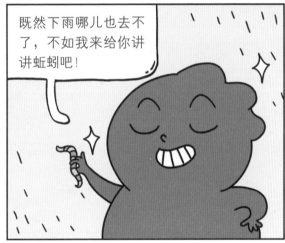

既然下雨哪儿也去不了，不如我来给你讲讲蚯蚓吧！

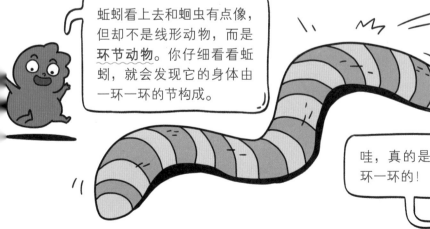

蚯蚓看上去和蛔虫有点像，但却不是线形动物，而是**环节动物**。你仔细看看蚯蚓，就会发现它的身体由一环一环的节构成。

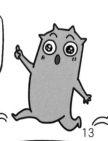

哇，真的是一环一环的！

13

蚯蚓本来是生活在土壤里的。它是植物的好朋友，它们能把腐烂的植物变成土壤中的养分，有利于植物生长。

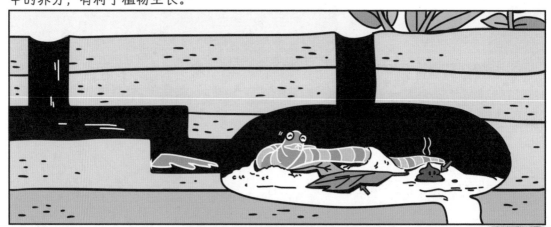

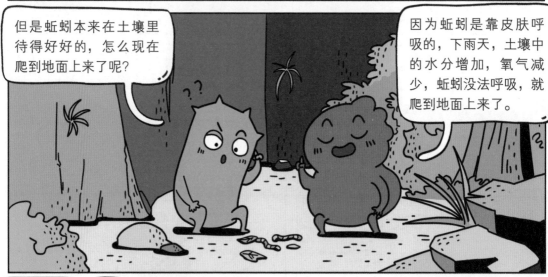

但是蚯蚓本来在土壤里待得好好的，怎么现在爬到地面上来了呢？

因为蚯蚓是靠皮肤呼吸的，下雨天，土壤中的水分增加，氧气减少，蚯蚓没法呼吸，就爬到地面上来了。

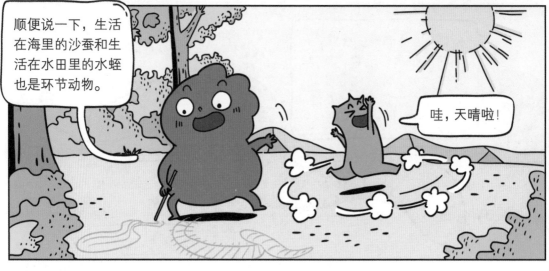

顺便说一下，生活在海里的沙蚕和生活在水田里的水蛭也是环节动物。

哇，天晴啦！

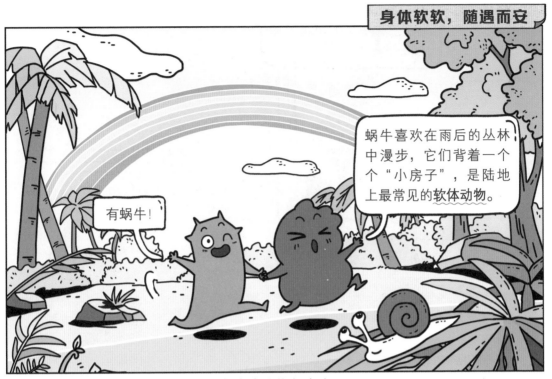

蜗牛喜欢在雨后的丛林中漫步，它们背着一个个"小房子"，是陆地上最常见的**软体动物**。

有蜗牛！

为了保护自己柔软的身体，很多软体动物都有壳。

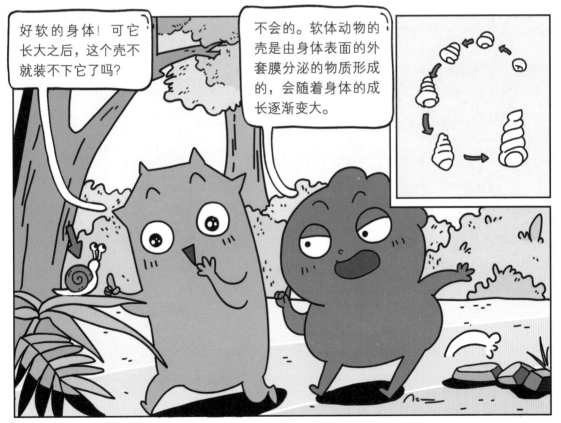

好软的身体！可它长大之后，这个壳不就装不下它了吗？

不会的。软体动物的壳是由身体表面的外套膜分泌的物质形成的，会随着身体的成长逐渐变大。

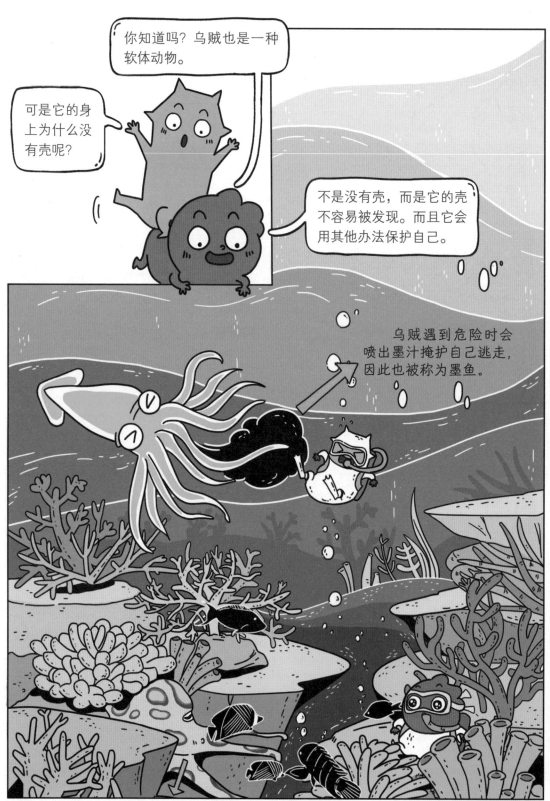

章鱼会改变颜色来迷惑敌人，拟态章鱼甚至会伪装成有毒海蛇的样子来欺骗鲨鱼等敌人。

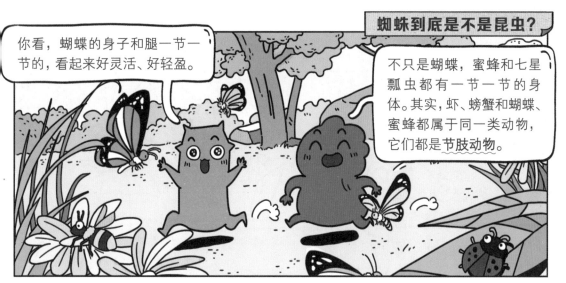

你看，蝴蝶的身子和腿一节一节的，看起来好灵活、好轻盈。

不只是蝴蝶，蜜蜂和七星瓢虫都有一节一节的身体。其实，虾、螃蟹和蝴蝶、蜜蜂都属于同一类动物，它们都是节肢动物。

节肢动物是动物界的大家族，有 120 万种以上，占所有已知动物种数的 4/5 以上。

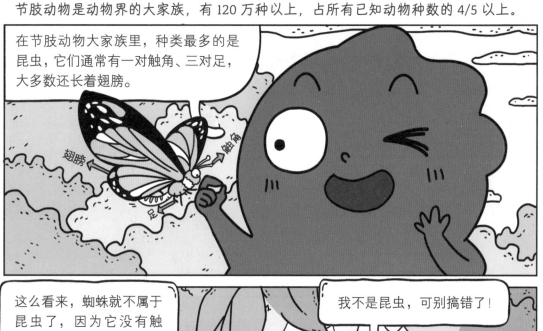

在节肢动物大家族里，种类最多的是昆虫，它们通常有一对触角、三对足，大多数还长着翅膀。

翅膀　触角　足

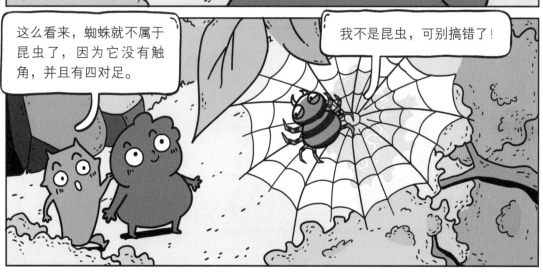

这么看来，蜘蛛就不属于昆虫了，因为它没有触角，并且有四对足。

我不是昆虫，可别搞错了！

节肢动物的身体都是分节的。它们全身上下都被一层外骨骼包裹，虽然大多数没有贝壳那么坚硬，但也能起到很好的保护作用。

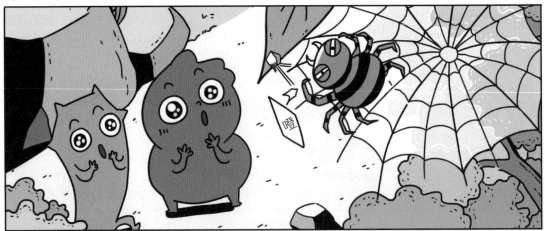

　　外骨骼是由表皮细胞分泌的物质形成的，不能长大，所以一些节肢动物在长大的过程中需要蜕皮。

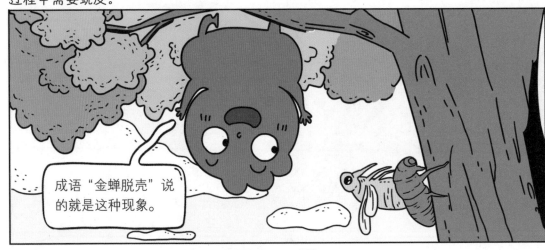

成语"金蝉脱壳"说的就是这种现象。

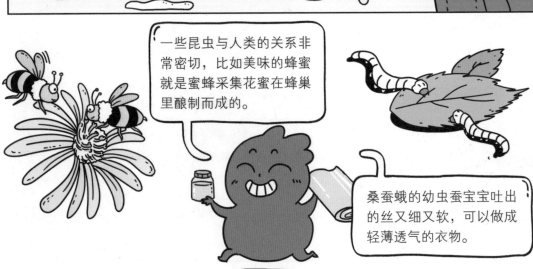

一些昆虫与人类的关系非常密切，比如美味的蜂蜜就是蜜蜂采集花蜜在蜂巢里酿制而成的。

桑蚕蛾的幼虫蚕宝宝吐出的丝又细又软，可以做成轻薄透气的衣物。

　　鱼类大多是游泳高手，它们的身体表面通常覆盖着光滑的鳞片，既有保护作用，又能帮它们快速在水中穿梭。

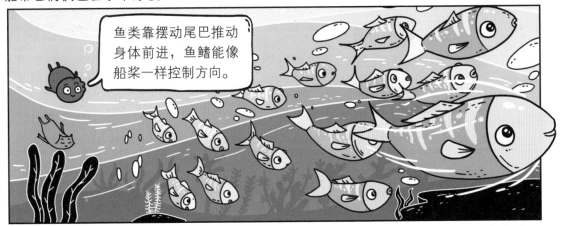

鱼类靠摆动尾巴推动身体前进，鱼鳍能像船桨一样控制方向。

　　鱼的嘴和鳃盖不停地一张一合，这是它们呼吸的动作。

　　鳃盖的里面是鱼鳃，上面有许多鳃丝，还布满了细小的血管。

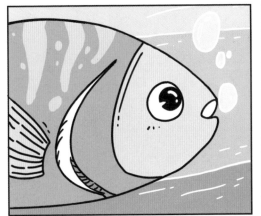

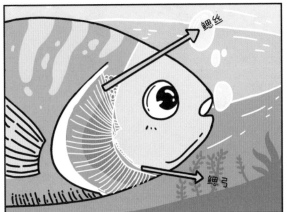

水从鱼嘴中流经鱼鳃，在这个过程中，鱼会获得氧气并排出二氧化碳，这就是鱼类的呼吸方式。

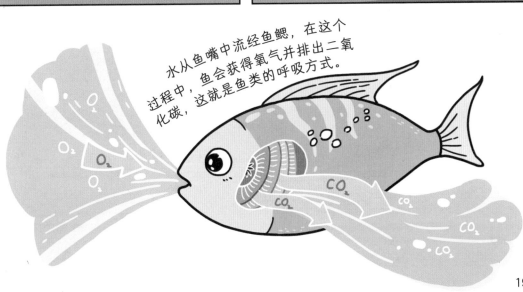

水里陆地都是家

　　鱼和水中的虾、水螅、涡虫等动物最大的区别在于，鱼有由脊椎骨组成的脊柱，前面提到的其他动物都没有脊椎骨。有脊椎骨动物的统称为**脊椎动物**。

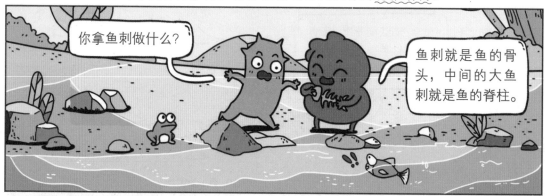

你拿鱼刺做什么？

鱼刺就是鱼的骨头，中间的大鱼刺就是鱼的脊柱。

　　鱼离不开水，终生都生活在水中，但有些动物幼年时期生活在水中，成年之后却能在陆地上生活，这就是**两栖动物**。

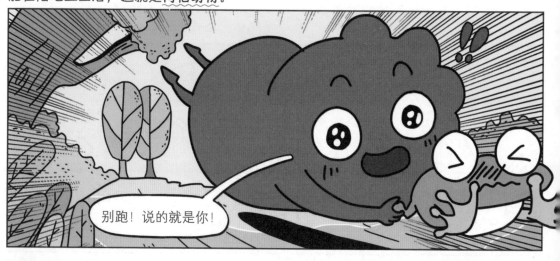

别跑！说的就是你！

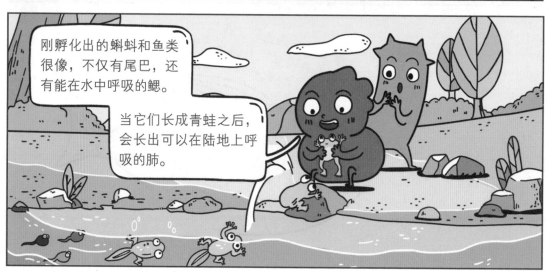

刚孵化出的蝌蚪和鱼类很像，不仅有尾巴，还有能在水中呼吸的鳃。

当它们长成青蛙之后，会长出可以在陆地上呼吸的肺。

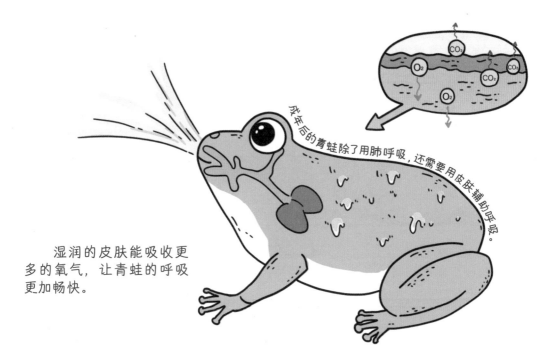

成年后的青蛙除了用肺呼吸，还需要用皮肤辅助呼吸。

湿润的皮肤能吸收更多的氧气，让青蛙的呼吸更加畅快。

"稻花香里说丰年，听取蛙声一片。"稻田里经常能看见青蛙的身影，它们能吃掉不少对水稻有害的昆虫，是农民的好帮手。

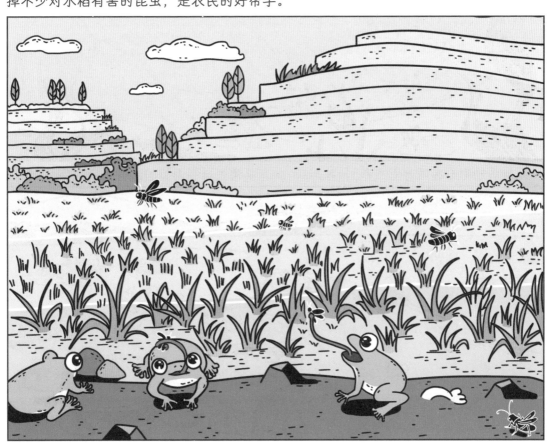

在水边经常遇到的还有另一种动物——**爬行动物**。

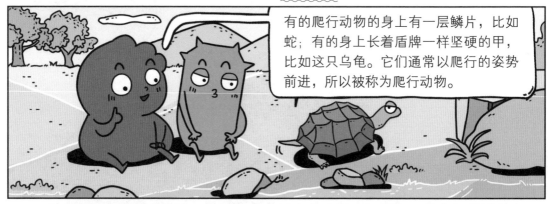

有的爬行动物的身上有一层鳞片，比如蛇；有的身上长着盾牌一样坚硬的甲，比如这只乌龟。它们通常以爬行的姿势前进，所以被称为爬行动物。

有不少爬行动物会游泳，有的甚至生活在水中，比如海龟，但它们需要到水面上呼吸。

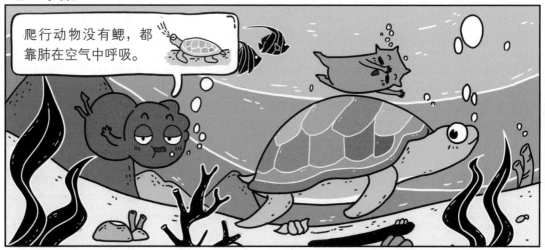

爬行动物没有鳃，都靠肺在空气中呼吸。

爬行动物会在陆地上产卵，繁殖后代，就连平常生活在海里的海龟也不例外。

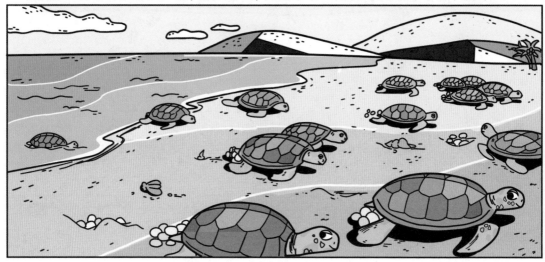

爬行动物的体温会随着环境的温度而变化，所以被称为**变温动物**。

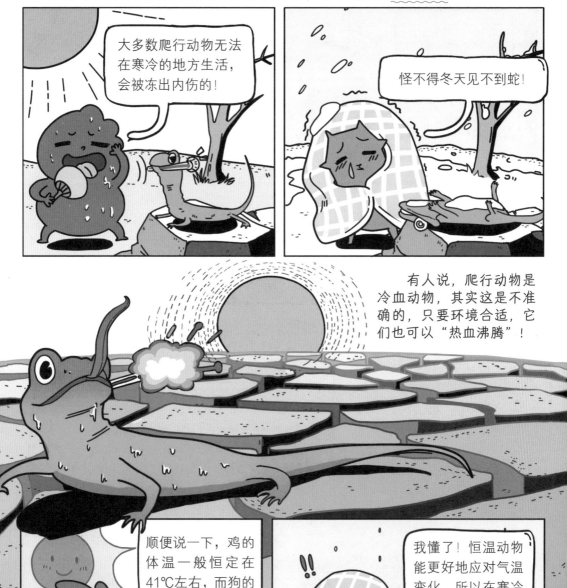

实际上，在所有的动物种类里，只有鸟类和哺乳动物可以维持恒定的体温，所以被称为恒温动物。

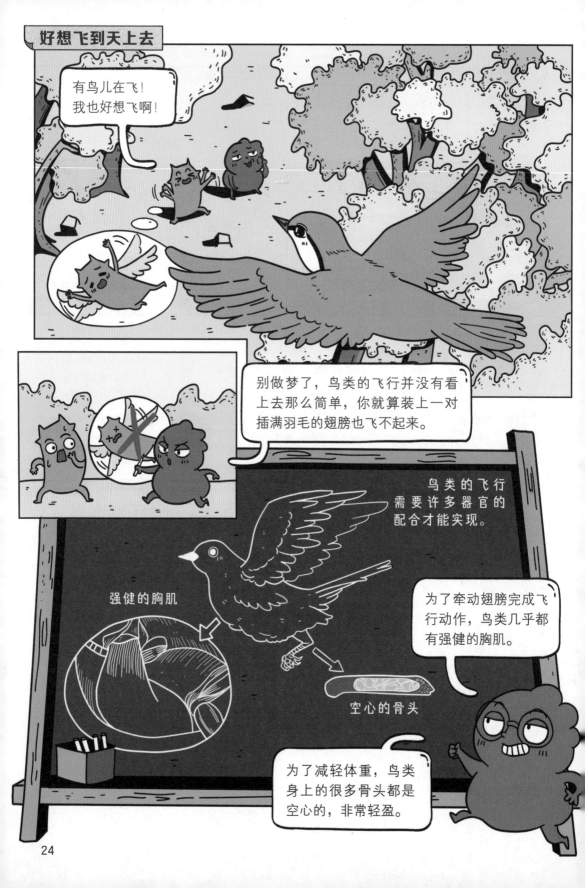

除此之外,飞行还需要消耗大量的能量,这离不开鸟类独特的消化系统和呼吸系统。

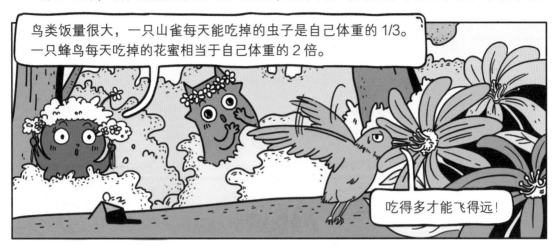

鸟类饭量很大,一只山雀每天能吃掉的虫子是自己体重的 1/3。一只蜂鸟每天吃掉的花蜜相当于自己体重的 2 倍。

吃得多才能飞得远!

营养物质转化成能量需要大量的氧气, 这就需要靠鸟类神奇的呼吸系统来实现。鸟类的呼吸系统中有气囊,它能储存空气。

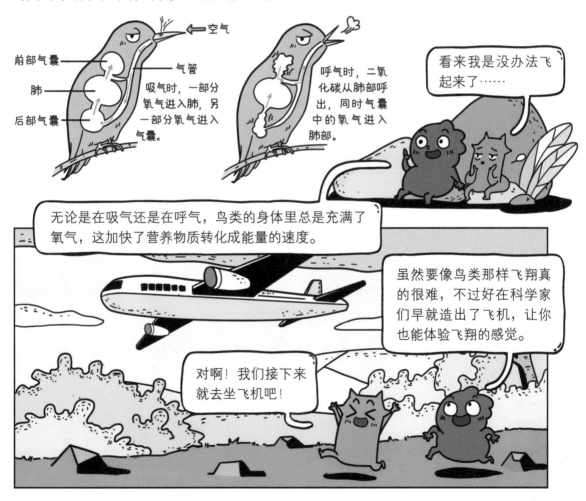

←空气

前部气囊

肺

后部气囊

气管

吸气时,一部分氧气进入肺,另一部分氧气进入气囊。

呼气时,二氧化碳从肺部呼出,同时气囊中的氧气进入肺部。

看来我是没办法飞起来了……

无论是在吸气还是在呼气,鸟类的身体里总是充满了氧气,这加快了营养物质转化成能量的速度。

虽然要像鸟类那样飞翔真的很难,不过好在科学家们早就造出了飞机,让你也能体验飞翔的感觉。

对啊!我们接下来就去坐飞机吧!

各式各样的哺乳动物

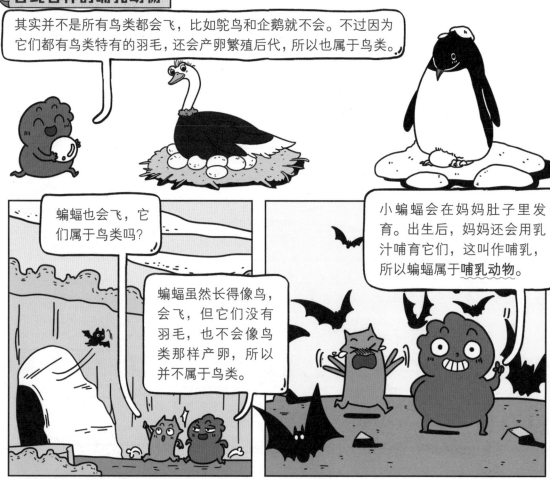

其实并不是所有鸟类都会飞，比如鸵鸟和企鹅就不会。不过因为它们都有鸟类特有的羽毛，还会产卵繁殖后代，所以也属于鸟类。

蝙蝠也会飞，它们属于鸟类吗？

蝙蝠虽然长得像鸟，会飞，但它们没有羽毛，也不会像鸟类那样产卵，所以并不属于鸟类。

小蝙蝠会在妈妈肚子里发育。出生后，妈妈还会用乳汁哺育它们，这叫作哺乳，所以蝙蝠属于<u>哺乳动物</u>。

几乎所有的哺乳动物都是从妈妈肚子里生出来的，但也有例外，比如针鼹和鸭嘴兽就是从蛋里孵化出来的。

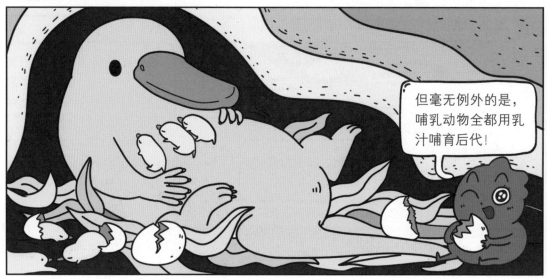

但毫无例外的是，哺乳动物全都用乳汁哺育后代！

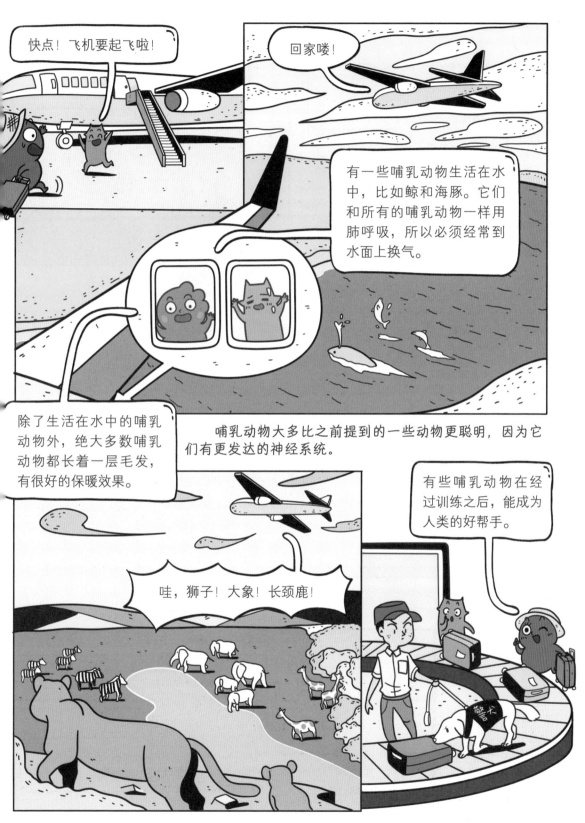

快点！飞机要起飞啦！

回家喽！

有一些哺乳动物生活在水中，比如鲸和海豚。它们和所有的哺乳动物一样用肺呼吸，所以必须经常到水面上换气。

除了生活在水中的哺乳动物外，绝大多数哺乳动物都长着一层毛发，有很好的保暖效果。

哺乳动物大多比之前提到的一些动物更聪明，因为它们有更发达的神经系统。

有些哺乳动物在经过训练之后，能成为人类的好帮手。

哇，狮子！大象！长颈鹿！

看不见的微生物

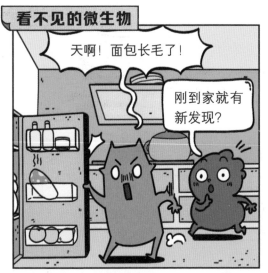

天啊！面包长毛了！

刚到家就有新发现？

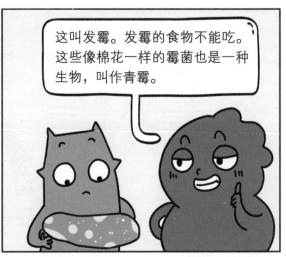

这叫发霉。发霉的食物不能吃。这些像棉花一样的霉菌也是一种生物，叫作青霉。

青霉和人类有共同点，它们没有叶绿体，无法自己生产食物，人类喜欢的食物，它们也很喜欢。

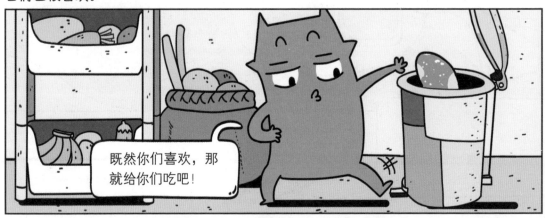

既然你们喜欢，那就给你们吃吧！

白色的菌丝会深入到食物内部吸收营养物质，青绿色的孢子成熟后会飘散到空气中。如果孢子落在了其他食物上，很快就会长出一片新的青霉。

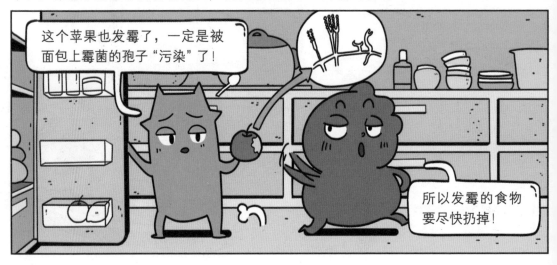

这个苹果也发霉了，一定是被面包上霉菌的孢子"污染"了！

所以发霉的食物要尽快扔掉！

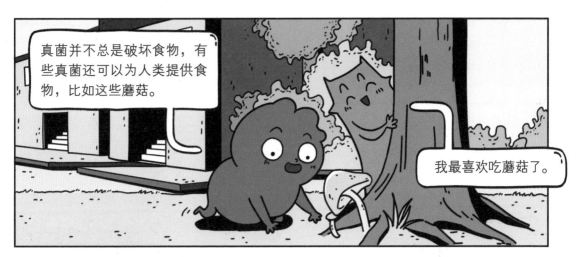

真菌并不总是破坏食物，有些真菌还可以为人类提供食物，比如这些蘑菇。

我最喜欢吃蘑菇了。

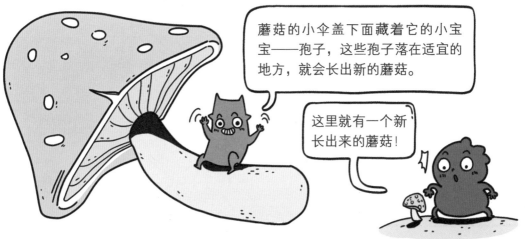

蘑菇的小伞盖下面藏着它的小宝宝——孢子，这些孢子落在适宜的地方，就会长出新的蘑菇。

这里就有一个新长出来的蘑菇！

还有一些真菌寄生在动植物身上，依靠吸取动植物身体里的养分生活，这会导致动植物生病或是死亡。

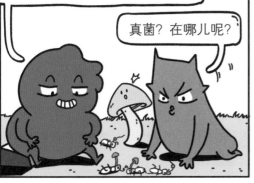

这只蚂蚁全身僵直、动作奇特，已经被一种寄生真菌控制了，它现在是僵尸蚂蚁，最后会死掉。

真菌？在哪儿呢？

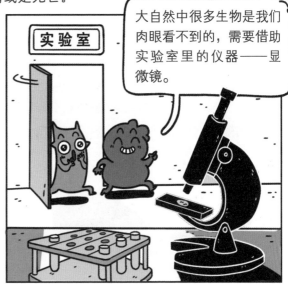

大自然中很多生物是我们肉眼看不到的，需要借助实验室里的仪器——显微镜。

实验室

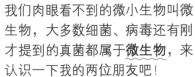

我们肉眼看不到的微小生物叫微生物，大多数细菌、病毒还有刚才提到的真菌都属于**微生物**，来认识一下我的两位朋友吧！

我是细菌。

我是真菌。

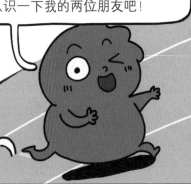

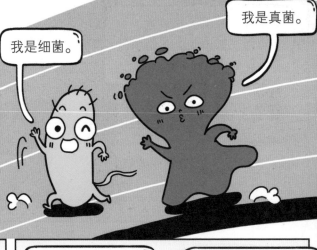

你们除了名字不一样之外，还有什么区别吗？

我有真正的细胞核，我是真核生物。

我没有真正的细胞核，只有一团类似细胞核的拟核，我是原核生物。

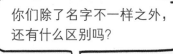

我的种类很多，而且有些能直接用肉眼看到，蘑菇、木耳等都是真菌！

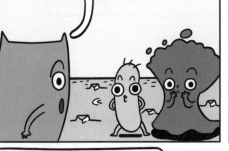

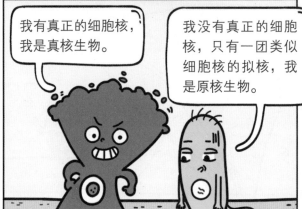

我也有很多种类，而且人们根据不同的外形给我起了各种独特的名字！

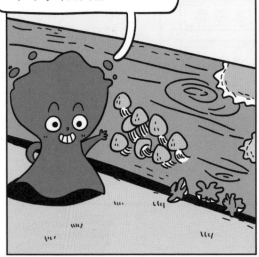

弧菌

杆菌

螺旋菌

球菌

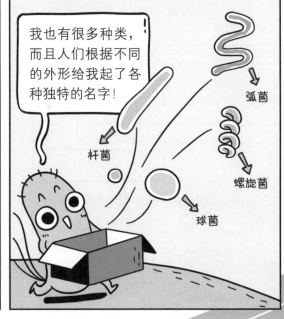

虽然我们的肉眼看不到微生物，但事实上它们无处不在。

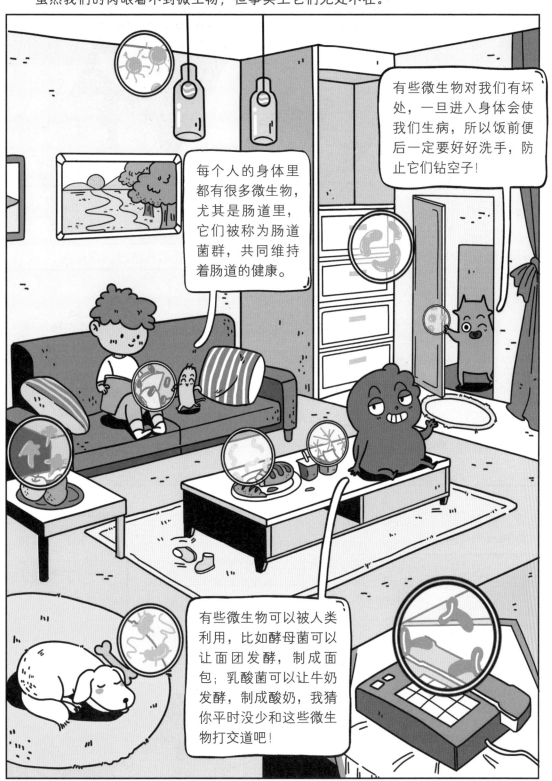

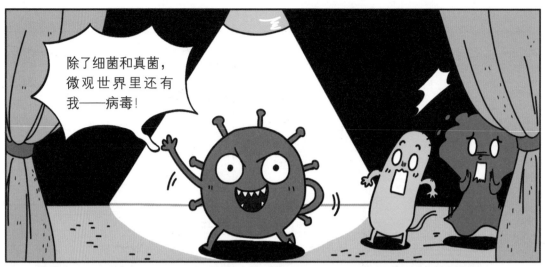

病毒是一种结构特别简单的生物，它不是细胞，没有我们熟悉的细胞结构。

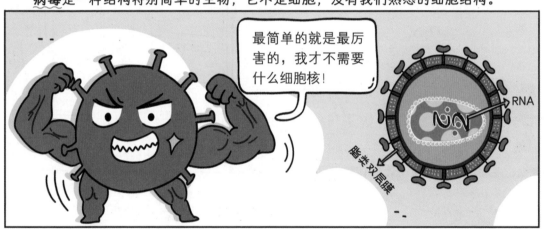

结构"不完善"的病毒只能寄生在细胞里，靠细胞中的能量存活和增殖。

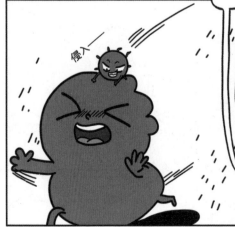

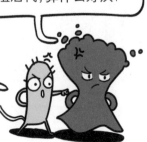

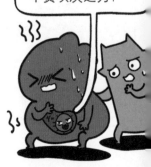

病毒通过复制自己来增加数量，新病毒会转移到其他细胞中继续复制自己，这往往会给寄主的身体造成很大的伤害。

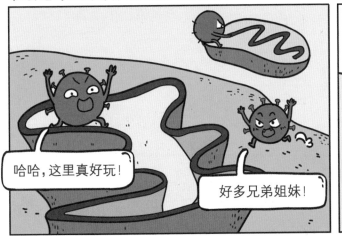

哈哈，这里真好玩！

好多兄弟姐妹！

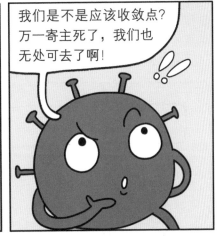

我们是不是应该收敛点？万一寄主死了，我们也无处可去了啊！

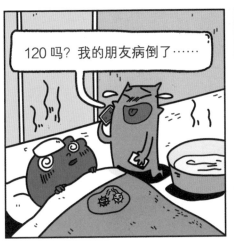

120吗？我的朋友病倒了……

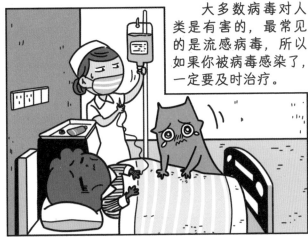

大多数病毒对人类是有害的，最常见的是流感病毒，所以如果你被病毒感染了，一定要及时治疗。

为了应对微生物带来的健康威胁，人们会对那些导致疾病的细菌和病毒进行特殊处理，这样可以让身体记住这些病原体的样子，从而拒绝它们进入细胞，保护身体免遭侵害，这些被处理过的微生物叫作疫苗。

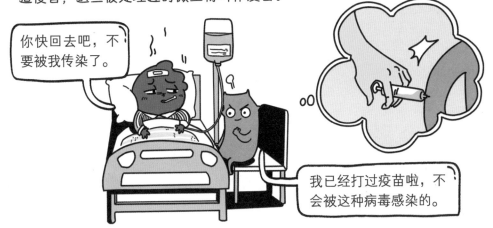

你快回去吧，不要被我传染了。

我已经打过疫苗啦，不会被这种病毒感染的。

地球上有上百万种生物。但是每一种都有自己的名字，甚至不同地区的人们对于同一种生物常常有不同的叫法。

拿蒲公英来举个例子吧。

dandelion！

华花郎。

黄花地丁！

婆婆丁。

为了方便交流，瑞典著名的植物学家林奈在 1768 年提出了一种命名方法——**双名法**。

根据双名法，每一个物种的学名都由属名和种加词这两部分组成，有时后面还会跟上命名者的姓名或姓名缩写。

蒲公英
Taraxacum mongolicum Hand.-Mazz.

属名　种加词

-Mazz
命名者的姓名

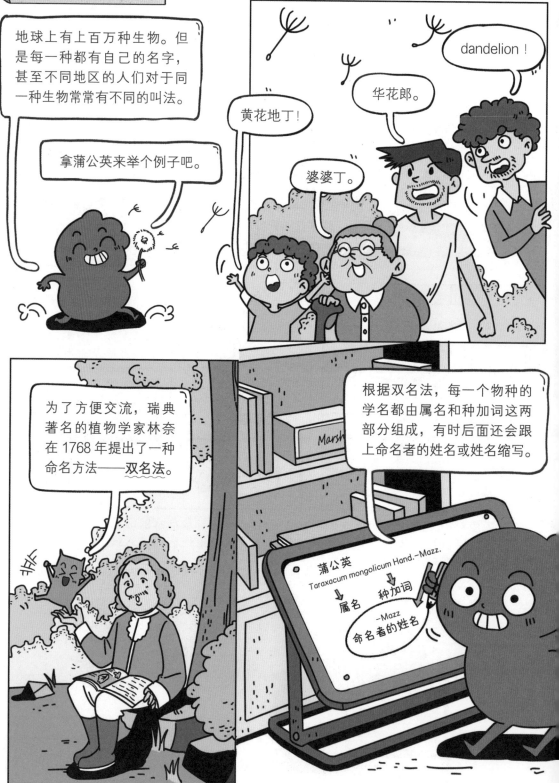

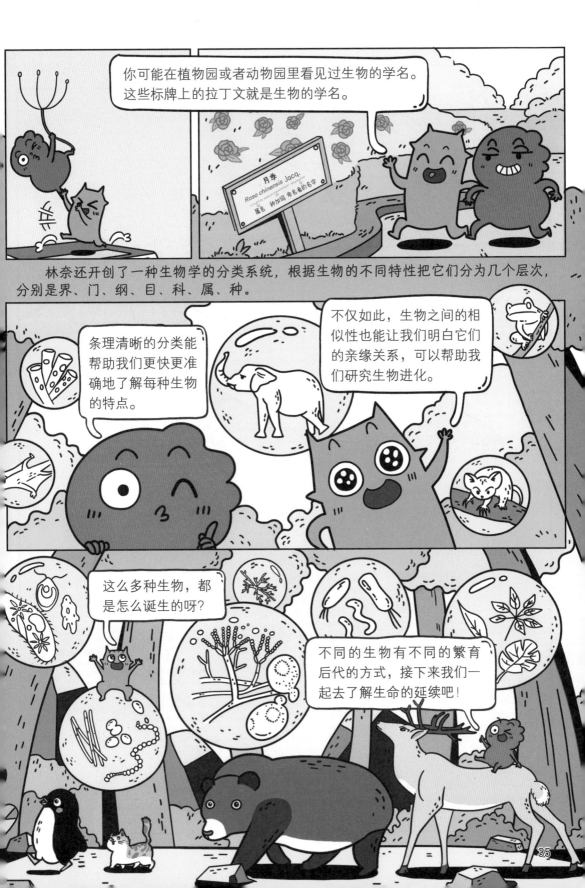

你可能在植物园或者动物园里看见过生物的学名。这些标牌上的拉丁文就是生物的学名。

月季 *Rosa chinensis* Jacq.

林奈还开创了一种生物学的分类系统，根据生物的不同特性把它们分为几个层次，分别是界、门、纲、目、科、属、种。

条理清晰的分类能帮助我们更快更准确地了解每种生物的特点。

不仅如此，生物之间的相似性也能让我们明白它们的亲缘关系，可以帮助我们研究生物进化。

这么多种生物，都是怎么诞生的呀？

不同的生物有不同的繁育后代的方式，接下来我们一起去了解生命的延续吧！

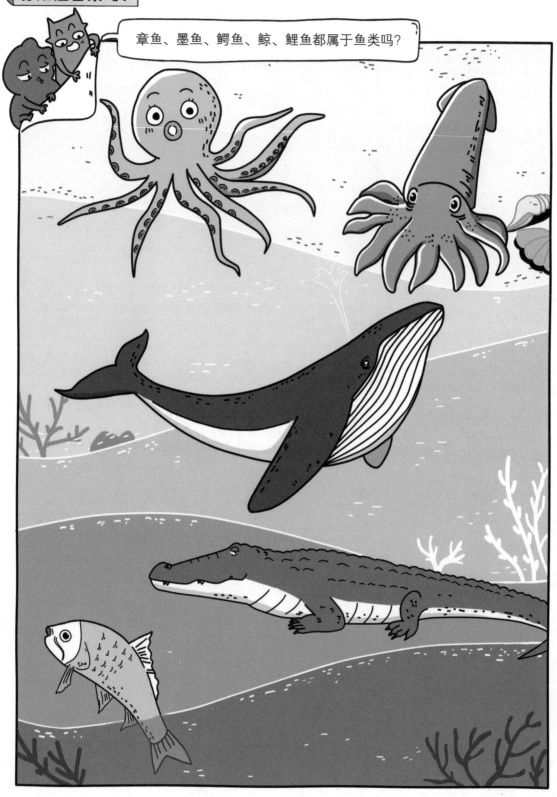

章鱼、墨鱼、鳄鱼、鲸、鲤鱼都属于鱼类吗？

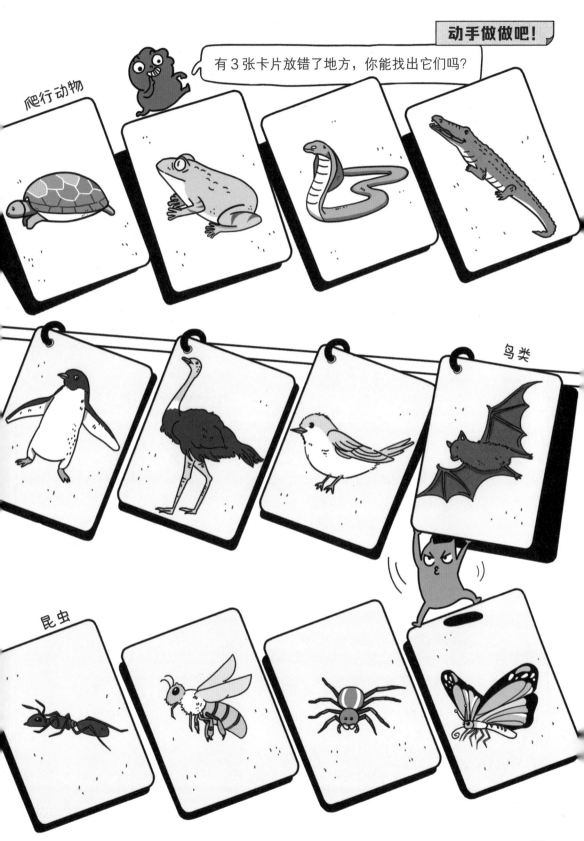

37

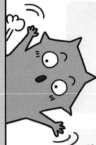

问题收纳盒

生物分类从大到小的等级有哪些？

- 界、门、纲、目、科、属、种。

苔藓植物有什么特点？

- 苔藓植物一般都很矮小，具有类似茎和叶的分化，根非常简单，被称为假根。

种子植物有什么特点？

- 种子植物通过种子繁殖后代，种子由种皮和胚组成。

蕨类植物有什么特点？

- 蕨类植物有根、茎、叶的分化，叶片背面有孢子囊群，通过孢子繁殖后代。

鸟类有什么特点？

- 鸟类的身体表面覆盖着羽毛，前肢是翅膀，大多会飞，有气囊辅助肺的呼吸。

鱼类有什么特点？

- 鱼类生活在水中，身体表面通常覆盖着鳞片，用鳃呼吸。

两栖动物有什么特点？

- 两栖动物幼年时生活在水中，用鳃呼吸；成年后大多生活在陆地上，用肺呼吸，皮肤可以辅助呼吸。

爬行动物有什么特点？

- 爬行动物的身体表面覆盖着鳞片或甲，用肺呼吸，在陆地上产卵，繁殖后代。

哺乳动物有什么特点？

- 哺乳动物的身体表面通常覆盖着体毛，胎生，用乳汁哺育后代。

真菌有什么特点？

- 真菌没有叶绿体，需要从外界获取养分。一些真菌通过孢子繁殖后代。

P36 答案： 只有鲤鱼属于鱼类。章鱼和墨鱼属于软体动物，鳄鱼属于爬行动物，鲸属于哺乳动物。

P37 答案： 青蛙、蝙蝠和蜘蛛放错了地方。

图书在版编目（CIP）数据

上天入海寻踪生命 / 米莱童书著、绘. — 北京：

北京理工大学出版社, 2022.3（2025.3重印）

（这就是生物）

ISBN 978-7-5763-0799-3

Ⅰ.①上… Ⅱ.①米… Ⅲ.①动物－青少年读物②植

物－青少年读物 Ⅳ.①Q95-49②Q94-49

中国版本图书馆CIP数据核字(2022)第002520号

出版发行 / 北京理工大学出版社有限责任公司

社　　　址 / 北京市丰台区四合庄路6号

邮　　　编 / 100070

电　　　话 /（010）82563891（童书出版中心）

网　　　址 / http://www.bitpress.com.cn

经　　　销 / 全国各地新华书店

印　　　刷 / 朗翔印刷（天津）有限公司

开　　　本 / 710毫米×1000毫米　1 / 16

印　　　张 / 2.5　　　　　　　　　　　责任编辑 / 封　雪

字　　　数 / 70千字　　　　　　　　　　文字编辑 / 封　雪

版　　　次 / 2022年3月第1版　2025年3月第18次印刷　　责任校对 / 刘亚男

定　　　价 / 200.00元（全9册）　　　　　责任印制 / 王美丽

图书出现印装质量问题，请拨打售后服务热线，本社负责调换

这就是生物 04

生命延续的故事

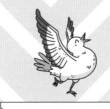

米莱童书 著·绘

北京理工大学出版社
BEIJING INSTITUTE OF TECHNOLOGY PRESS

序 言

2021 年圣诞节前夕，我收到了《这就是生物》的书稿。这套适合 6~12 岁儿童阅读的生物学启蒙科普漫画让这个圣诞节更添妙趣。

生物学成为一门学科只是近 300 年的事，但是人类对生命的探索却有上万年的历史。距今约 17 000 年的山洞画中仍保留着人类最初观察生物、探索自然的印记。地球上形形色色的生物让这个世界丰富多彩，充满勃勃生机。人类本是自然的一部分，自然的万物哺育了人类，自然的变化与人类的命运息息相关。但是，当逐渐远离自然，建立大规模的村镇和城市后，人类逐渐失去了与自然脉搏的同频共振，以为有了城市的保护便可以远离自然给人类带来的不确定性的影响。然而，事实并非如此，我们依然生活在地球的自然生态圈中，大自然的每一次"感冒"、每一个"喷嚏"、每一次"怒吼"，都会给人类带来巨大的灾难。所以，认识自然、探究自然、敬畏自然、尊重自然，仍然是生活在地球上的人类需要认识到的基本事实。现在，随着人类对生物学研究的深入，生物学又出现了若干分支，生物学对于医学、药学等学科的重要性也日益突显，因此，投入生物学研究的怀抱在日后将大有可为。

如果你对身边的动植物、生物现象感兴趣，《这就是生物》将解答你的大部分疑问。这套书从微生物到动植物，从细胞到生态，从微观到宏观，用漫画的形式再现生物学知识，更加有趣又具象，十分适合对生物学感兴趣的孩子进行启蒙阅读。

希望这套有趣味的生物学启蒙科普漫画书能激发你对生物学的兴趣，与我一起为人与自然和谐共处的美好未来努力！

苏都真日根

2021 年 12 月 26 日 于北京大学生命科学学院

目 录

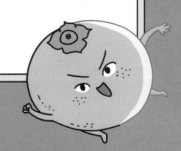

植物生殖的秘密

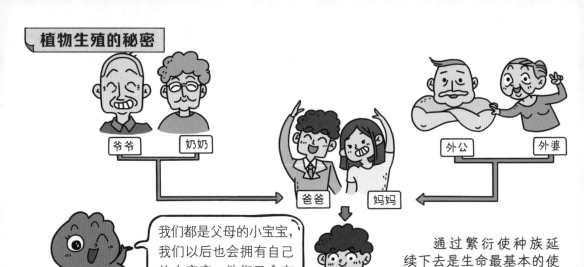

爷爷　奶奶　爸爸　妈妈　外公　外婆

我们都是父母的小宝宝，我们以后也会拥有自己的小宝宝，他们又会有自己的小宝宝……

通过繁衍使种族延续下去是生命最基本的使命之一，这就是**生殖**。

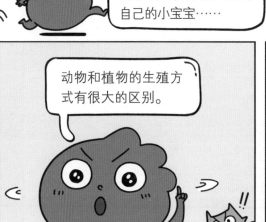

动物和植物的生殖方式有很大的区别。

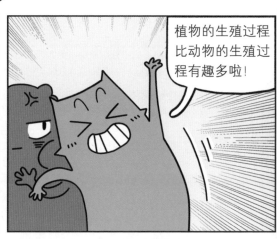

植物的生殖过程比动物的生殖过程有趣多啦！

生命体最常见的生殖方式是将雄性和雌性双方的生殖细胞结合在一起。雄性能提供**精细胞**，雌性能提供**卵细胞**。

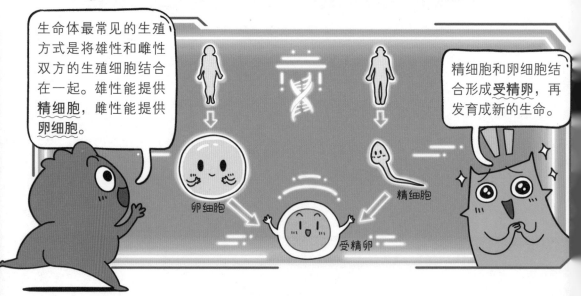

卵细胞

精细胞

受精卵

精细胞和卵细胞结合形成**受精卵**，再发育成新的生命。

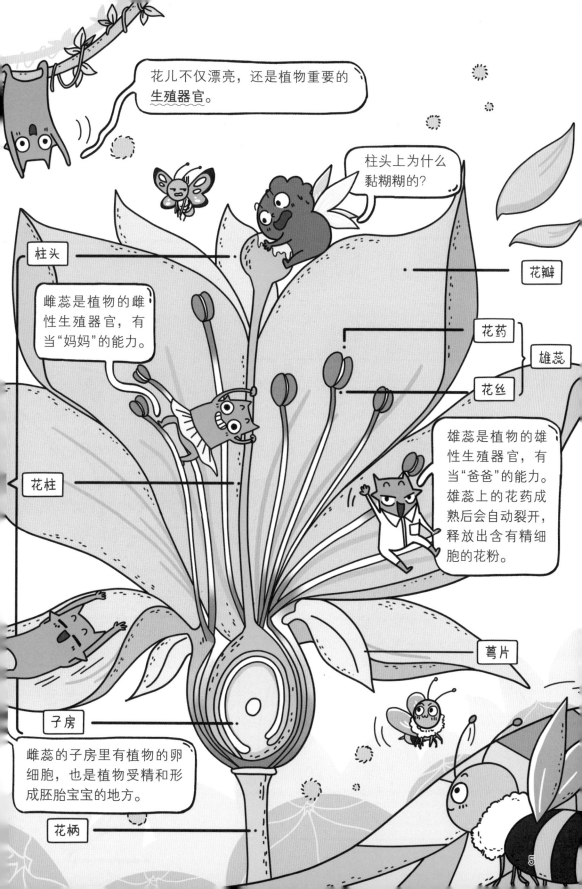

花儿不仅漂亮，还是植物重要的**生殖器官**。

柱头上为什么黏糊糊的？

柱头

花瓣

雌蕊是植物的雌性生殖器官，有当"妈妈"的能力。

花药 ⎫
　　　⎬ 雄蕊
花丝 ⎭

花柱

雄蕊是植物的雄性生殖器官，有当"爸爸"的能力。雄蕊上的花药成熟后会自动裂开，释放出含有精细胞的花粉。

萼片

子房

雌蕊的子房里有植物的卵细胞，也是植物受精和形成胚胎宝宝的地方。

花柄

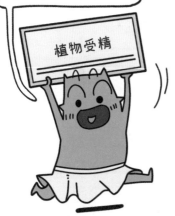

植物的受精过程大致可以分四步。

植物受精

第一步,花药裂开,花粉随风飘散。

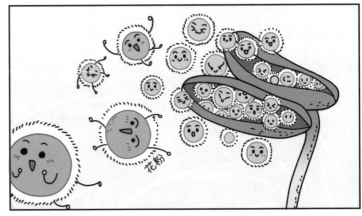

花粉

第二步,花粉落到柱头,在柱头上黏液的刺激下长出花粉管。

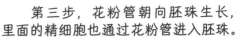

花粉管

第三步,花粉管朝向胚珠生长,里面的精细胞也通过花粉管进入胚珠。

精子

胚珠

第四步,精细胞和胚珠里的卵细胞结合成受精卵。

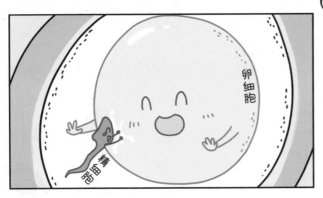

卵细胞

精细胞

这样植物的受精就完成啦!

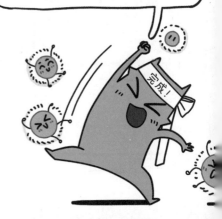

完成!

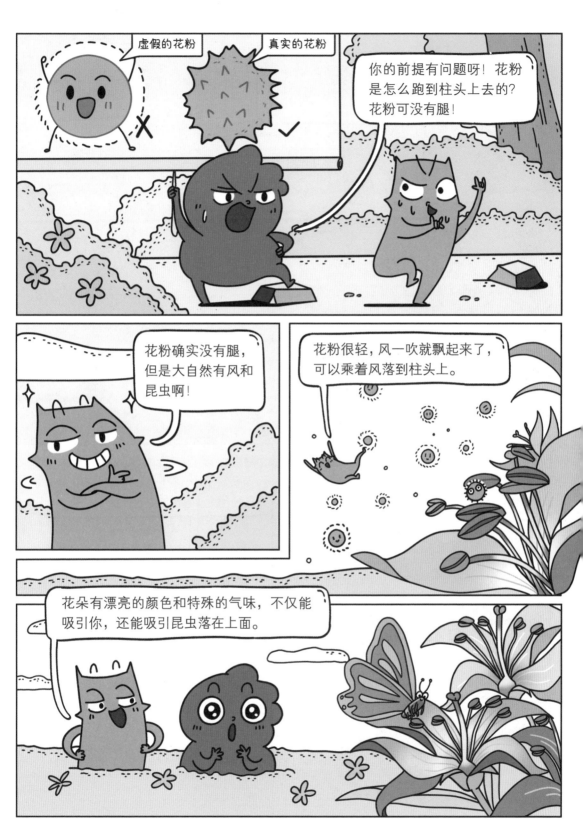

7

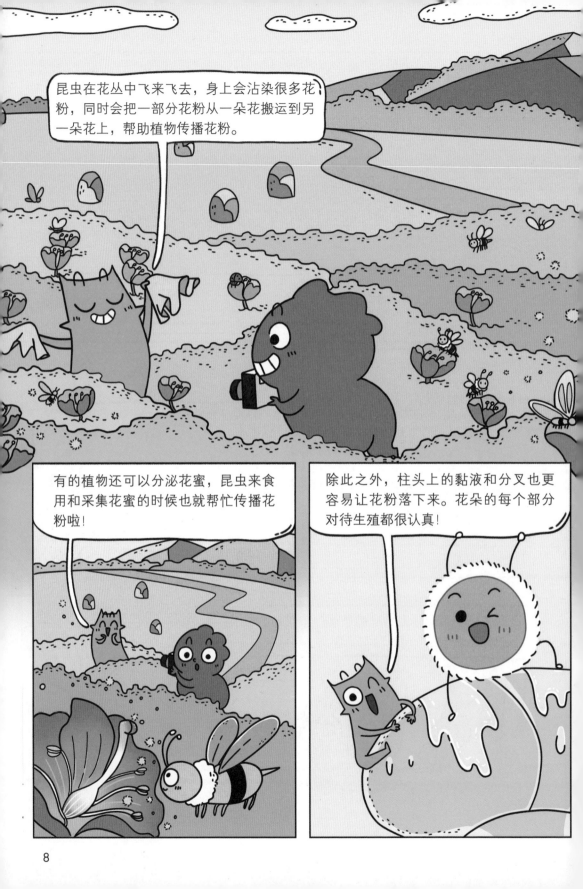

植物传播花粉的方式有两种。一朵花自己的花粉落到自己的柱头上，这叫自花传粉。

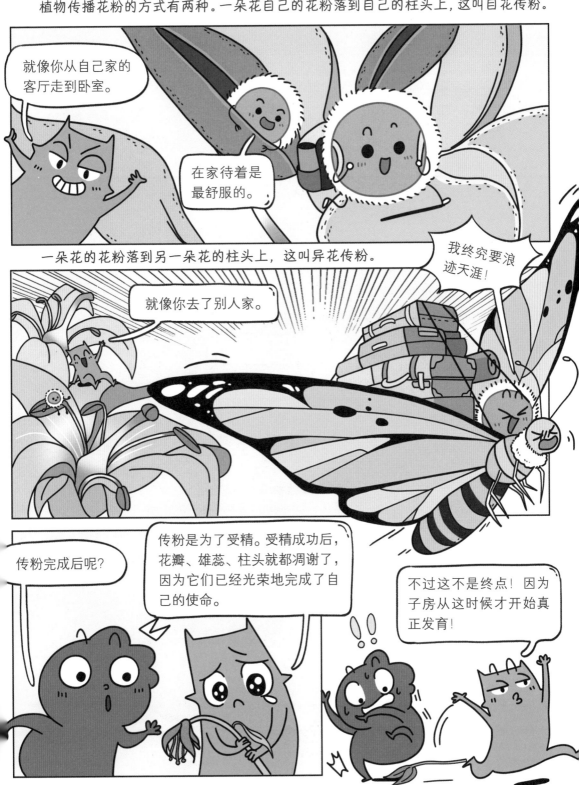

就像你从自己家的客厅走到卧室。

在家待着是最舒服的。

一朵花的花粉落到另一朵花的柱头上，这叫异花传粉。

就像你去了别人家。

我终究要浪迹天涯！

传粉完成后呢？

传粉是为了受精。受精成功后，花瓣、雄蕊、柱头就都凋谢了，因为它们已经光荣地完成了自己的使命。

不过这不是终点！因为子房从这时候才开始真正发育！

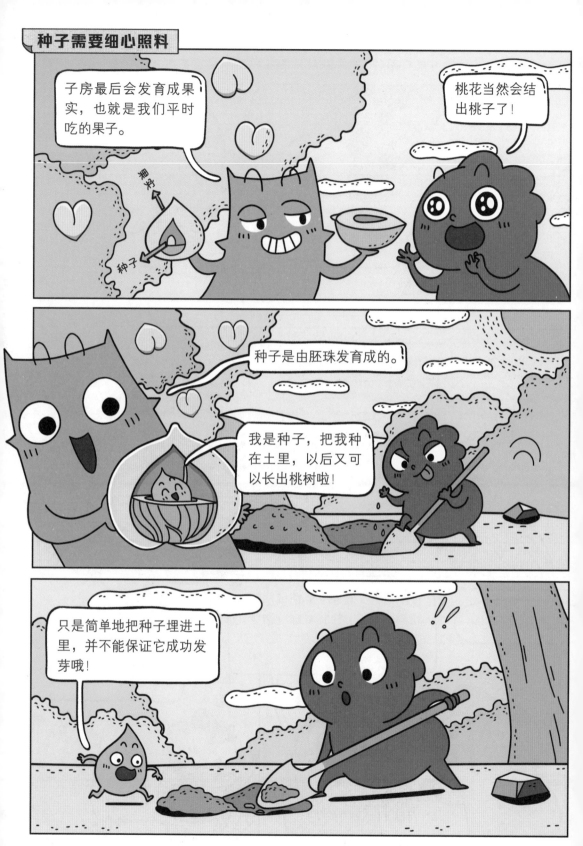

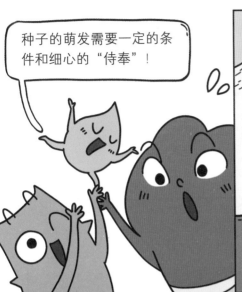

种子的萌发需要一定的条件和细心的"侍奉"！

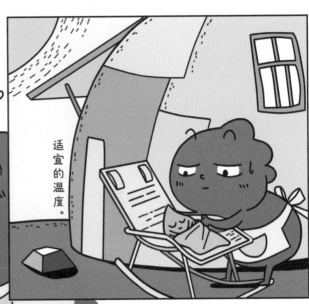

适宜的温度。

一定的水分。

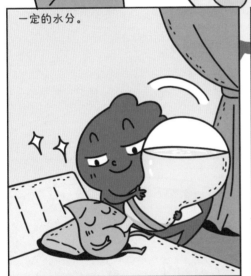

充足的空气。

浇水要适度，不然土壤里的空气不够了！

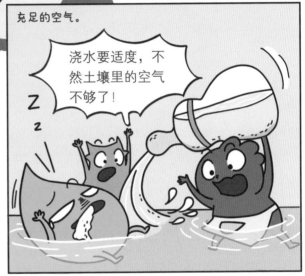

我都那么细心地照顾它了，为什么还不发芽？

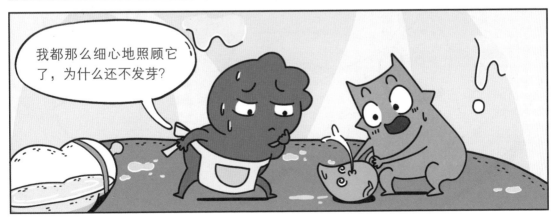

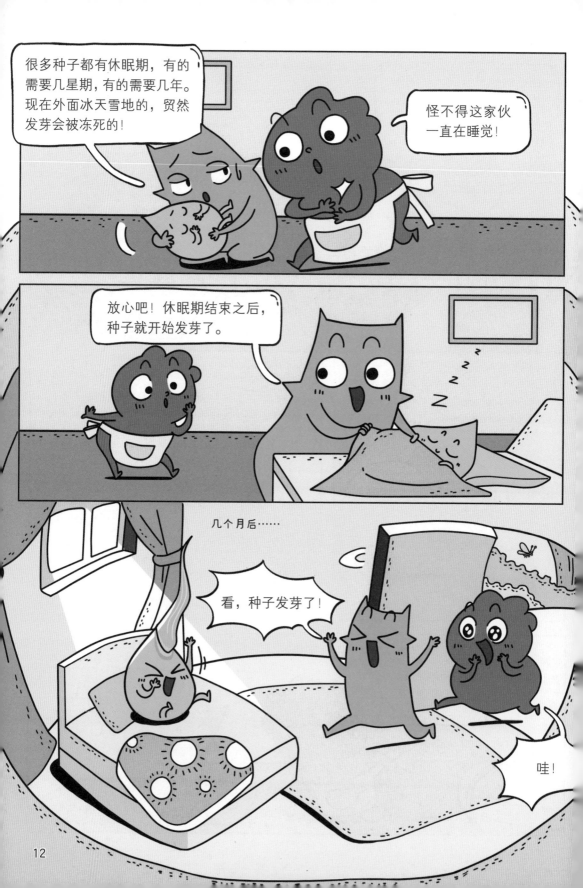

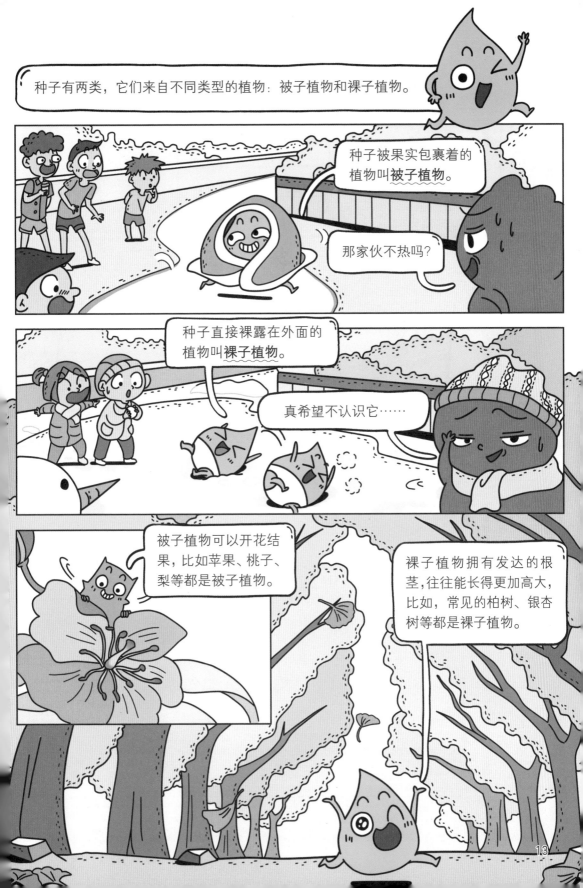

种子有两类，它们来自不同类型的植物：被子植物和裸子植物。

种子被果实包裹着的植物叫**被子植物**。

那家伙不热吗？

种子直接裸露在外面的植物叫**裸子植物**。

真希望不认识它……

被子植物可以开花结果，比如苹果、桃子、梨等都是被子植物。

裸子植物拥有发达的根茎，往往能长得更加高大，比如，常见的柏树、银杏树等都是裸子植物。

13

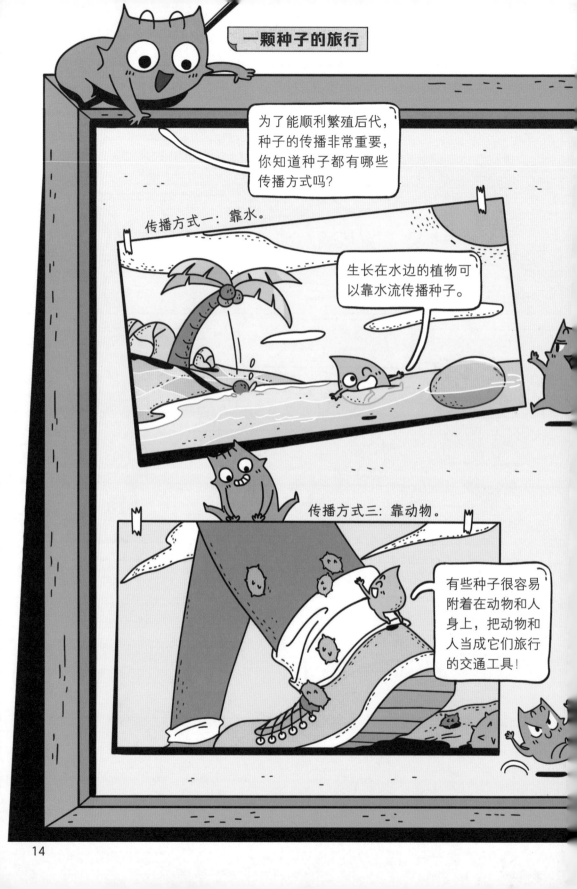

一颗种子的旅行

为了能顺利繁殖后代，种子的传播非常重要，你知道种子都有哪些传播方式吗？

传播方式一：靠水。

生长在水边的植物可以靠水流传播种子。

传播方式三：靠动物。

有些种子很容易附着在动物和人身上，把动物和人当成它们旅行的交通工具！

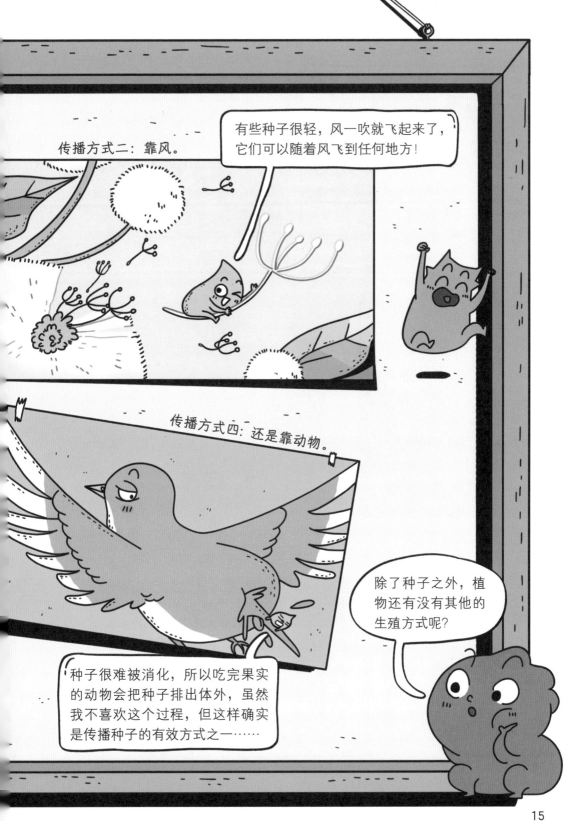

15

没有种子怎么繁殖？

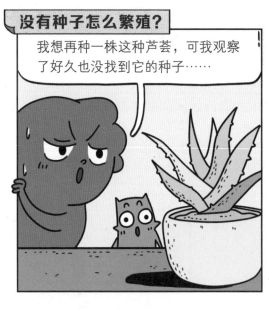

我想再种一株这种芦荟，可我观察了好久也没找到它的种子……

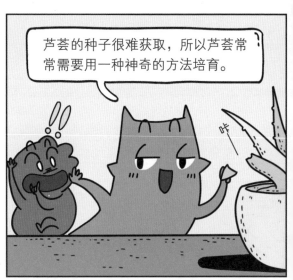

芦荟的种子很难获取，所以芦荟常常需要用一种神奇的方法培育。

步骤一

咔

我剪！

把植物的根、茎、叶直接插到合适的水或土壤中，就能发育成新的植株。

步骤二

我插！

步骤三

三周后……

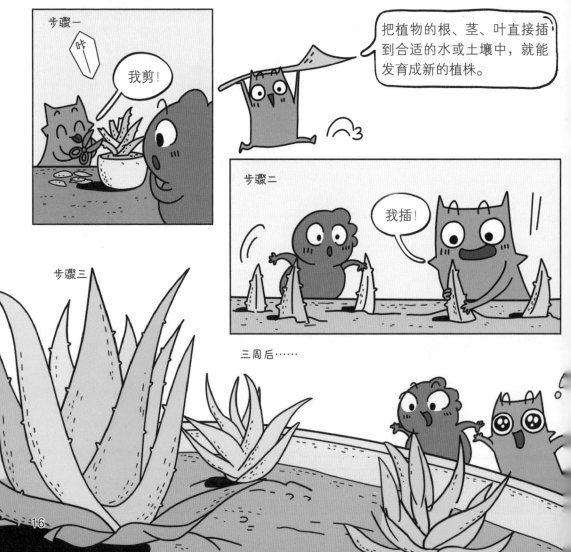

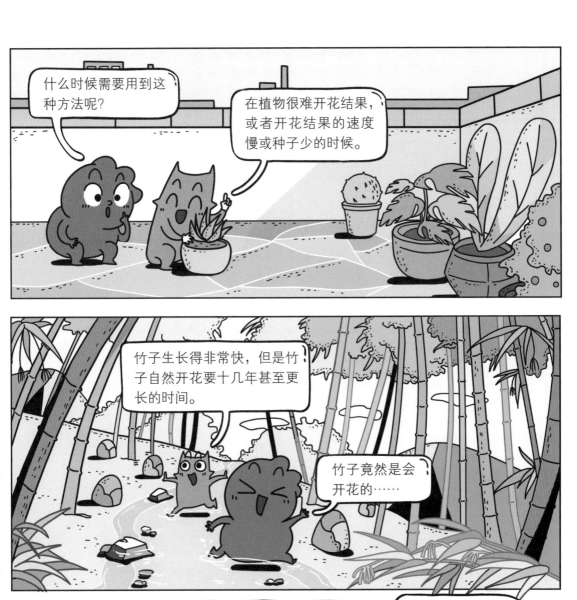

什么时候需要用到这种方法呢？

在植物很难开花结果，或者开花结果的速度慢或种子少的时候。

竹子生长得非常快，但是竹子自然开花要十几年甚至更长的时间。

竹子竟然是会开花的……

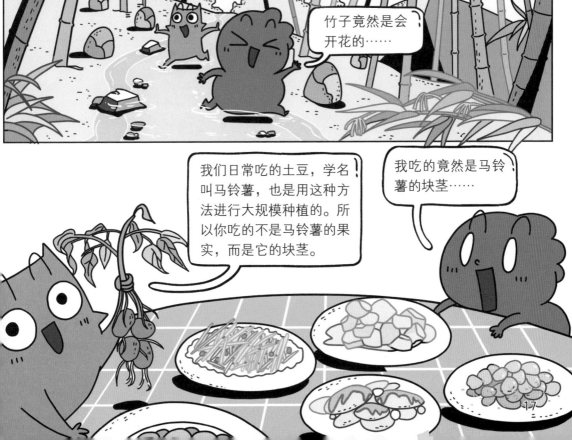

我们日常吃的土豆，学名叫马铃薯，也是用这种方法进行大规模种植的。所以你吃的不是马铃薯的果实，而是它的块茎。

我吃的竟然是马铃薯的块茎……

17

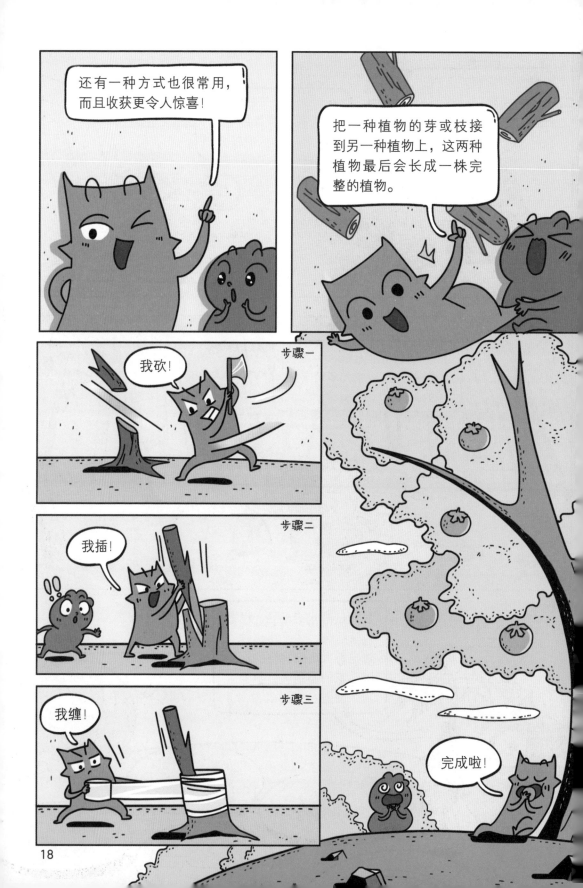

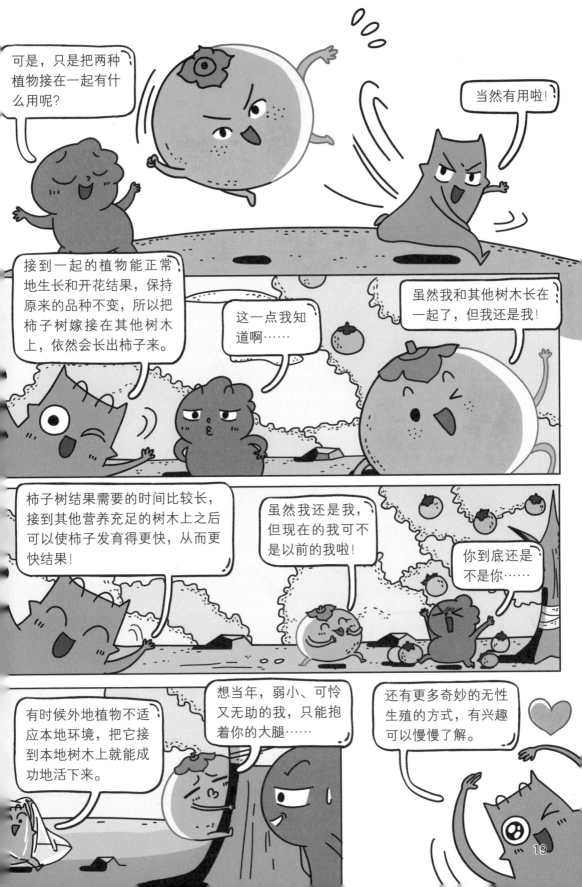

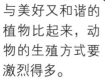

与美好又和谐的植物比起来，动物的生殖方式要激烈得多。

哦?

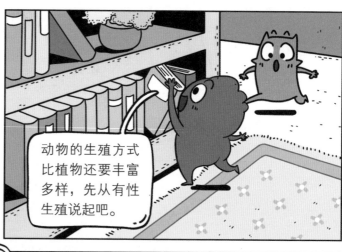

动物的生殖方式比植物还要丰富多样，先从有性生殖说起吧。

动物分为**雄性**和**雌性**，平时大家口头上称为"公"和"母"，还有"男"和"女"。以人为参照，雄性就是爸爸，雌性就是妈妈。

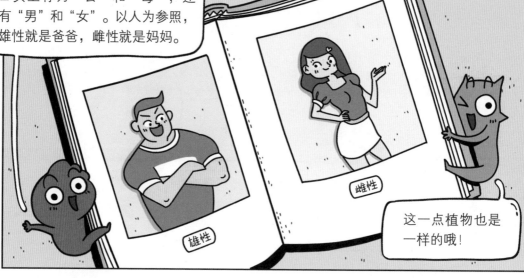

雄性

雌性

这一点植物也是一样的哦!

生殖需要雄性和雌性共同参与，但这就产生了一个问题。

什么问题?

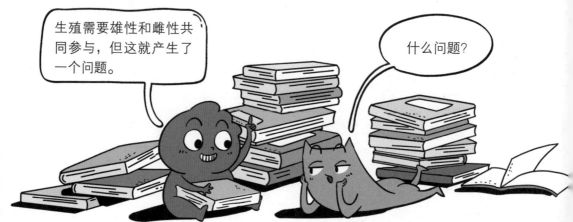

20

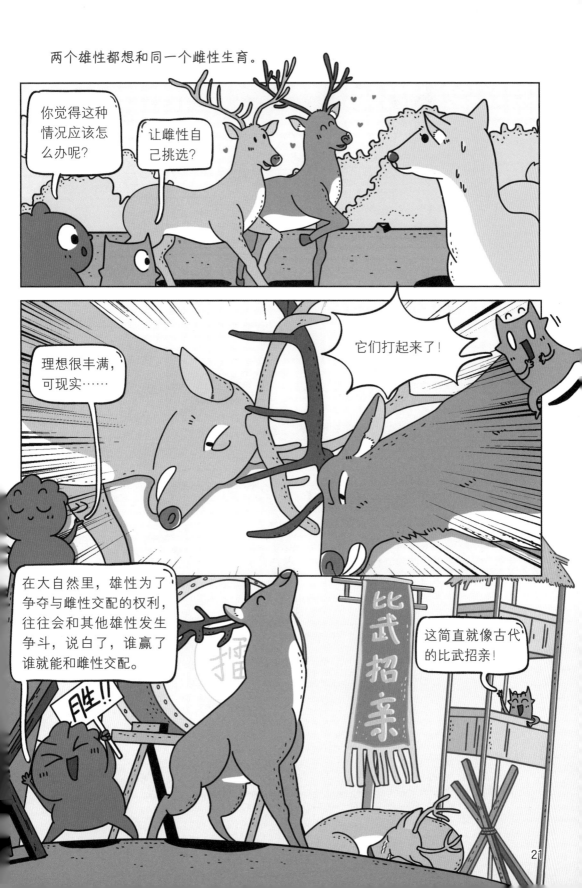

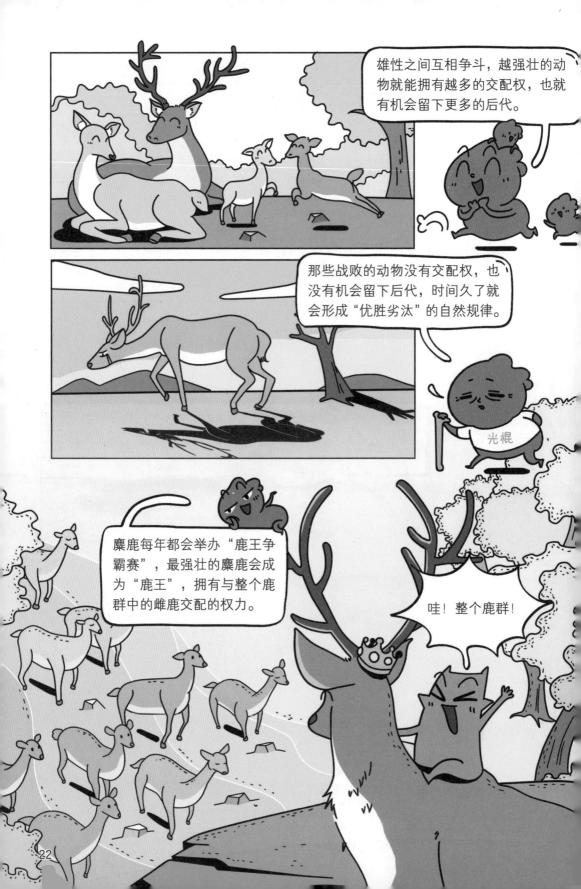

雄性之间互相争斗，越强壮的动物就能拥有越多的交配权，也就有机会留下更多的后代。

那些战败的动物没有交配权，也没有机会留下后代，时间久了就会形成"优胜劣汰"的自然规律。

光棍

麋鹿每年都会举办"鹿王争霸赛"，最强壮的麋鹿会成为"鹿王"，拥有与整个鹿群中的雌鹿交配的权力。

哇！整个鹿群！

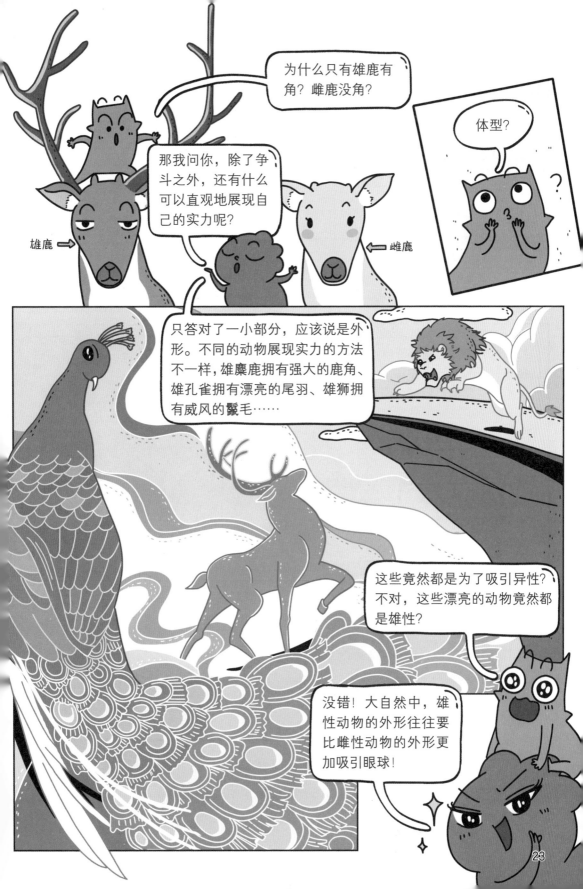

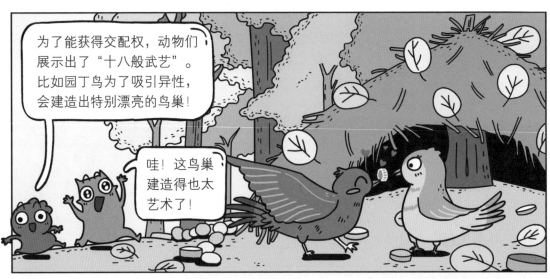

为了能获得交配权，动物们展示出了"十八般武艺"。比如园丁鸟为了吸引异性，会建造出特别漂亮的鸟巢！

哇！这鸟巢建造得也太艺术了！

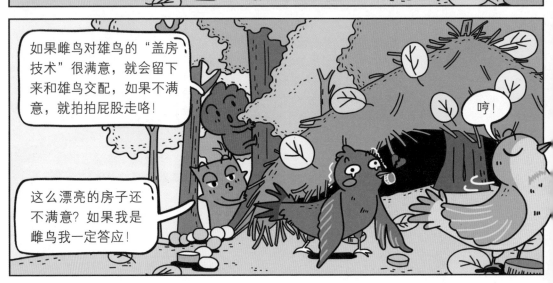

如果雌鸟对雄鸟的"盖房技术"很满意，就会留下来和雄鸟交配，如果不满意，就拍拍屁股走咯！

哼！

这么漂亮的房子还不满意？如果我是雌鸟我一定答应！

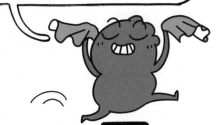

除此之外，有的动物能发出悦耳的声音，有的动物会散发独特的气味，有的动物还能现场表演一段舞蹈……

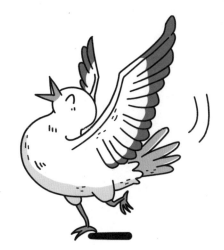

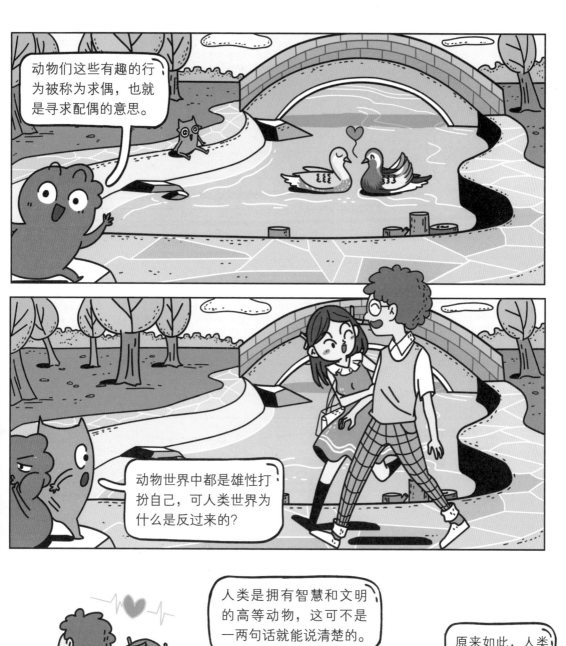

动物们这些有趣的行为被称为求偶，也就是寻求配偶的意思。

动物世界中都是雄性打扮自己，可人类世界为什么是反过来的？

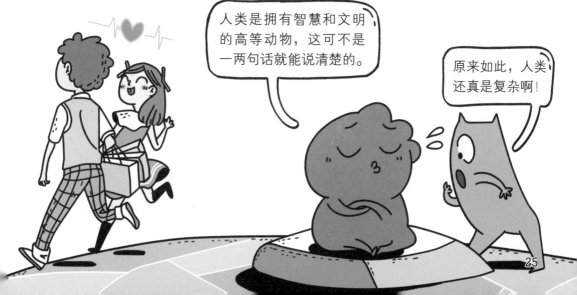

人类是拥有智慧和文明的高等动物，这可不是一两句话就能说清楚的。

原来如此，人类还真是复杂啊！

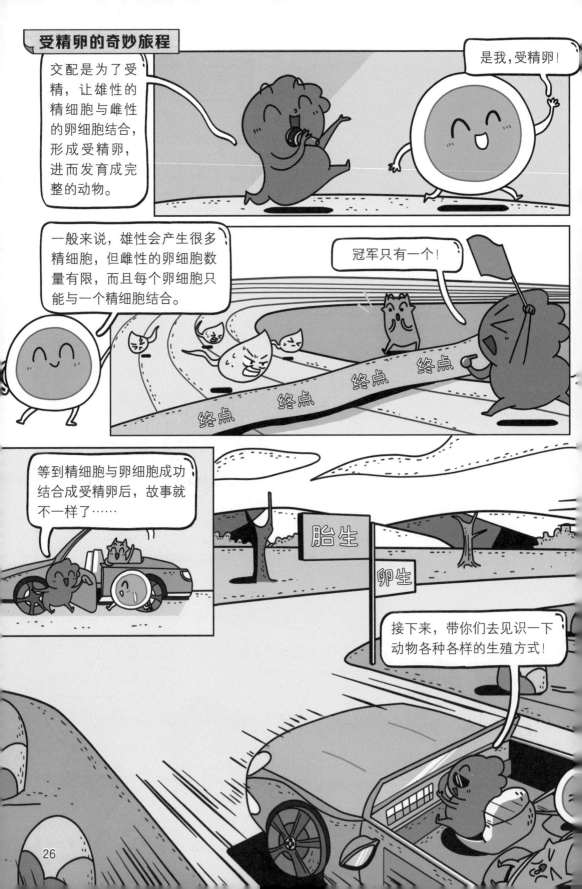

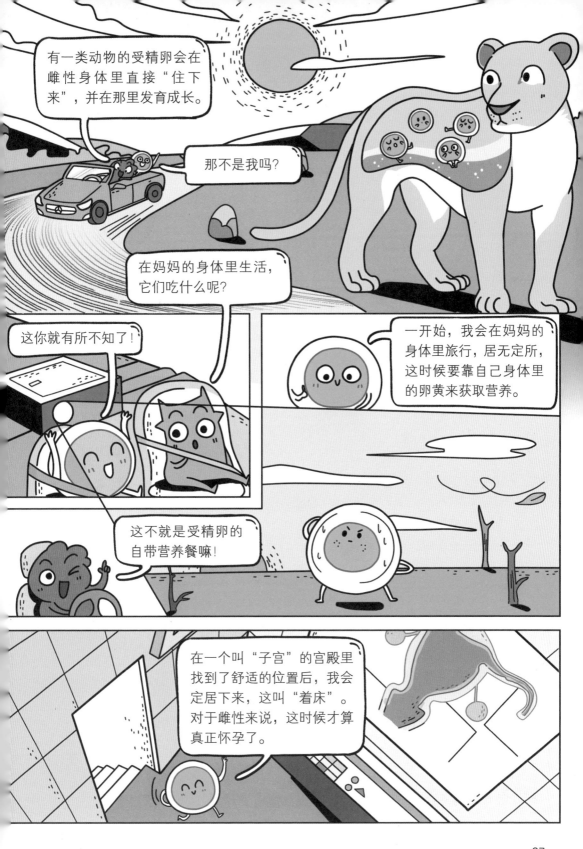

27

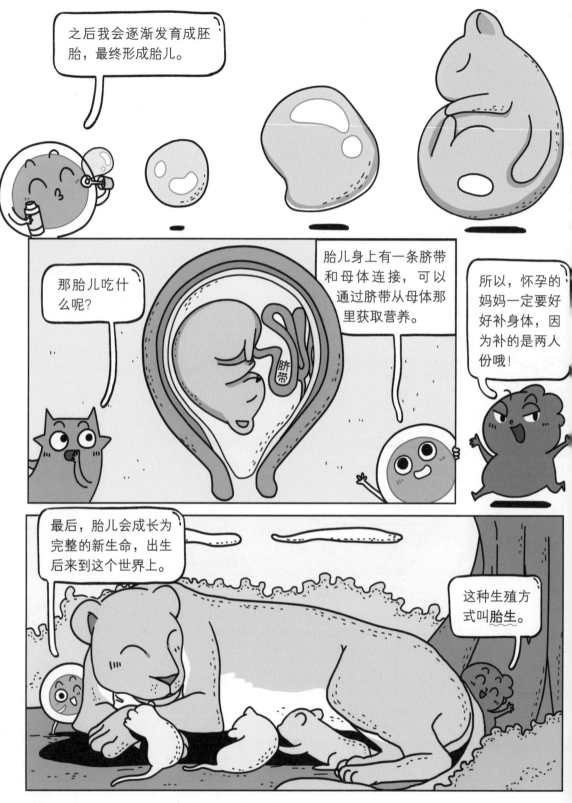

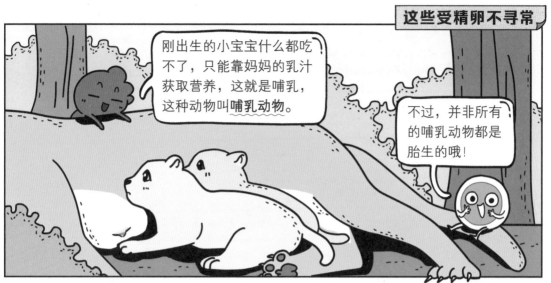

刚出生的小宝宝什么都吃不了，只能靠妈妈的乳汁获取营养，这就是哺乳，这种动物叫**哺乳动物**。

不过，并非所有的哺乳动物都是胎生的哦！

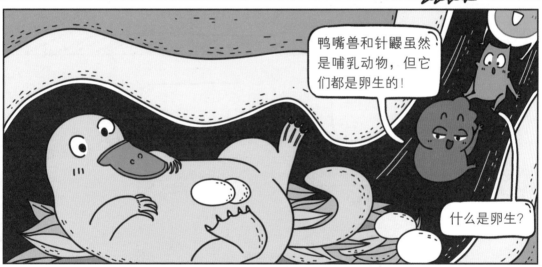

鸭嘴兽和针鼹虽然是哺乳动物，但它们都是卵生的！

什么是卵生？

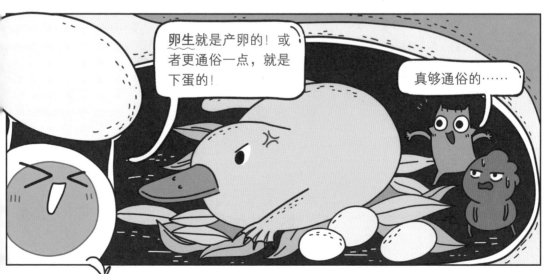

卵生就是产卵的！或者更通俗一点，就是下蛋的！

真够通俗的……

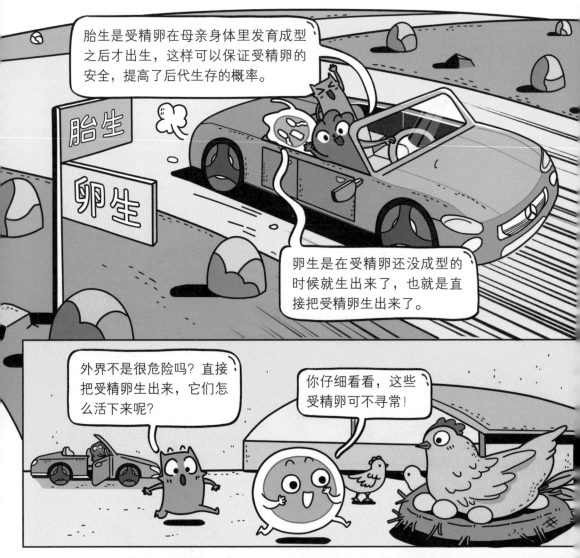

胎生是受精卵在母亲身体里发育成型之后才出生，这样可以保证受精卵的安全，提高了后代生存的概率。

卵生是在受精卵还没成型的时候就生出来了，也就是直接把受精卵生出来了。

外界不是很危险吗？直接把受精卵生出来，它们怎么活下来呢？

你仔细看看，这些受精卵可不寻常！

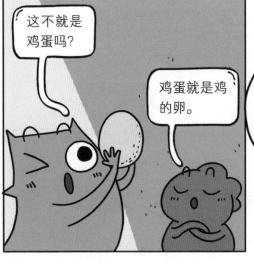

这不就是鸡蛋吗？

鸡蛋就是鸡的卵。

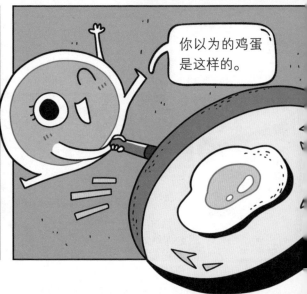

你以为的鸡蛋是这样的。

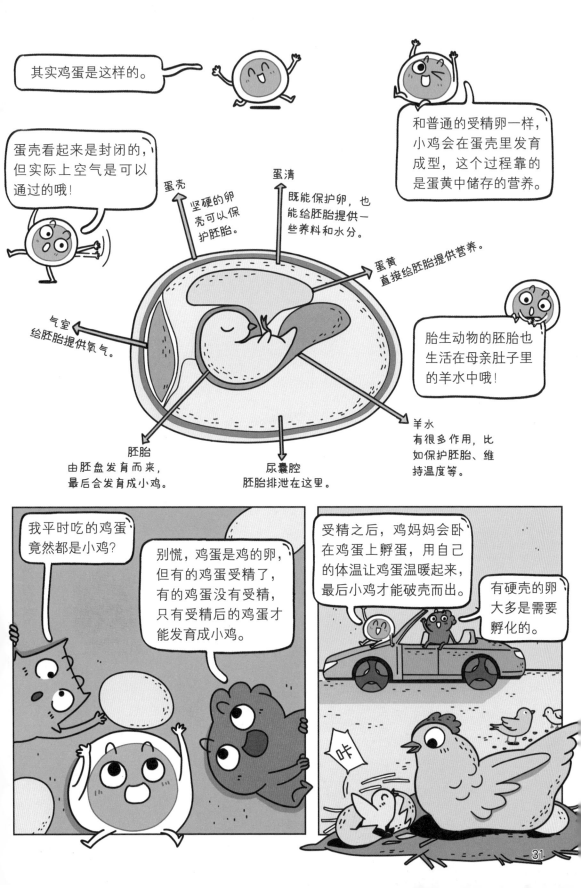

其实鸡蛋是这样的。

和普通的受精卵一样，小鸡会在蛋壳里发育成型，这个过程靠的是蛋黄中储存的营养。

蛋壳看起来是封闭的，但实际上空气是可以通过的哦！

蛋壳
坚硬的卵壳可以保护胚胎。

蛋清
既能保护卵，也能给胚胎提供一些养料和水分。

蛋黄
直接给胚胎提供营养。

气室
给胚胎提供氧气。

胎生动物的胚胎也生活在母亲肚子里的羊水中哦！

羊水
有很多作用，比如保护胚胎、维持温度等。

胚胎
由胚盘发育而来，最后会发育成小鸡。

尿囊腔
胚胎排泄在这里。

我平时吃的鸡蛋竟然都是小鸡？

别慌，鸡蛋是鸡的卵，但有的鸡蛋受精了，有的鸡蛋没有受精，只有受精后的鸡蛋才能发育成小鸡。

受精之后，鸡妈妈会卧在鸡蛋上孵蛋，用自己的体温让鸡蛋温暖起来，最后小鸡才能破壳而出。

有硬壳的卵大多是需要孵化的。

咔

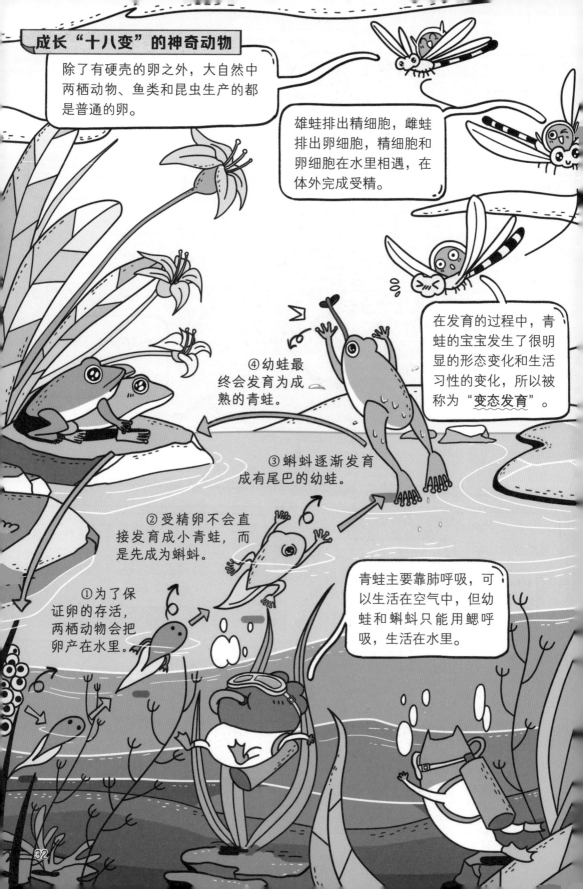

成长"十八变"的神奇动物

除了有硬壳的卵之外，大自然中两栖动物、鱼类和昆虫生产的都是普通的卵。

雄蛙排出精细胞，雌蛙排出卵细胞，精细胞和卵细胞在水里相遇，在体外完成受精。

在发育的过程中，青蛙的宝宝发生了很明显的形态变化和生活习性的变化，所以被称为"变态发育"。

④幼蛙最终会发育为成熟的青蛙。

③蝌蚪逐渐发育成有尾巴的幼蛙。

②受精卵不会直接发育成小青蛙，而是先成为蝌蚪。

①为了保证卵的存活，两栖动物会把卵产在水里。

青蛙主要靠肺呼吸，可以生活在空气中，但幼蛙和蝌蚪只能用鳃呼吸，生活在水里。

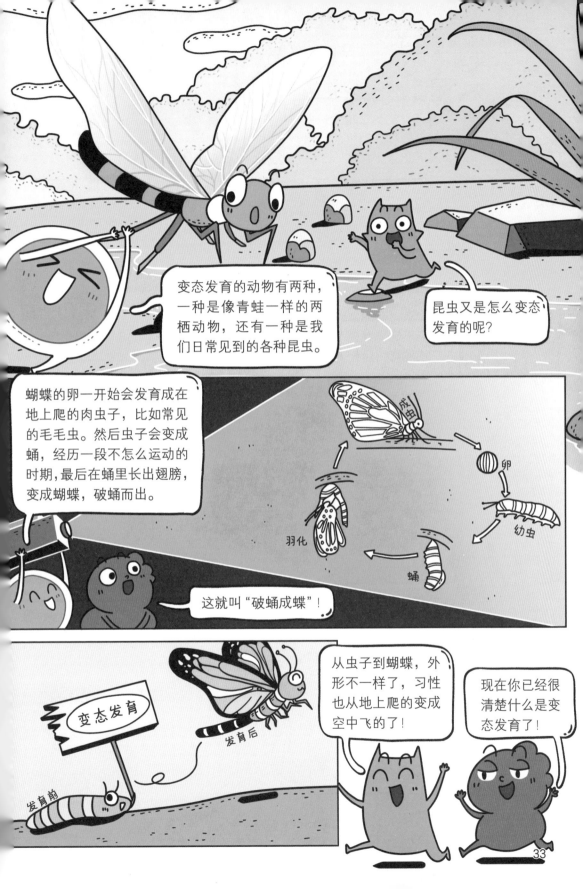

变态发育的动物有两种，一种是像青蛙一样的两栖动物，还有一种是我们日常见到的各种昆虫。

昆虫又是怎么变态发育的呢？

蝴蝶的卵一开始会发育成在地上爬的肉虫子，比如常见的毛毛虫。然后虫子会变成蛹，经历一段不怎么运动的时期，最后在蛹里长出翅膀，变成蝴蝶，破蛹而出。

成虫

卵

幼虫

蛹

羽化

这就叫"破蛹成蝶"！

变态发育

发育后

发育前

从虫子到蝴蝶，外形不一样了，习性也从地上爬的变成空中飞的了！

现在你已经很清楚什么是变态发育了！

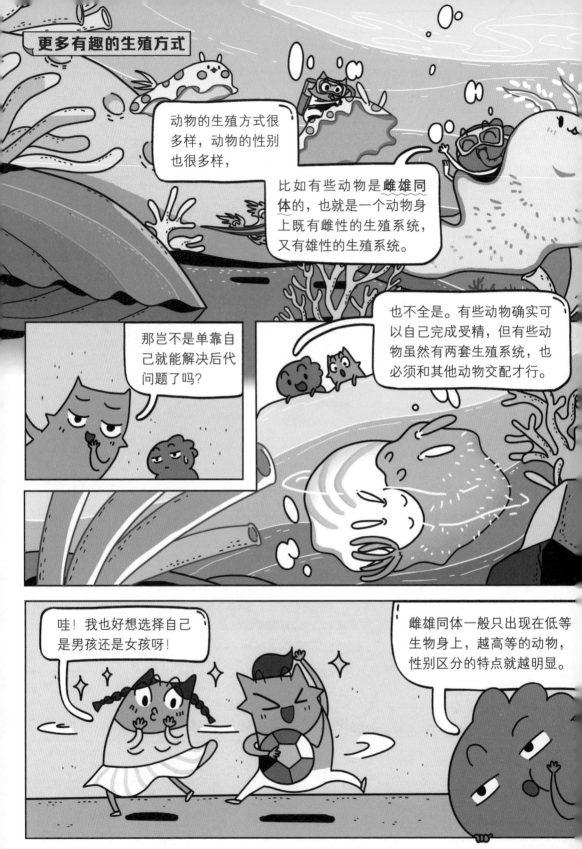

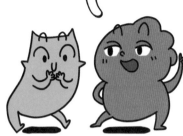

细胞和细菌的后代是直接由母体分裂产生的。

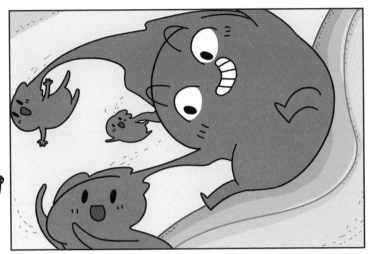

水螅的生殖方式也很有意思。它们会像植物一样长出芽体，等芽体长大后会自动脱落，成为新的个体。

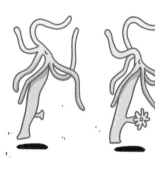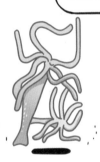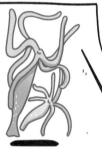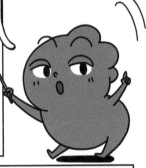

为什么很多动物一出生就会走路觅食，人类却要花很长时间才学会呢？

这个呀，是生命的密码！基因很乐意把密码告诉我们。

还有我！我也知道生命的密码！

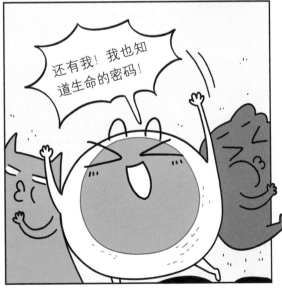

一只蜜蜂正在花朵上忙碌着。花蜜是它的最爱，可它不明白，为什么花朵里会有花蜜。三个角色分别给出了自己的判断，你认同谁的说法，在括号里打上√或×。

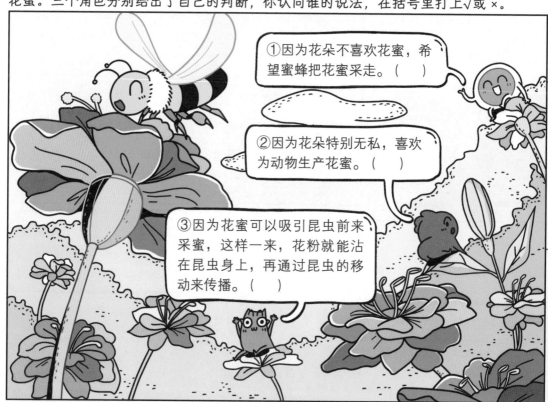

①因为花朵不喜欢花蜜，希望蜜蜂把花蜜采走。（　　）

②因为花朵特别无私，喜欢为动物生产花蜜。（　　）

③因为花蜜可以吸引昆虫前来采蜜，这样一来，花粉就能沾在昆虫身上，再通过昆虫的移动来传播。（　　）

鸡妈妈已经生下鸡蛋很长时间了，但小鸡却迟迟没有出壳。三个角色分别给出了自己的判断，你认同谁的说法，在括号里打上√或×。

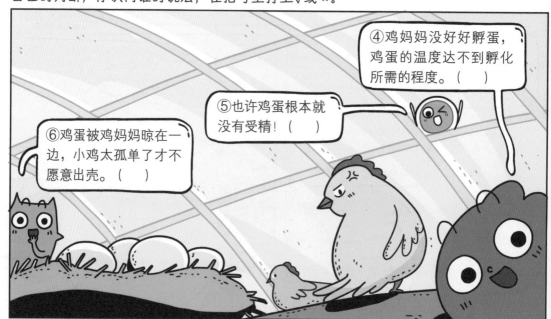

④鸡妈妈没好好孵蛋，鸡蛋的温度达不到孵化所需的程度。（　　）

⑤也许鸡蛋根本就没有受精！（　　）

⑥鸡蛋被鸡妈妈晾在一边，小鸡太孤单了才不愿意出壳。（　　）

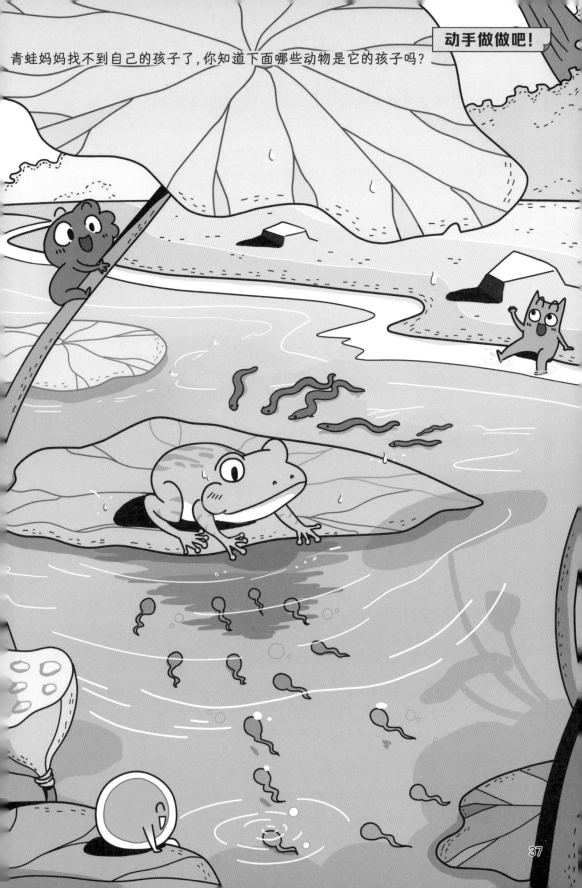

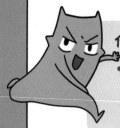

问题收纳盒

什么是有性生殖?

- 由两性的生殖细胞结合成受精卵,进而发育成新个体的生殖方式。

一般来说,动物的有性生殖有哪些方式?

- 胎生和卵生。

什么是胎生?

- 动物的受精卵在雌性的子宫里发育成熟而生产的过程叫作胎生。

什么是卵生?

- 用产卵的方式繁殖后代。

什么是受精?

- 卵细胞和精细胞结合成受精卵的过程就是受精。

什么是无性生殖?

- 不需要经过两性生殖细胞结合,直接由母体产生新个体的生殖方式。

一般来说,哪类动物是胎生的?

- 哺乳动物。

什么是雌雄同体?

- 在一个生物体内有雄性和雌性两套生殖器官,并且两种性状都能够在需要使用时表现出来。

什么是变态发育?

- 动物发育过程中在形态和习性上有明显改变的发育方式。

一般来说,哪类动物是卵生的?

- 鸟类、爬行动物、两栖动物、鱼类。

P36 答案: ① × ② × ③√ ④√ ⑤√ ⑥ ×　　　P37 答案: 蝌蚪

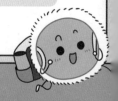

编委会

作 者 简 介 | **米莱童书**

由国内多位资深童书编辑、插画家组成的原创童书研发团队，2019年度"中国好书"大奖得主、桂冠童书得主、中国出版"原动力"大奖得主，是中国新闻出版业科技与标准重点实验室（跨领域综合方向）授牌的中国青少年科普内容研发与推广基地，曾多次获得省部级嘉奖和国家级动漫产品大奖。团队致力于对传统童书阅读进行内容与形式的升级迭代，开发一流原创童书作品，使其更加适应当代中国家庭的阅读需求与学习需求。

知识脚本作者 | **张可文**

北京市育才学校高中生物教师　北京市西城区骨干教师、优秀教师

原 创 团 队 | **策 划 人：** 刘润东　魏　诺

统筹编辑： 王　佩

编 写 组： 王　佩　于雅致

绘 画 组： 王婉静　张秀雯　郑姗姗　吴鹏飞　范小雨

周恩玉　翁　卫

美术设计： 辛　洋　张立佳　刘雅宁

图书在版编目（CIP）数据

生命延续的故事 / 米莱童书著、绘. — 北京：北

京理工大学出版社, 2022.3（2025.3重印）

（这就是生物）

ISBN 978-7-5763-0799-3

Ⅰ.①生… Ⅱ.①米… Ⅲ.①繁殖－青少年读物

Ⅳ.①Q418-49

中国版本图书馆CIP数据核字(2022)第007980号

出版发行 / 北京理工大学出版社有限责任公司

社　　址 / 北京市丰台区四合庄路6号

邮　　编 / 100070

电　　话 /（010）82563891（童书出版中心）

网　　址 / http://www.bitpress.com.cn

经　　销 / 全国各地新华书店

印　　刷 / 朗翔印刷（天津）有限公司

开　　本 / 710毫米×1000毫米　1 / 16

印　　张 / 2.5　　　　　　　　　　　　　　　责任编辑 / 封　雪

字　　数 / 70千字　　　　　　　　　　　　　文字编辑 / 封　雪

版　　次 / 2022年3月第1版　2025年3月第18次印刷　责任校对 / 刘亚男

定　　价 / 200.00元（全9册）　　　　　　　　责任印制 / 王美丽

这就是生物 05

破解基因的密码

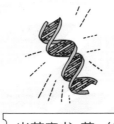

米莱童书 著·绘

北京理工大学出版社
BEIJING INSTITUTE OF TECHNOLOGY PRESS

序 言

2021 年圣诞节前夕，我收到了《这就是生物》的书稿。这套适合 6~12 岁儿童阅读的生物学启蒙科普漫画让这个圣诞节更添妙趣。

生物学成为一门学科只是近 300 年的事，但是人类对生命的探索却有上万年的历史。距今约 17 000 年的山洞画中仍保留着人类最初观察生物、探索自然的印记。地球上形形色色的生物让这个世界丰富多彩，充满勃勃生机。人类本是自然的一部分，自然的万物哺育了人类，自然的变化与人类的命运息息相关。但是，当逐渐远离自然，建立大规模的村镇和城市后，人类逐渐失去了与自然脉搏的同频共振，以为有了城市的保护便可以远离自然给人类带来的不确定性的影响。然而，事实并非如此，我们依然生活在地球的自然生态圈中，大自然的每一次"感冒"、每一个"喷嚏"、每一次"怒吼"，都会给人类带来巨大的灾难。所以，认识自然、探究自然、敬畏自然、尊重自然，仍然是生活在地球上的人类需要认识到的基本事实。现在，随着人类对生物学研究的深入，生物学又出现了若干分支，生物学对于医学、药学等学科的重要性也日益突显，因此，投入生物学研究的怀抱在日后将大有可为。

如果你对身边的动植物、生物现象感兴趣，《这就是生物》将解答你的大部分疑问。这套书从微生物到动植物，从细胞到生态，从微观到宏观，用漫画的形式再现生物学知识，更加有趣又具象，十分适合对生物学感兴趣的孩子进行启蒙阅读。

希望这套有趣味的生物学启蒙科普漫画书能激发你对生物学的兴趣，与我一起为人与自然和谐共处的美好未来努力！

苏都莫日根

2021 年 12 月 26 日 于北京大学生命科学学院

目　录

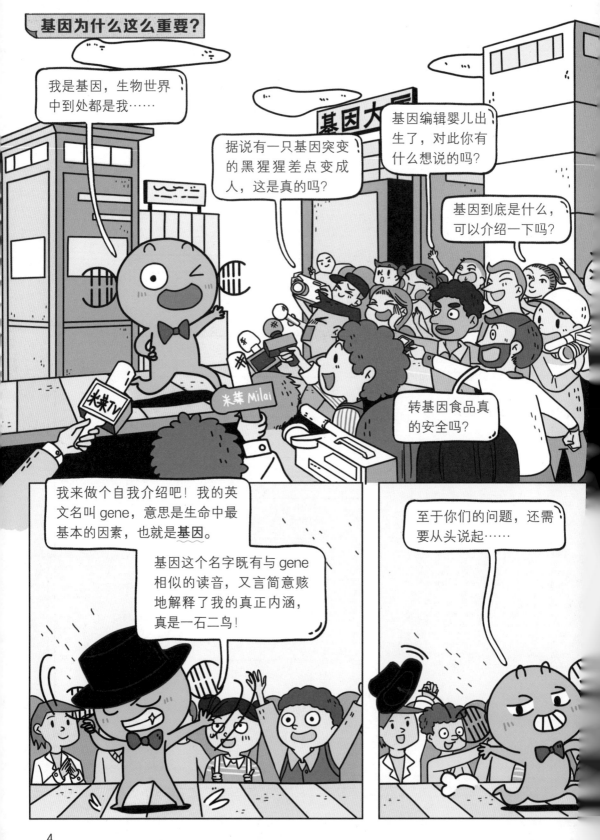

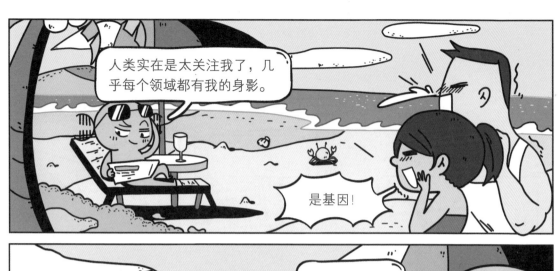

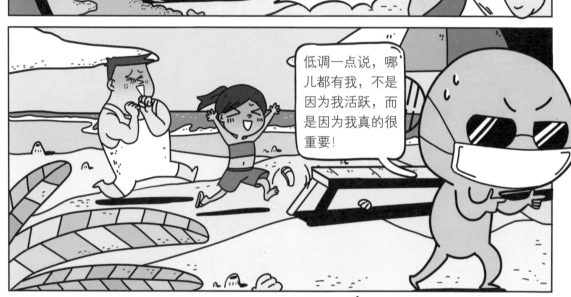

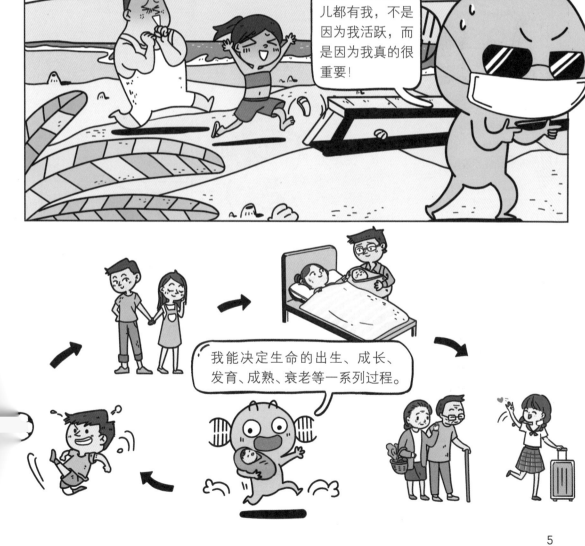

5

基因控制着细胞蛋白质的合成，控制着生命的性状，从生命演化的历程来看……

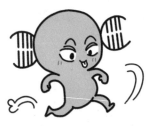

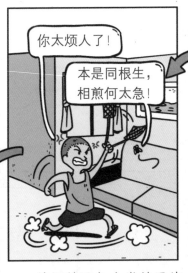

你太烦人了！

本是同根生，相煎何太急！

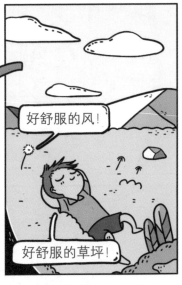

好舒服的风！

好舒服的草坪！

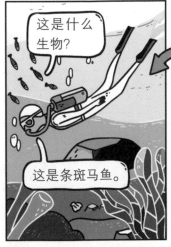

这是什么生物？

这是条斑马鱼。

苍蝇基因与人类基因的相似度达到 39%。

早期草类植物基因与人类基因的相似度为 17%。

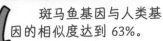

斑马鱼基因与人类基因的相似度达到 63%。

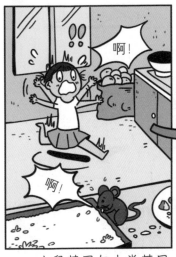

啊！

啊！

小鼠基因与人类基因的相似度达到 80%。

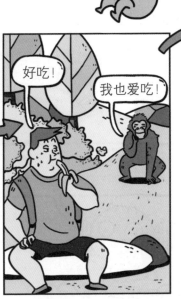

好吃！

我也爱吃！

黑猩猩基因与人类基因的相似度为 96%。

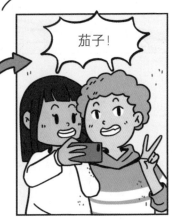

茄子！

而人类与人类之间基因的相似度则高达 99.5%！

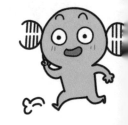

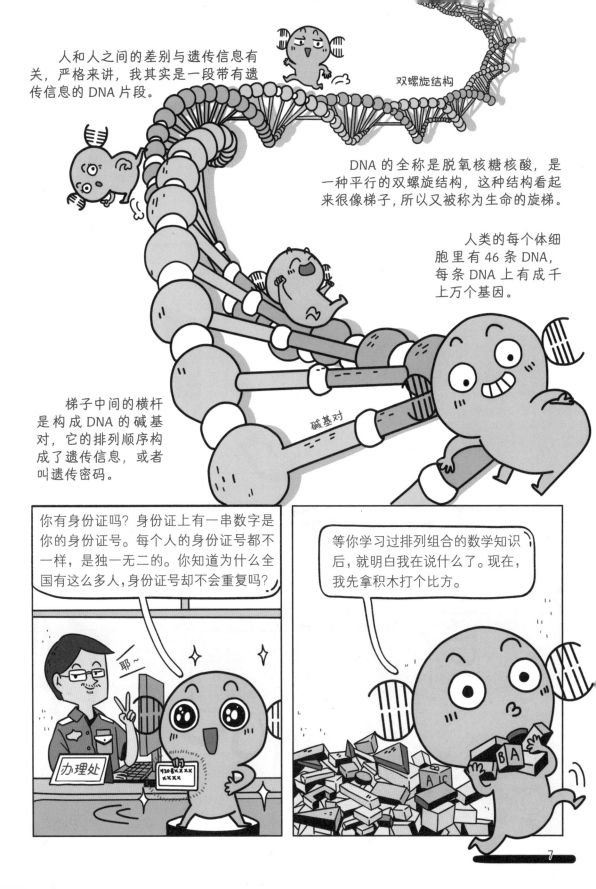

人和人之间的差别与遗传信息有关，严格来讲，我其实是一段带有遗传信息的DNA片段。

双螺旋结构

DNA的全称是脱氧核糖核酸，是一种平行的双螺旋结构，这种结构看起来很像梯子，所以又被称为生命的旋梯。

人类的每个体细胞里有46条DNA，每条DNA上有成千上万个基因。

梯子中间的横杆是构成DNA的碱基对，它的排列顺序构成了遗传信息，或者叫遗传密码。

碱基对

你有身份证吗？身份证上有一串数字是你的身份证号。每个人的身份证号都不一样，是独一无二的。你知道为什么全国有这么多人，身份证号却不会重复吗？

等你学习过排列组合的数学知识后，就明白我在说什么了。现在，我先拿积木打个比方。

由于摆放方式的不同，同样的积木能组成不同的形状。

瞧，我用相同的 7 块积木搭出了正方形、梯形、长方形！

同样的积木可以搭出不同的形状，同样的碱基对也可以通过不同的排列顺序产生不同的遗传信息。

人类的基因总共约由 30 亿个碱基对组成，我们极其相似，却又极其不同，这取决于碱基对的排列顺序。

解读碱基对的排列顺序就是解读生命密码。

1977 年，科学家首次破解完成噬菌体的基因密码，这是一种能吞噬细菌的病毒。虽然它只有 2 700 个碱基对，可这在当时看来堪比天书。

谁叫我？

是我！我是喜欢侵袭细菌的噬菌体！

从 1990 年到 2003 年，美、英、德、法、日、中 6 个国家共同努力，花费 38 亿美元，终于完成了人类基因组计划。

随着科技的进步，人们对基因的探索也越来越深入。

CHEMISTRY BIOLOGY PHYSICS ETHICS ENGINEERING INFORMATICS

人类竟然数完了 30 亿个碱基对的破解，这和登月一样难！

人类所有的基因密码被破解，一同被破解的还有基因上碱基对的排列顺序。

想当年，人类基因组计划和研究原子弹的曼哈顿计划、登上月球的阿波罗计划并称为三大科学计划，可见人类对我的重视程度……

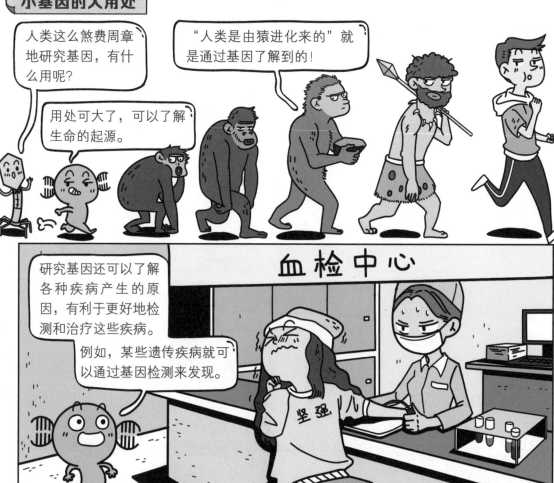

人类这么煞费周章地研究基因，有什么用呢？

"人类是由猿进化来的"就是通过基因了解到的！

用处可大了，可以了解生命的起源。

血检中心

研究基因还可以了解各种疾病产生的原因，有利于更好地检测和治疗这些疾病。

例如，某些遗传疾病就可以通过基因检测来发现。

坚强

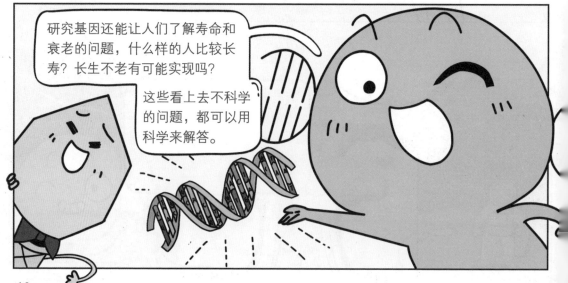

研究基因还能让人们了解寿命和衰老的问题，什么样的人比较长寿？长生不老有可能实现吗？

这些看上去不科学的问题，都可以用科学来解答。

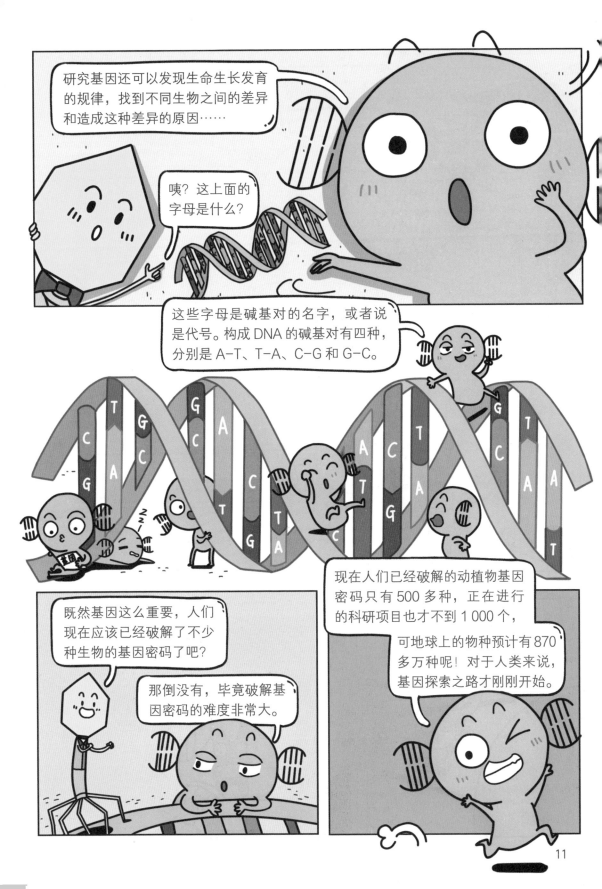

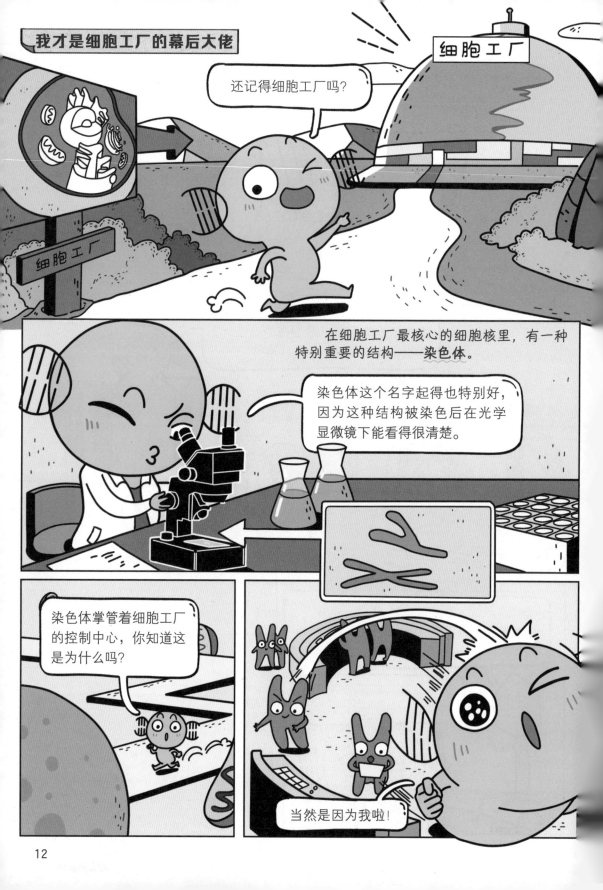

染色体是基因的载体，基因排列在染色体上。

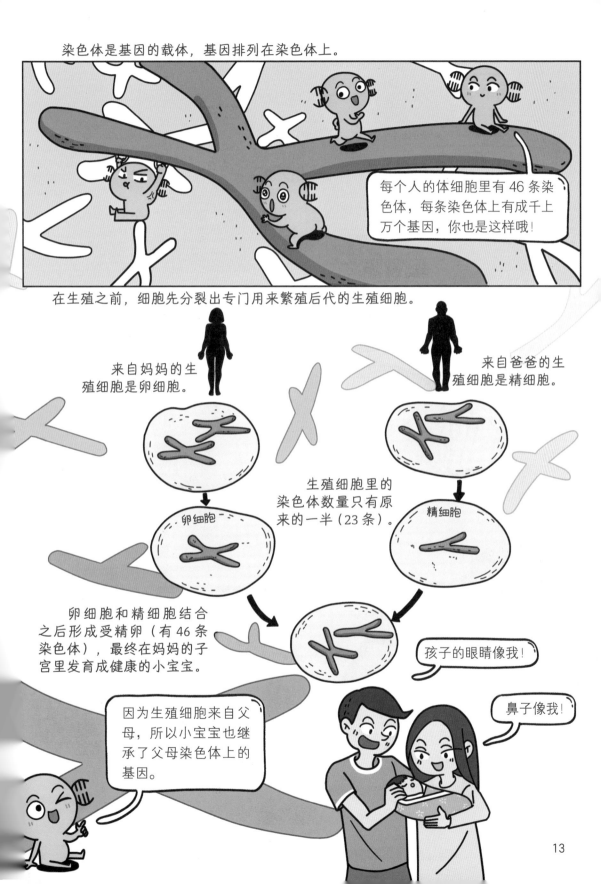

每个人的体细胞里有 46 条染色体，每条染色体上有成千上万个基因，你也是这样哦！

在生殖之前，细胞先分裂出专门用来繁殖后代的生殖细胞。

来自妈妈的生殖细胞是卵细胞。

来自爸爸的生殖细胞是精细胞。

卵细胞

精细胞

生殖细胞里的染色体数量只有原来的一半（23 条）。

卵细胞和精细胞结合之后形成受精卵（有 46 条染色体），最终在妈妈的子宫里发育成健康的小宝宝。

孩子的眼睛像我！

鼻子像我！

因为生殖细胞来自父母，所以小宝宝也继承了父母染色体上的基因。

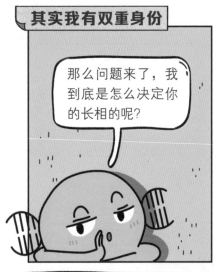

其实我有双重身份

那么问题来了，我到底是怎么决定你的长相的呢？

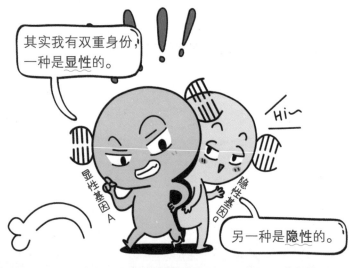

其实我有双重身份，一种是显性的。

另一种是隐性的。

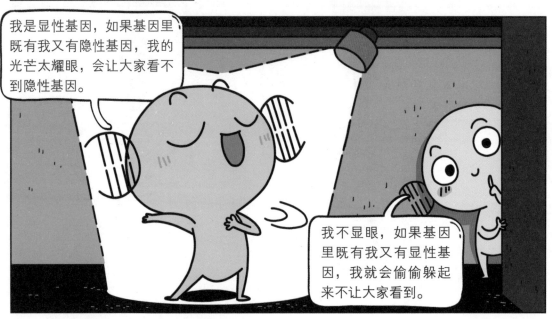

我是显性基因，如果基因里既有我又有隐性基因，我的光芒太耀眼，会让大家看不到隐性基因。

我不显眼，如果基因里既有我又有显性基因，我就会偷偷躲起来不让大家看到。

一般情况下，人们用字母来表示基因。

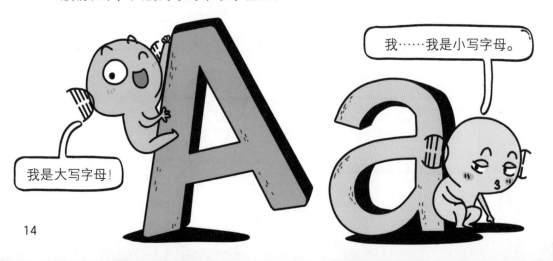

我……我是小写字母。

我是大写字母！

比如生活中常见的左撇子的基因就是隐性基因，用 a 表示，右撇子的基因就是显性基因，用 A 表示。

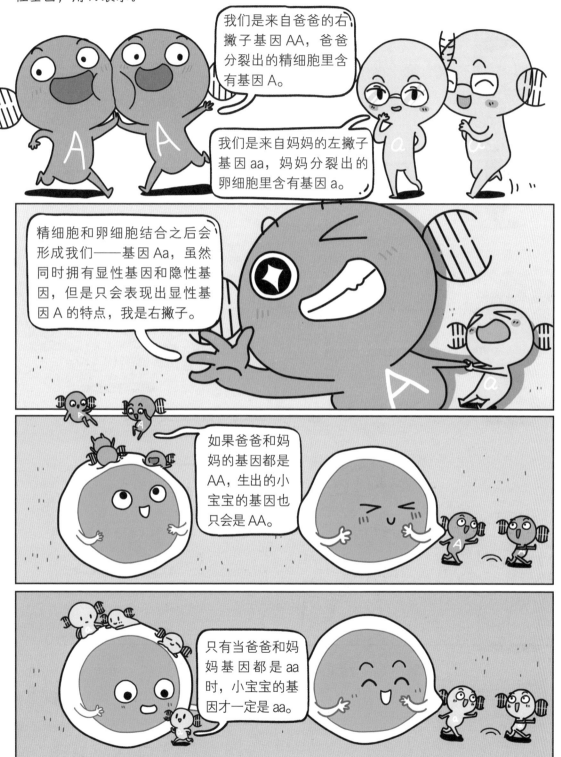

如果爸爸和妈妈的基因都是 Aa，那么生出的小宝宝就有很多种可能。

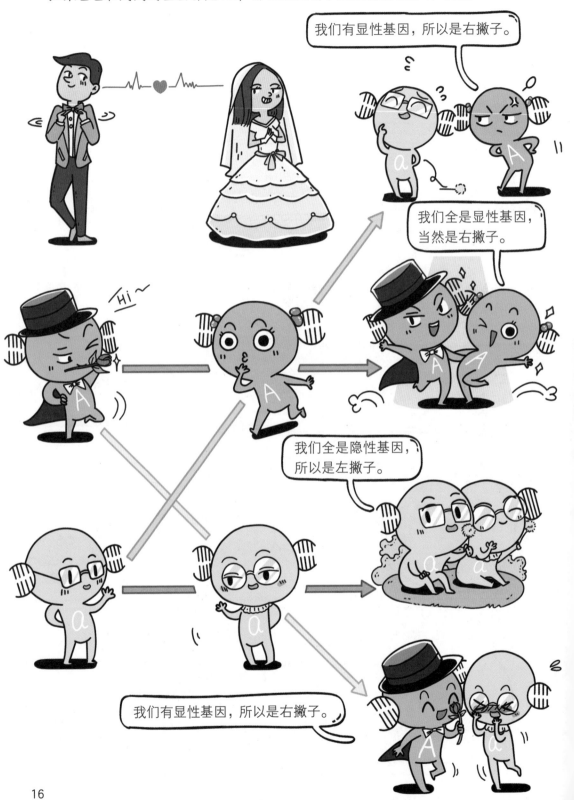

隐性基因只有在没有显性基因的时候才能表现出来。

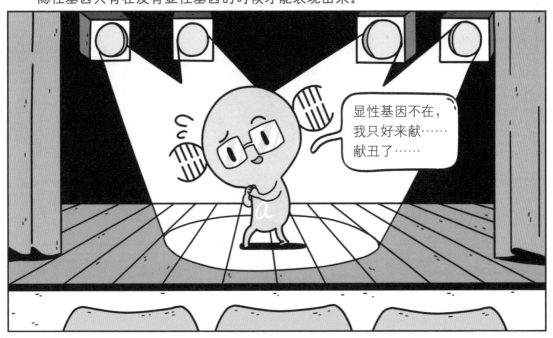

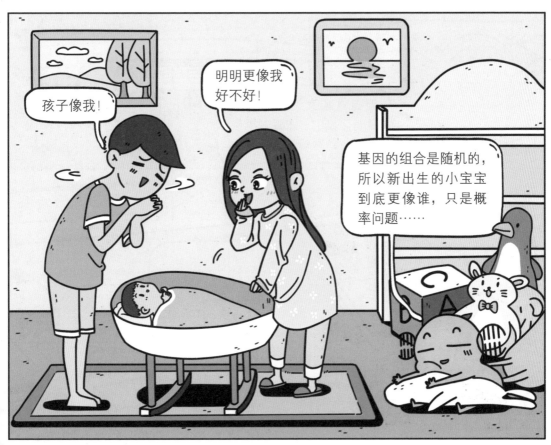

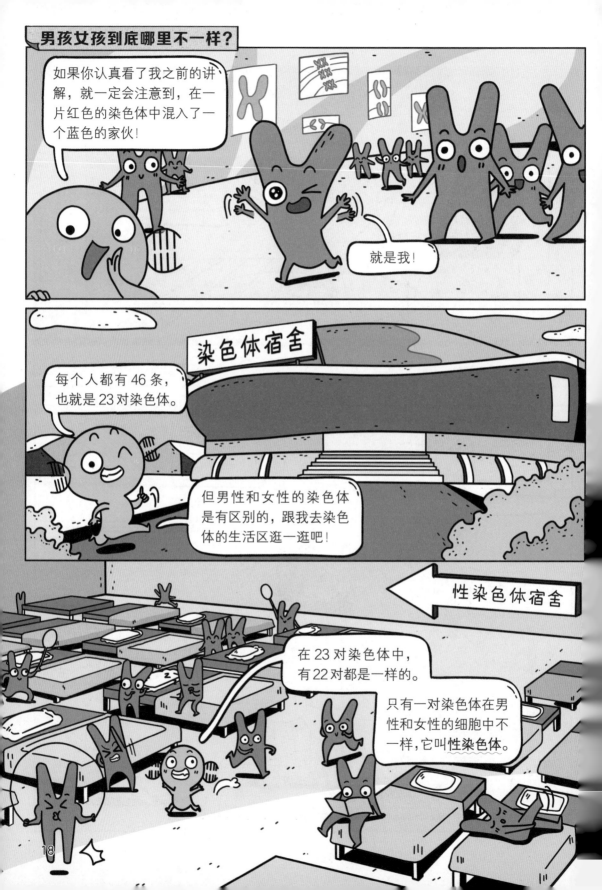

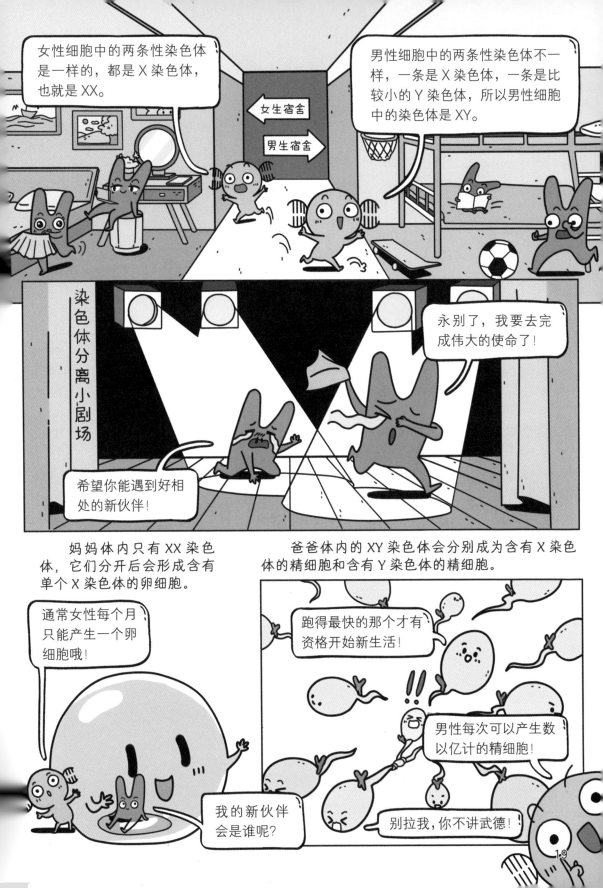

男孩女孩都一样

　　因为卵细胞只有一个，所以精细胞再多也无能为力，一般情况下只会有一个精细胞能够和卵细胞结合，形成受精卵。

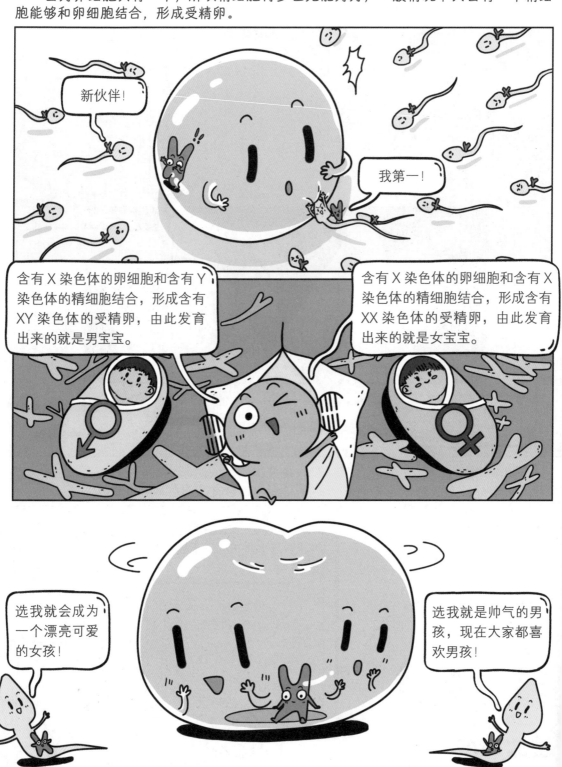

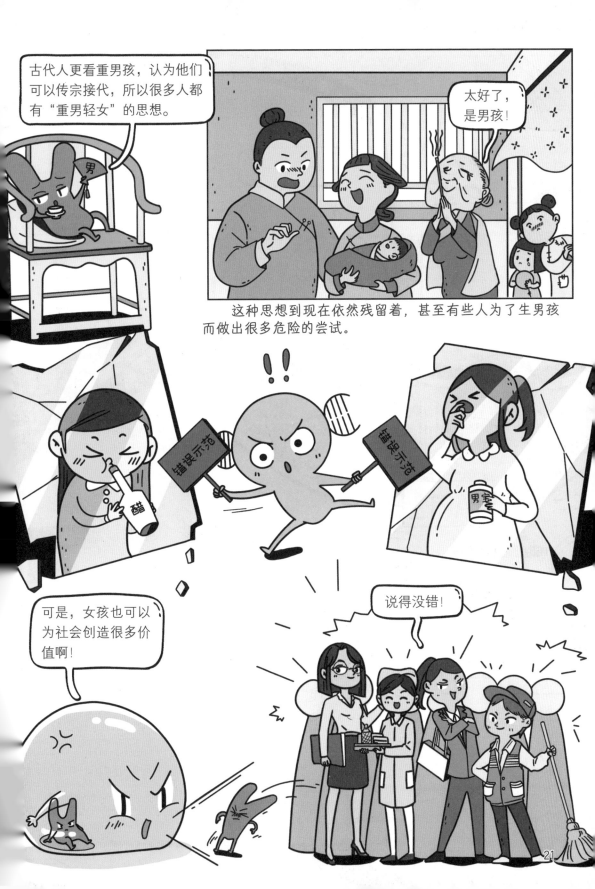

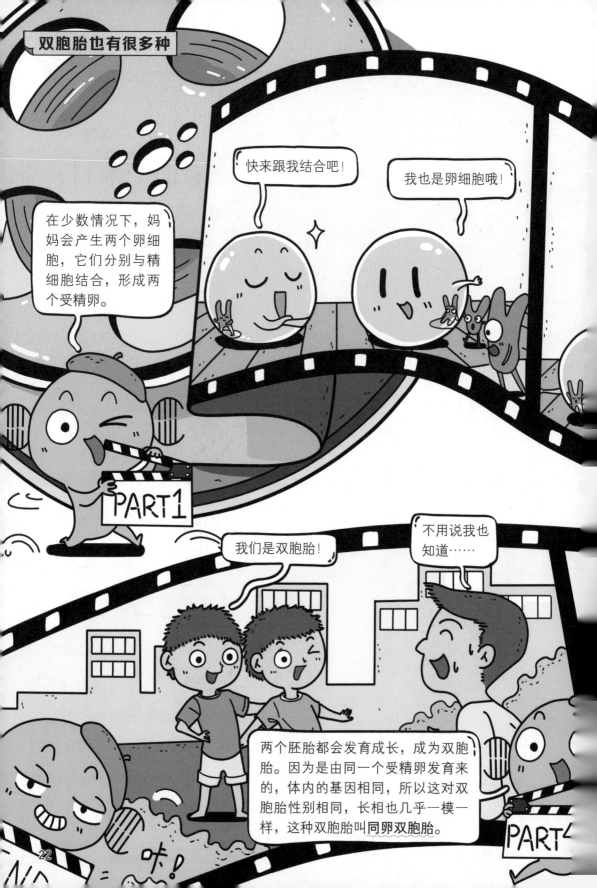

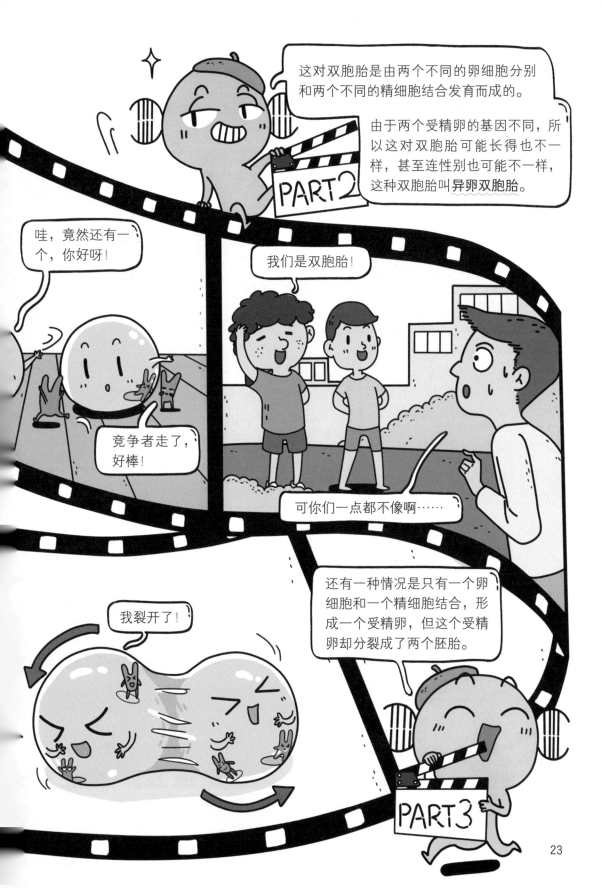

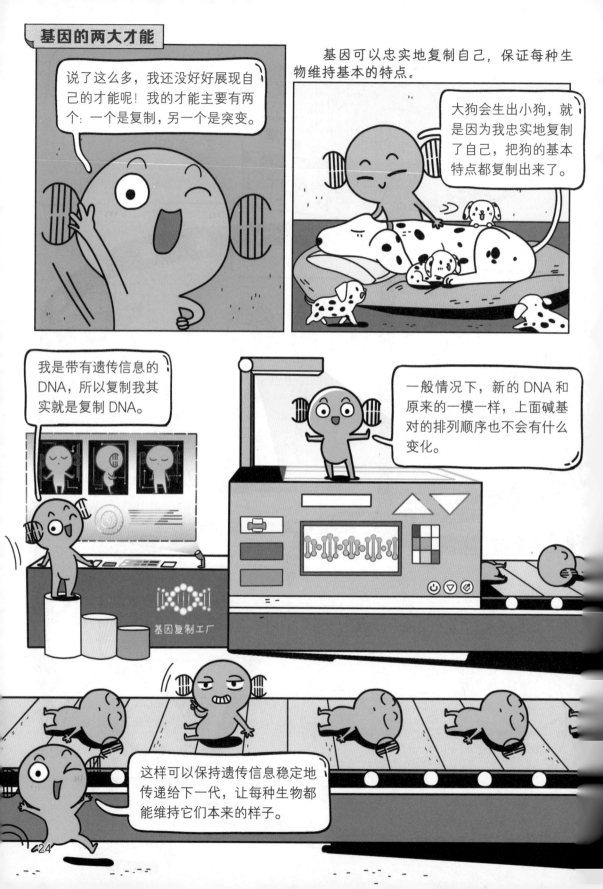

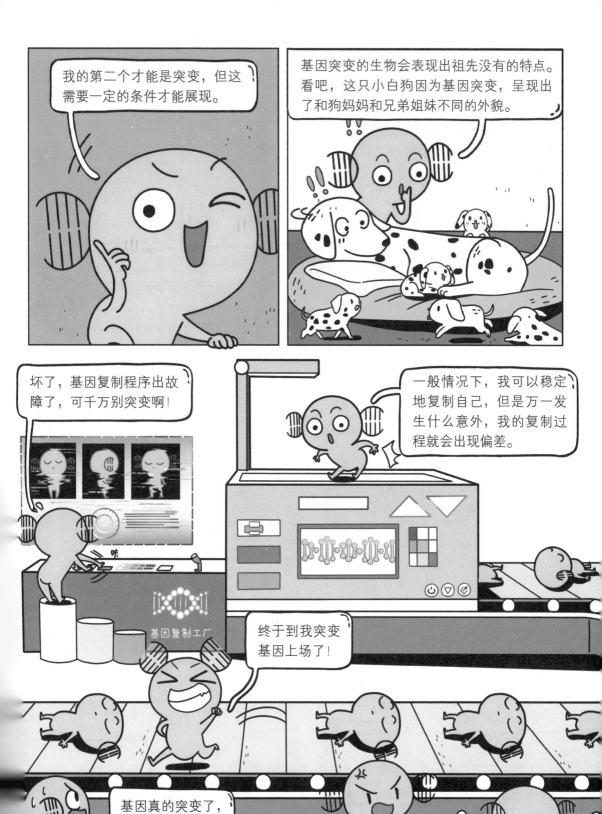

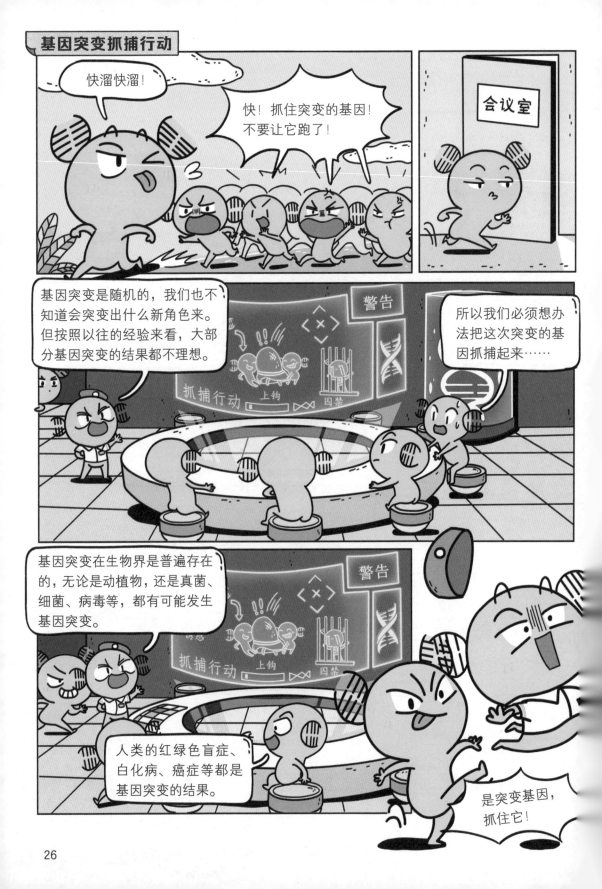

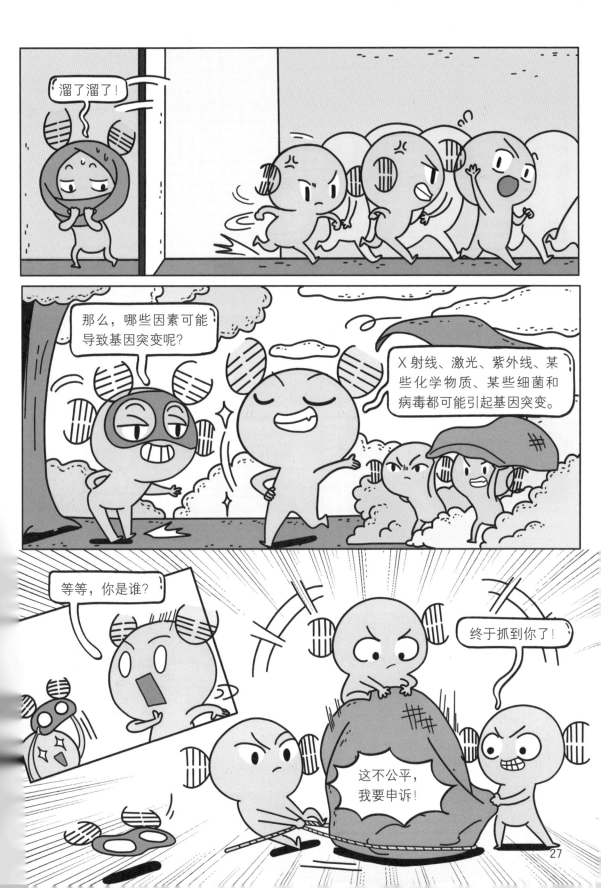

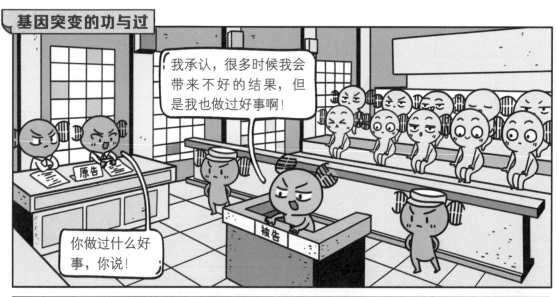

我承认，很多时候我会带来不好的结果，但是我也做过好事啊！

你做过什么好事，你说！

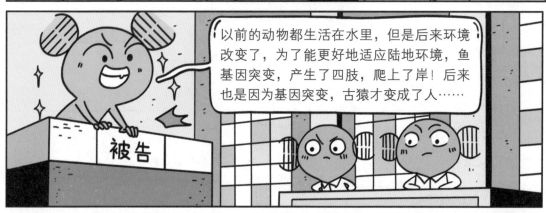

以前的动物都生活在水里，但是后来环境改变了，为了能更好地适应陆地环境，鱼基因突变，产生了四肢，爬上了岸！后来也是因为基因突变，古猿才变成了人……

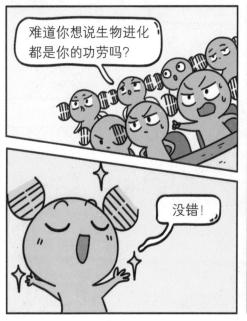

难道你想说生物进化都是你的功劳吗？

没错！

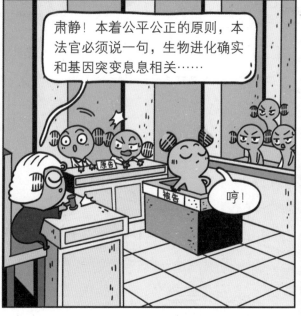

肃静！本着公平公正的原则，本法官必须说一句，生物进化确实和基因突变息息相关……

哼！

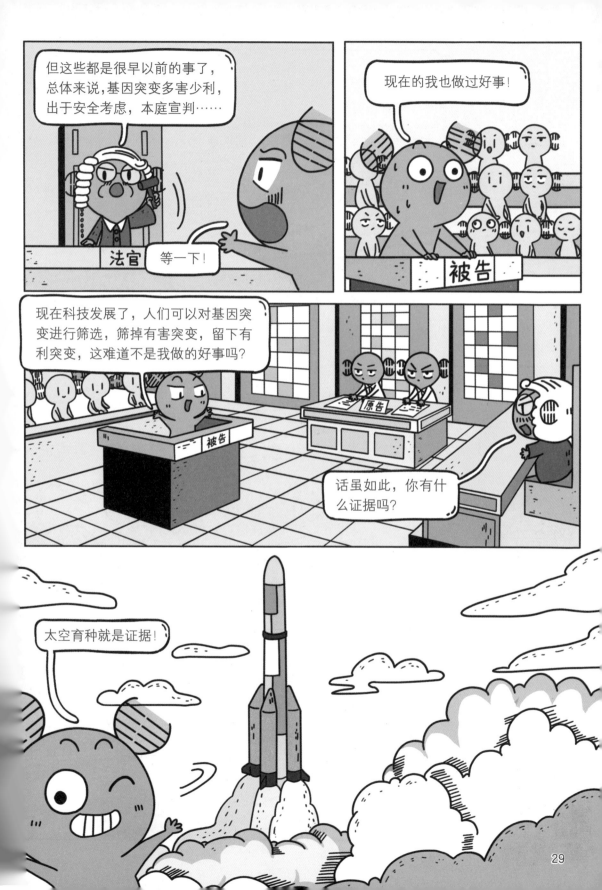

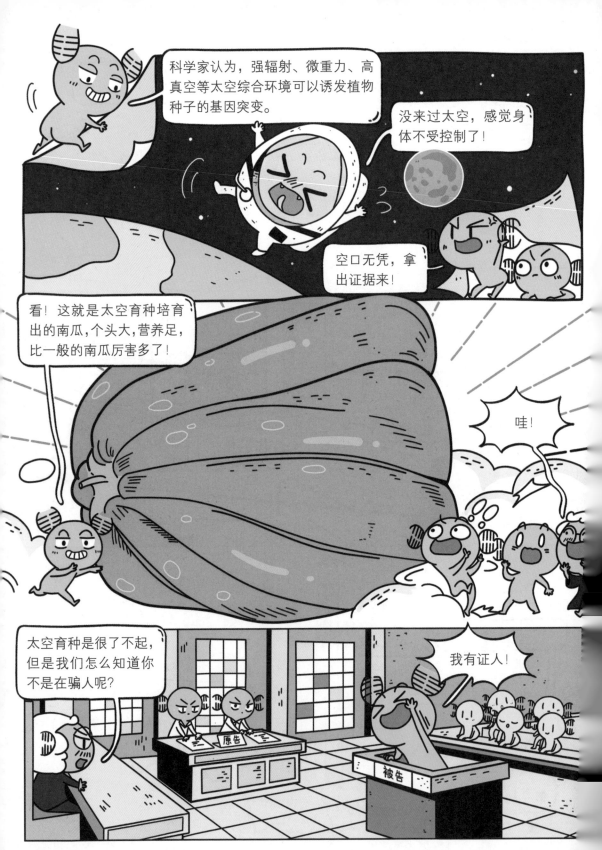

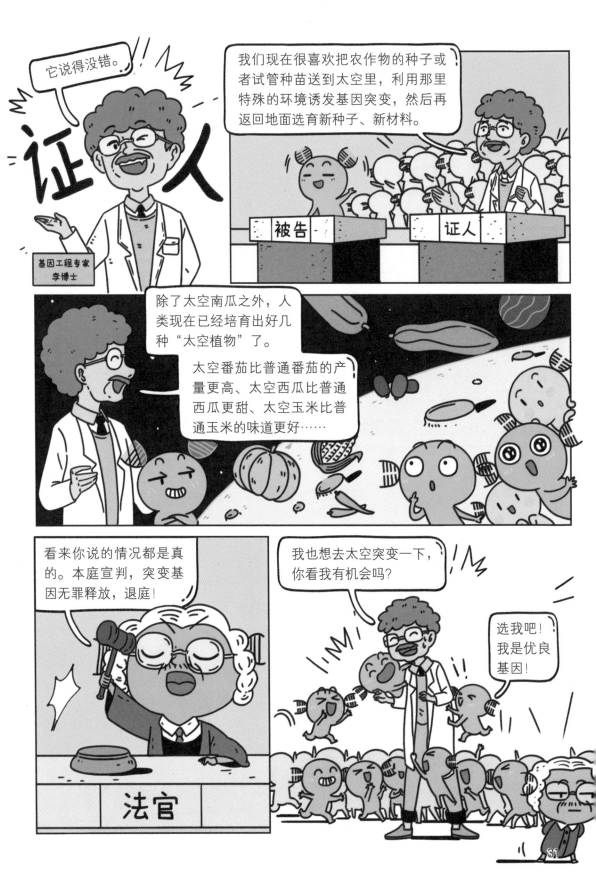

31

基因不能决定一切

只要基因相同，生物所表现出来的特征就完全相同吗？

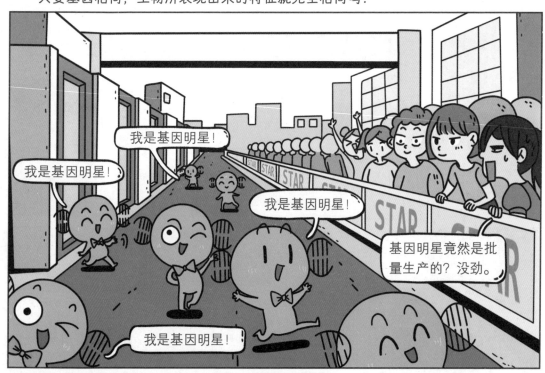

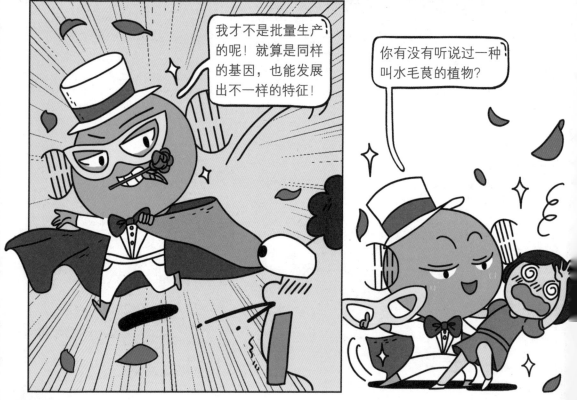

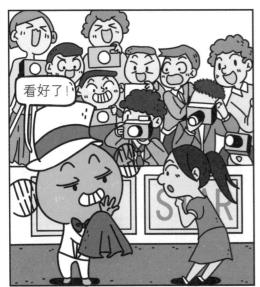

看好了！

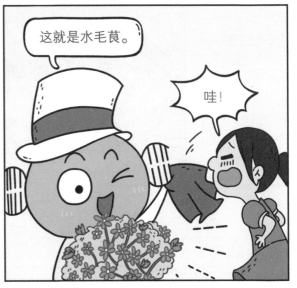

这就是水毛茛。

哇！

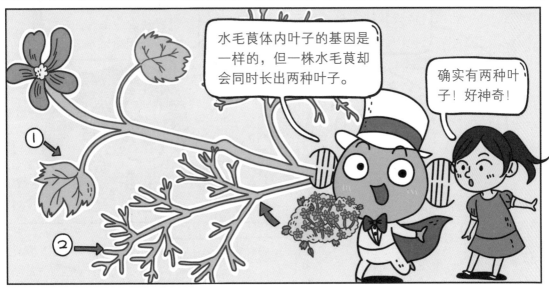

水毛茛体内叶子的基因是一样的，但一株水毛茛却会同时长出两种叶子。

确实有两种叶子！好神奇！

① →

② →

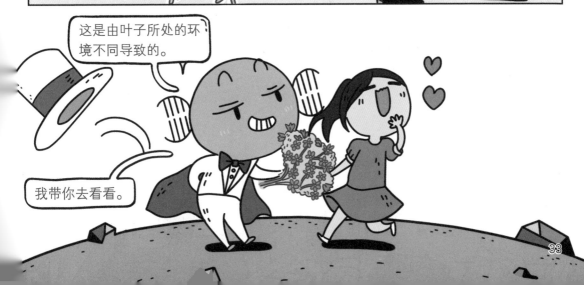

这是由叶子所处的环境不同导致的。

我带你去看看。

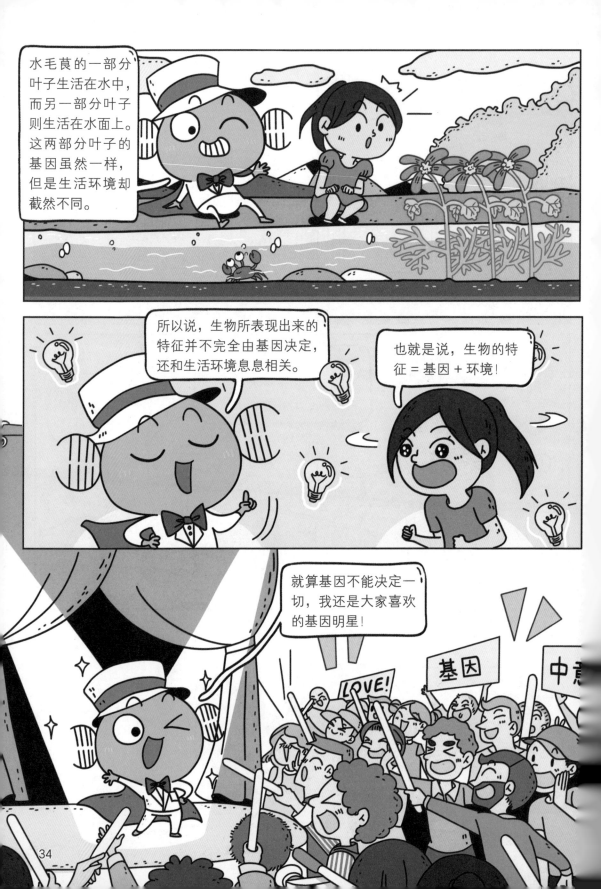

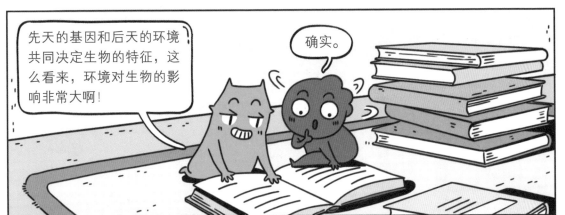

先天的基因和后天的环境共同决定生物的特征，这么看来，环境对生物的影响非常大啊！

确实。

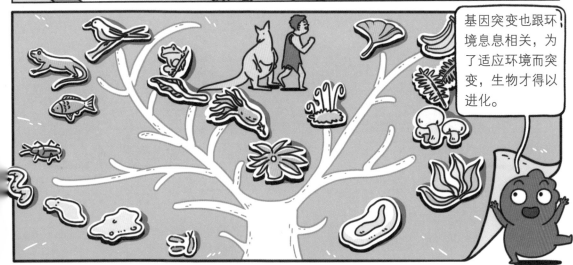

基因突变也跟环境息息相关，为了适应环境而突变，生物才得以进化。

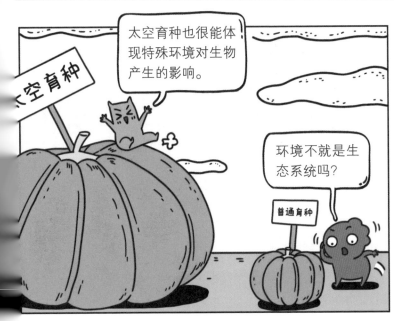

太空育种也很能体现特殊环境对生物产生的影响。

太空育种

普通育种

环境不就是生态系统吗？

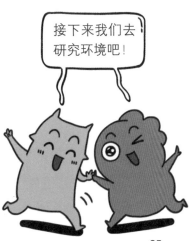

接下来我们去研究环境吧！

你知道答案吗? 这对双眼皮的父母可能生出有什么样眼皮的孩子呢?

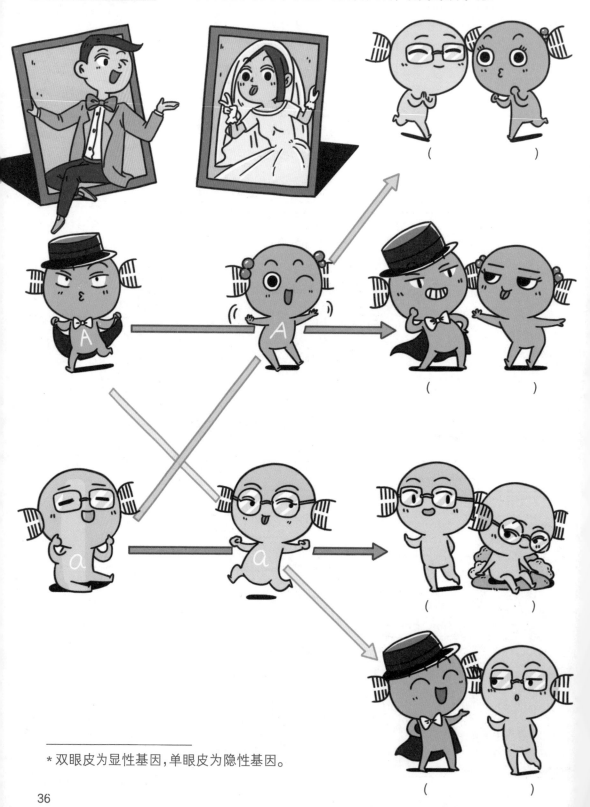

———————————

* 双眼皮为显性基因,单眼皮为隐性基因。

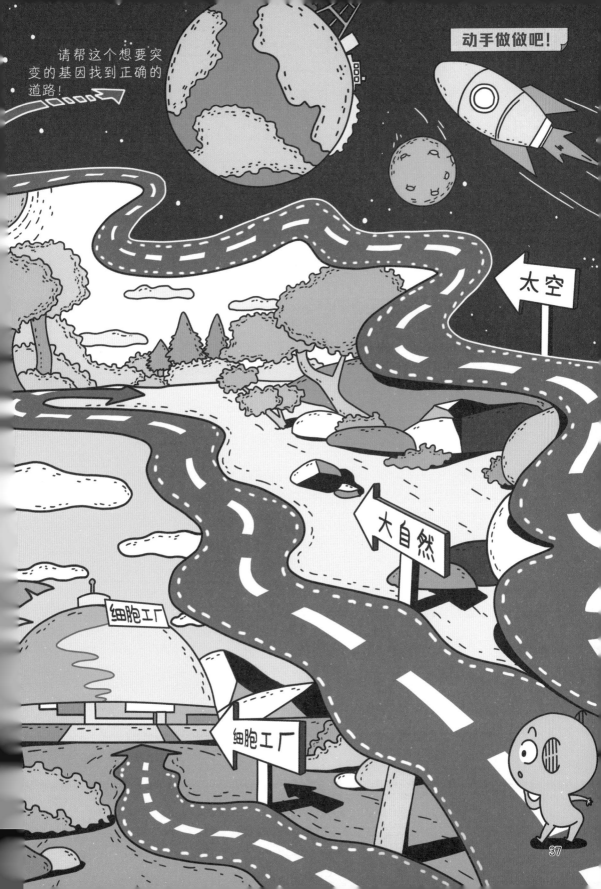

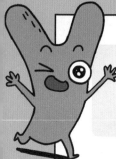

问题收纳盒

什么是基因？

- 基因是一段带有遗传信息的 DNA 序列，控制着细胞中蛋白质的合成和生命的性状。

什么是 DNA？

- DNA 的全称是脱氧核糖核酸，是一种平行的双螺旋结构。

什么是遗传信息？

- DNA 中碱基对的排列顺序构成了遗传信息。

人体有多少对染色体？分别是什么？

- 人体有 23 对染色体，其中 22 对是常染色体，1 对是性染色体。

染色体和基因有什么关系？

- 染色体是基因的载体，基因排列在染色体上。

基因的两个特点是什么？

- 基因复制和基因突变。

生物的特征是由什么决定的？

- 生物的特征是由先天的基因和后天的环境共同决定的。

P36 答案：Aa 双眼皮 /AA 双眼皮 /aa 单眼皮 /Aa 双眼皮

P37 答案：太空

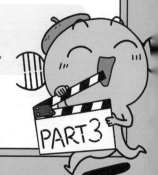

图书在版编目（CIP）数据

破解基因的密码 / 米莱童书著、绘. — 北京 : 北
京理工大学出版社, 2022.3（2025.3重印）
（这就是生物）
ISBN 978-7-5763-0799-3

Ⅰ.①破… Ⅱ.①米… Ⅲ.①人类基因－青少年读物
Ⅳ.①R394-49

中国版本图书馆CIP数据核字(2022)第001983号

出版发行 / 北京理工大学出版社有限责任公司
社　　址 / 北京市丰台区四合庄路6号
邮　　编 / 100070
电　　话 / （010）82563891（童书出版中心）
网　　址 / http://www.bitpress.com.cn
经　　销 / 全国各地新华书店
印　　刷 / 朗翔印刷（天津）有限公司
开　　本 / 710毫米×1000毫米　1 / 16
印　　张 / 2.5
字　　数 / 70千字
版　　次 / 2022年3月第1版　2025年3月第18次印刷
定　　价 / 200.00元（全9册）

责任编辑 / 封　雪
文字编辑 / 封　雪
责任校对 / 刘亚男
责任印制 / 王美丽

这就是生物

地球生态需要保护

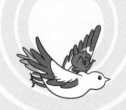

米莱童书 著·绘

北京理工大学出版社
BEIJING INSTITUTE OF TECHNOLOGY PRESS

序 言

  2021 年圣诞节前夕，我收到了《这就是生物》的书稿。这套适合 6~12 岁儿童阅读的生物学启蒙科普漫画让这个圣诞节更添妙趣。

  生物学成为一门学科只是近 300 年的事，但是人类对生命的探索却有上万年的历史。距今约 17 000 年的山洞画中仍保留着人类最初观察生物、探索自然的印记。地球上形形色色的生物让这个世界丰富多彩，充满勃勃生机。人类本是自然的一部分，自然的万物哺育了人类，自然的变化与人类的命运息息相关。但是，当逐渐远离自然，建立大规模的村镇和城市后，人类逐渐失去了与自然脉搏的同频共振，以为有了城市的保护便可以远离自然给人类带来的不确定性的影响。然而，事实并非如此，我们依然生活在地球的自然生态圈中，大自然的每一次"感冒"、每一个"喷嚏"、每一次"怒吼"，都会给人类带来巨大的灾难。所以，认识自然、探究自然、敬畏自然、尊重自然，仍然是生活在地球上的人类需要认识到的基本事实。现在，随着人类对生物学研究的深入，生物学又出现了若干分支，生物学对于医学、药学等学科的重要性也日益突显，因此，投入生物学研究的怀抱在日后将大有可为。

  如果你对身边的动植物、生物现象感兴趣，《这就是生物》将解答你的大部分疑问。这套书从微生物到动植物，从细胞到生态，从微观到宏观，用漫画的形式再现生物学知识，更加有趣又具象，十分适合对生物学感兴趣的孩子进行启蒙阅读。

  希望这套有趣味的生物学启蒙科普漫画书能激发你对生物学的兴趣，与我一起为人与自然和谐共处的美好未来努力！

苏都莫日根

2021 年 12 月 26 日 于北京大学生命科学学院

目　录

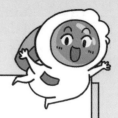

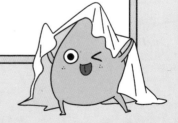

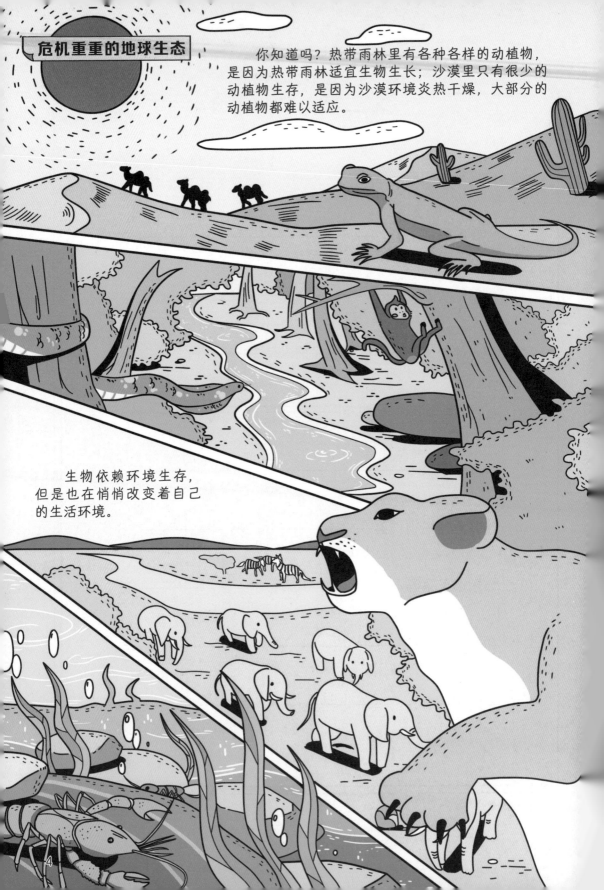

危机重重的地球生态

你知道吗？热带雨林里有各种各样的动植物，是因为热带雨林适宜生物生长；沙漠里只有很少的动植物生存，是因为沙漠环境炎热干燥，大部分的动植物都难以适应。

生物依赖环境生存，但是也在悄悄改变着自己的生活环境。

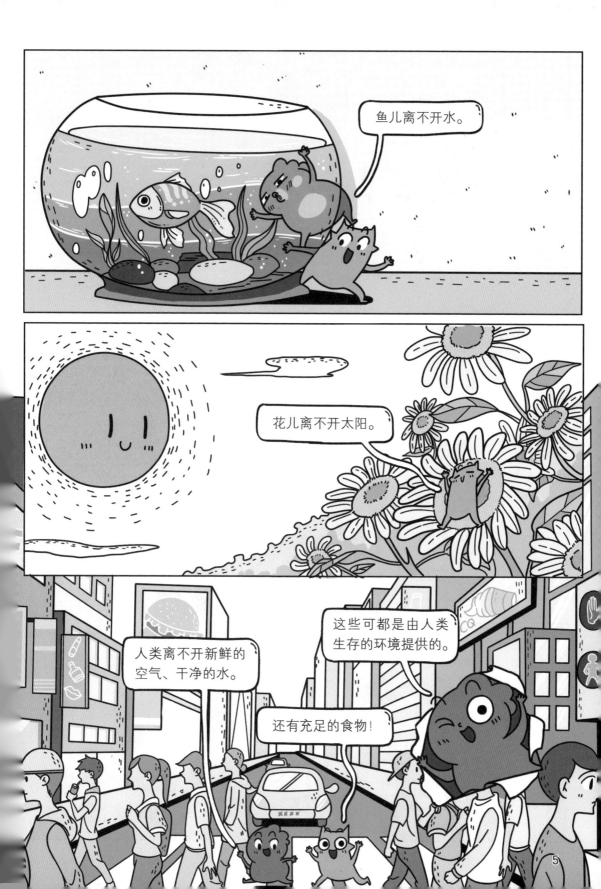

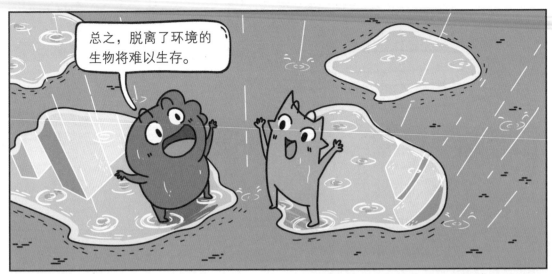

总之，脱离了环境的生物将难以生存。

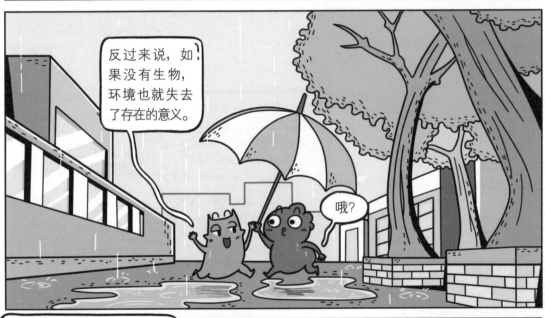

反过来说，如果没有生物，环境也就失去了存在的意义。

哦？

包围着地球的大气层、地球上的水循环、地球的气候状况等，都是受到了生物的影响才逐渐形成的。

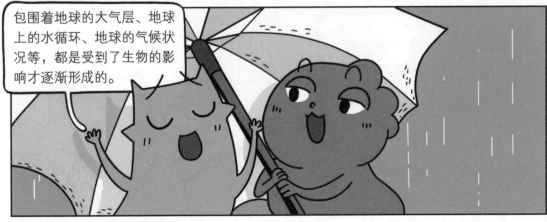

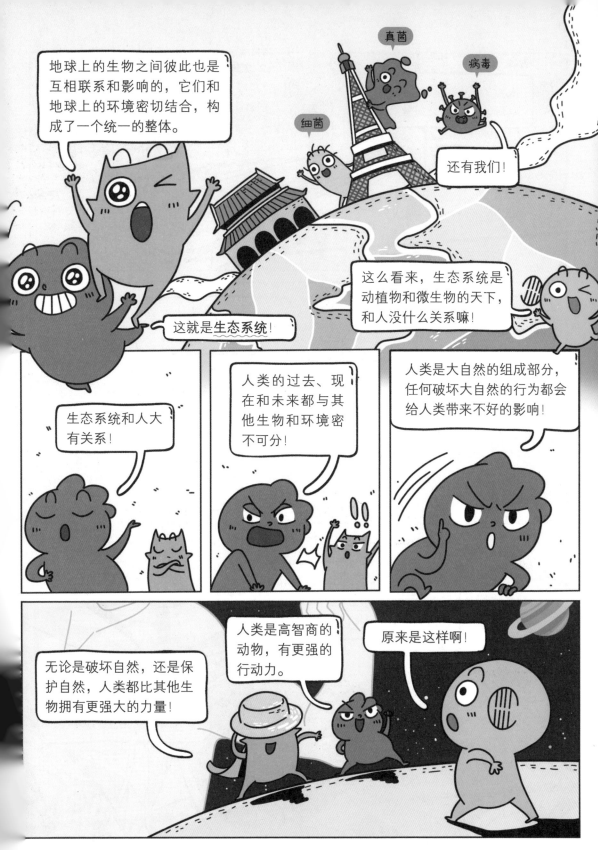

真菌

病毒

细菌

地球上的生物之间彼此也是互相联系和影响的，它们和地球上的环境密切结合，构成了一个统一的整体。

还有我们！

这就是生态系统！

这么看来，生态系统是动植物和微生物的天下，和人没什么关系嘛！

生态系统和人大有关系！

人类的过去、现在和未来都与其他生物和环境密不可分！

人类是大自然的组成部分，任何破坏大自然的行为都会给人类带来不好的影响！

无论是破坏自然，还是保护自然，人类都比其他生物拥有更强大的力量！

人类是高智商的动物，有更强的行动力。

原来是这样啊！

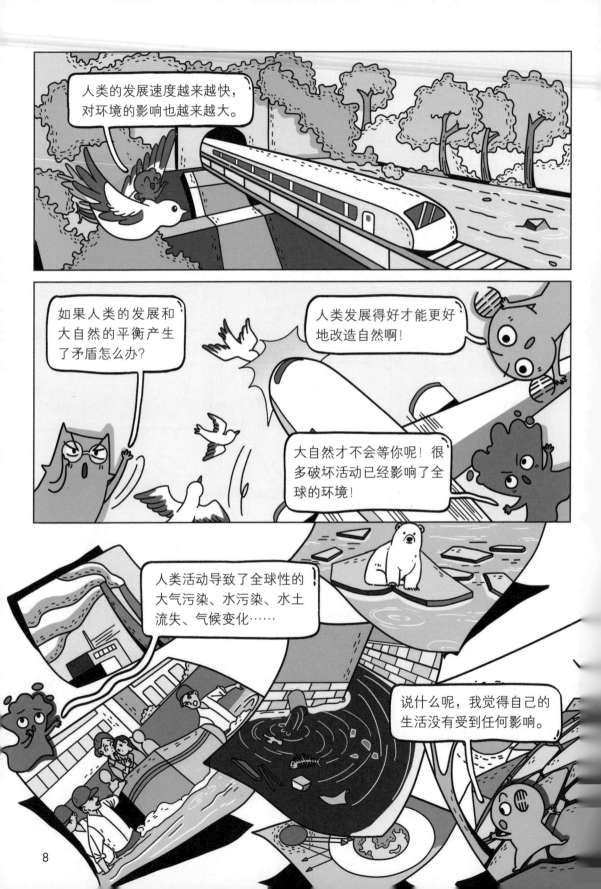

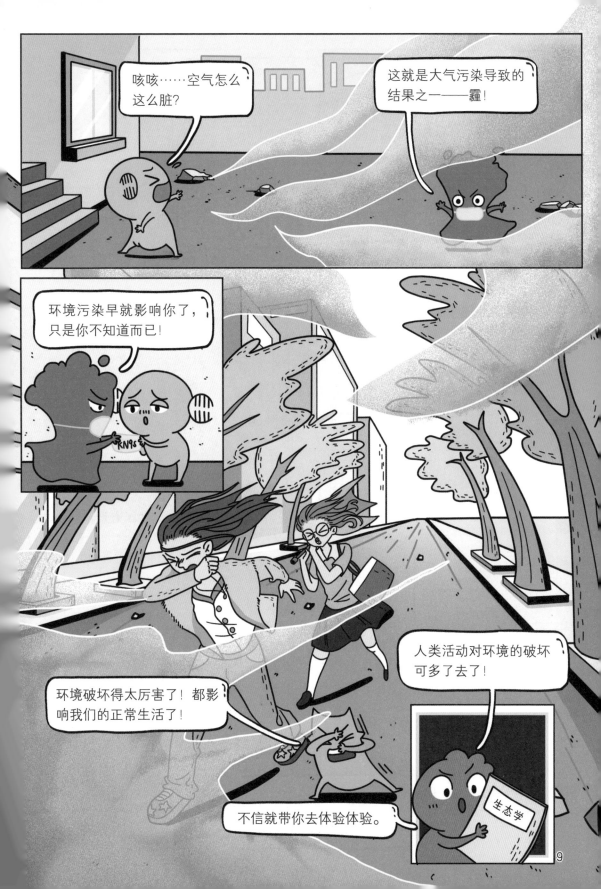

9

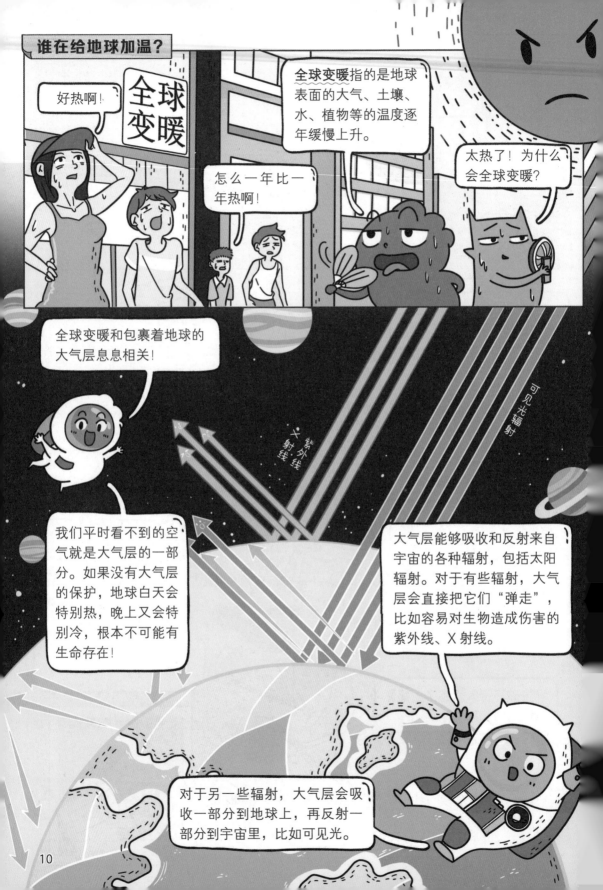

谁在给地球加温？

好热啊！

全球变暖

全球变暖指的是地球表面的大气、土壤、水、植物等的温度逐年缓慢上升。

怎么一年比一年热啊！

太热了！为什么会全球变暖？

全球变暖和包裹着地球的大气层息息相关！

可见光辐射

X射线

紫外线

我们平时看不到的空气就是大气层的一部分。如果没有大气层的保护，地球白天会特别热，晚上又会特别冷，根本不可能有生命存在！

大气层能够吸收和反射来自宇宙的各种辐射，包括太阳辐射。对于有些辐射，大气层会直接把它们"弹走"，比如容易对生物造成伤害的紫外线、X射线。

对于另一些辐射，大气层会吸收一部分到地球上，再反射一部分到宇宙里，比如可见光。

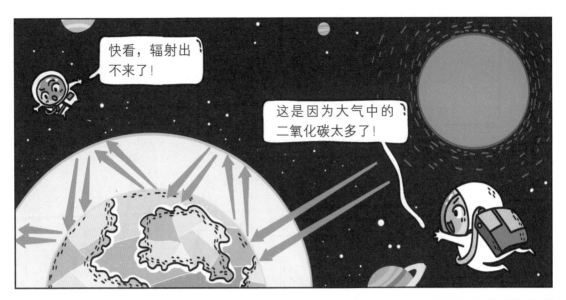

二氧化碳可以使更多的辐射留在大气层里，所以地球想散热也散不了，都被二氧化碳"拦住"了！

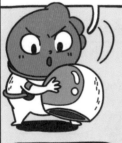

辐射出不去，地球的温度就会升高，这就叫全球变暖。

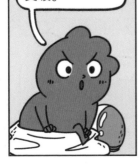

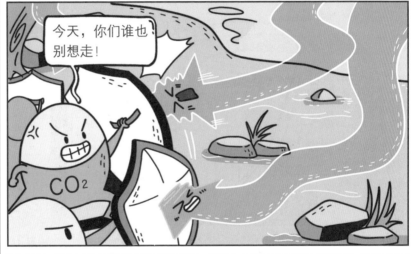

今天，你们谁也别想走！

CO₂

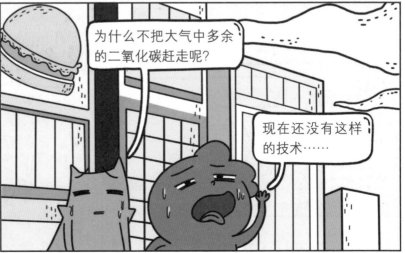

为什么不把大气中多余的二氧化碳赶走呢？

现在还没有这样的技术……

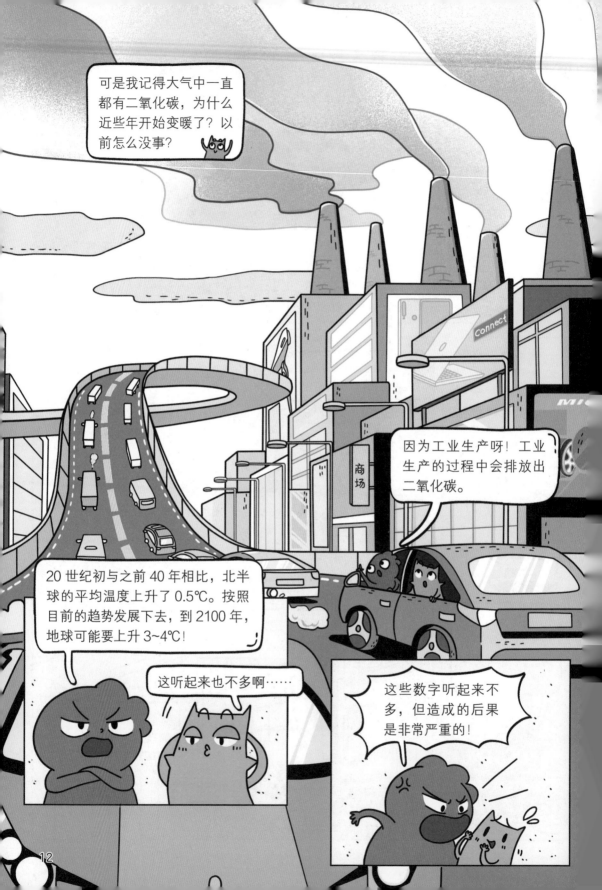

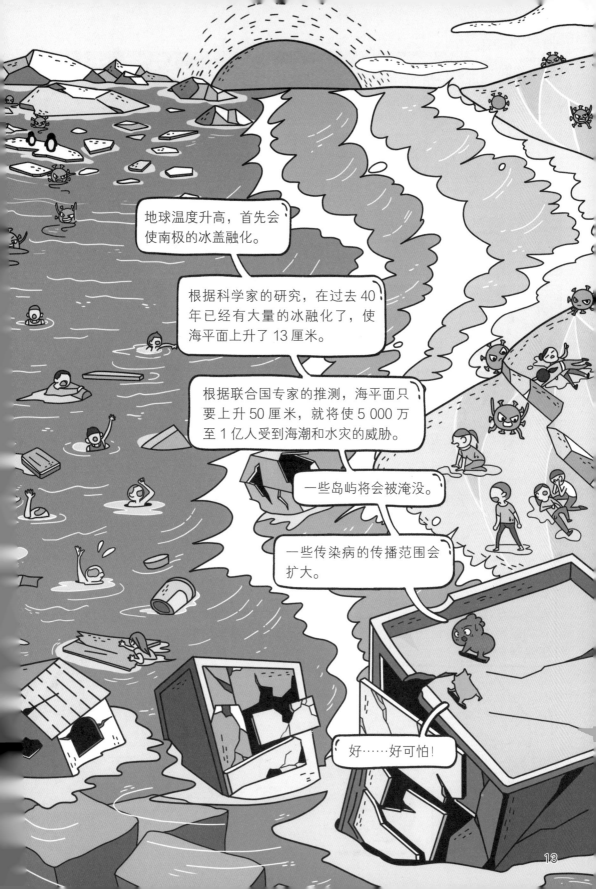

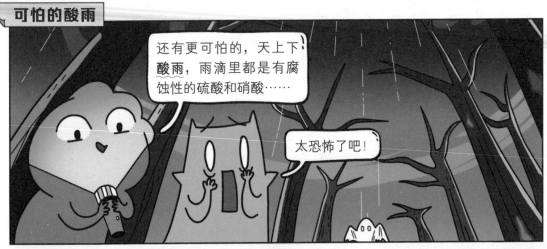

还有更可怕的，天上下酸雨，雨滴里都是有腐蚀性的硫酸和硝酸……

太恐怖了吧！

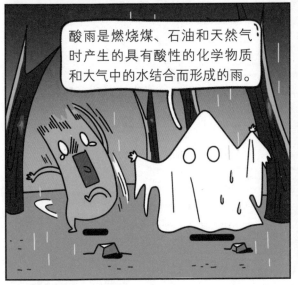

酸雨是燃烧煤、石油和天然气时产生的具有酸性的化学物质和大气中的水结合而形成的雨。

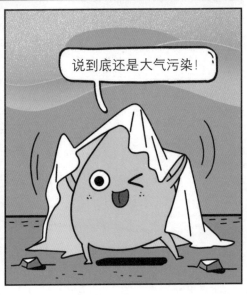

说到底还是大气污染！

正常雨水的 pH 值一般都在 6 左右，而目前有些地区的酸雨中的 pH 值已经下降到了 2~5。

pH 值表示的是水溶液的酸碱度。 pH 值越低，酸性越高。酸雨的 pH 值已经和柠檬汁差不多了。

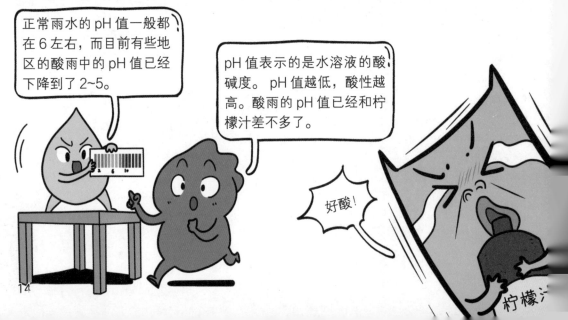

好酸！

柠檬汁

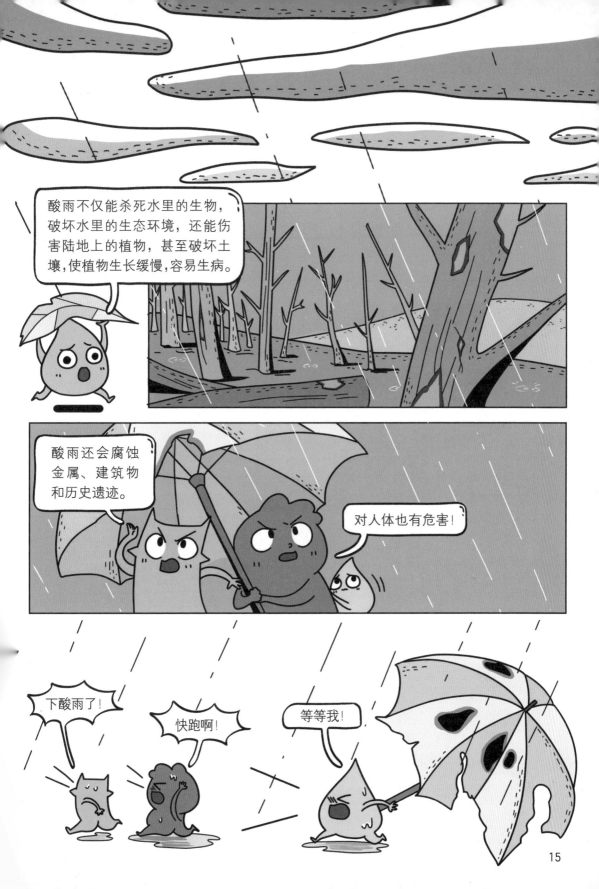

酸雨不仅能杀死水里的生物，破坏水里的生态环境，还能伤害陆地上的植物，甚至破坏土壤，使植物生长缓慢，容易生病。

酸雨还会腐蚀金属、建筑物和历史遗迹。

对人体也有危害！

下酸雨了！

快跑啊！

等等我！

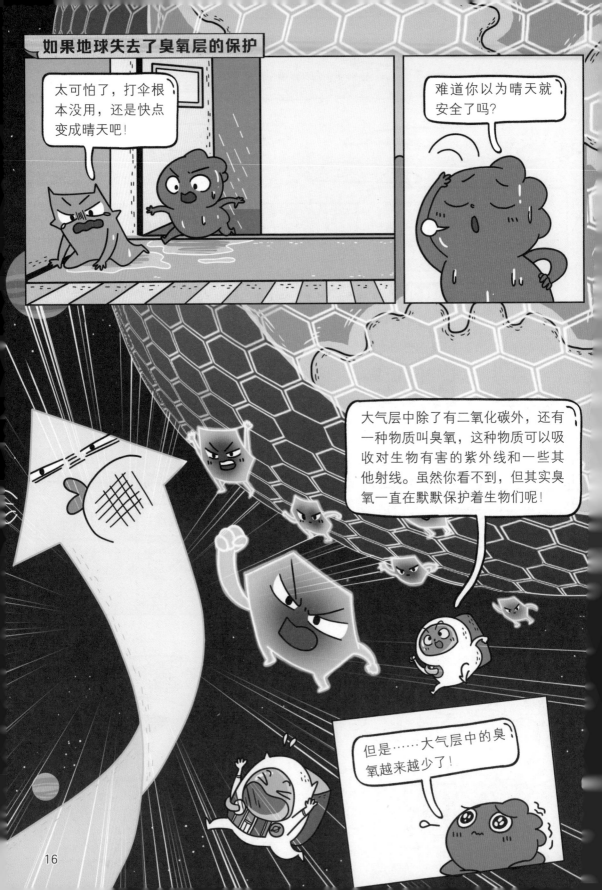

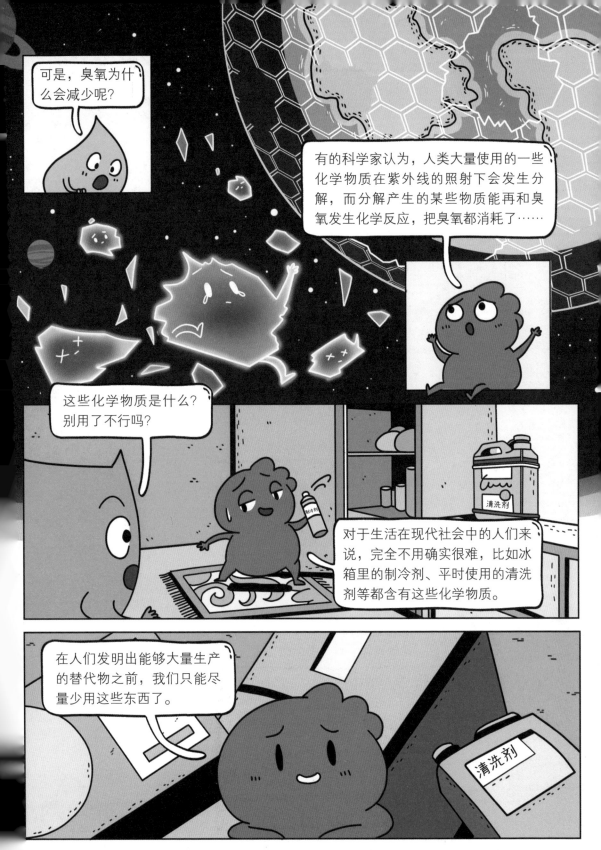

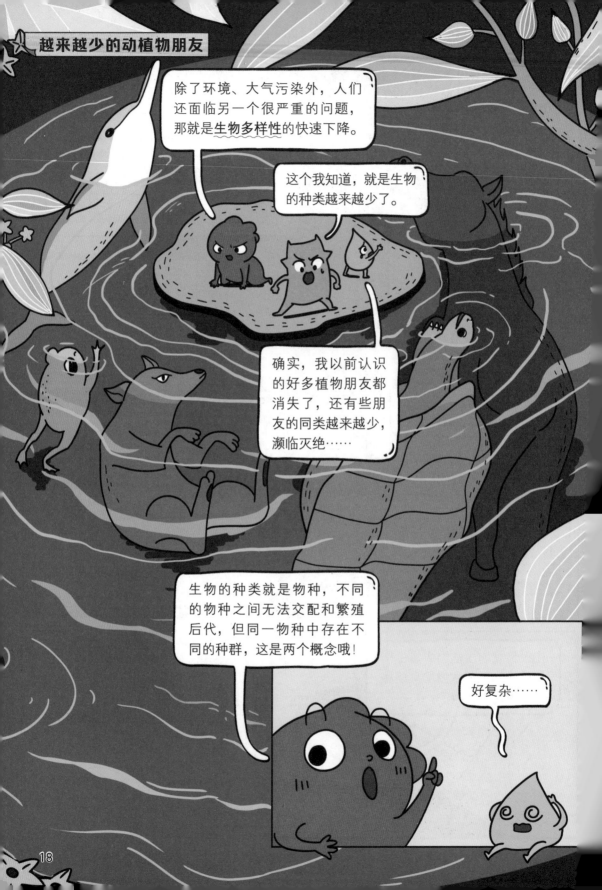

除了环境、大气污染外，人们还面临另一个很严重的问题，那就是**生物多样性**的快速下降。

这个我知道，就是生物的种类越来越少了。

确实，我以前认识的好多植物朋友都消失了，还有些朋友的同类越来越少，濒临灭绝……

生物的种类就是物种，不同的物种之间无法交配和繁殖后代，但同一物种中存在不同的种群，这是两个概念哦！

好复杂……

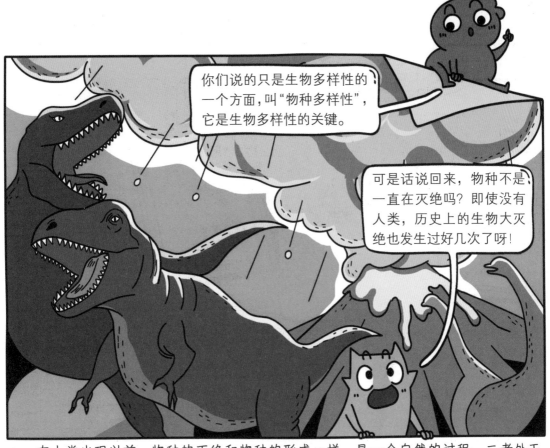

你们说的只是生物多样性的一个方面，叫"物种多样性"，它是生物多样性的关键。

可是话说回来，物种不是一直在灭绝吗？即使没有人类，历史上的生物大灭绝也发生过好几次了呀！

在人类出现以前，物种的灭绝和物种的形成一样，是一个自然的过程，二者处于一种相对平衡的状态。

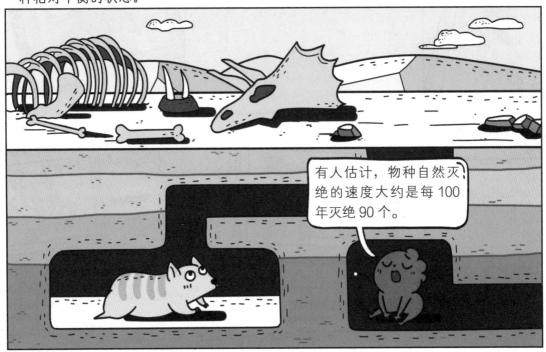

有人估计，物种自然灭绝的速度大约是每100年灭绝90个。

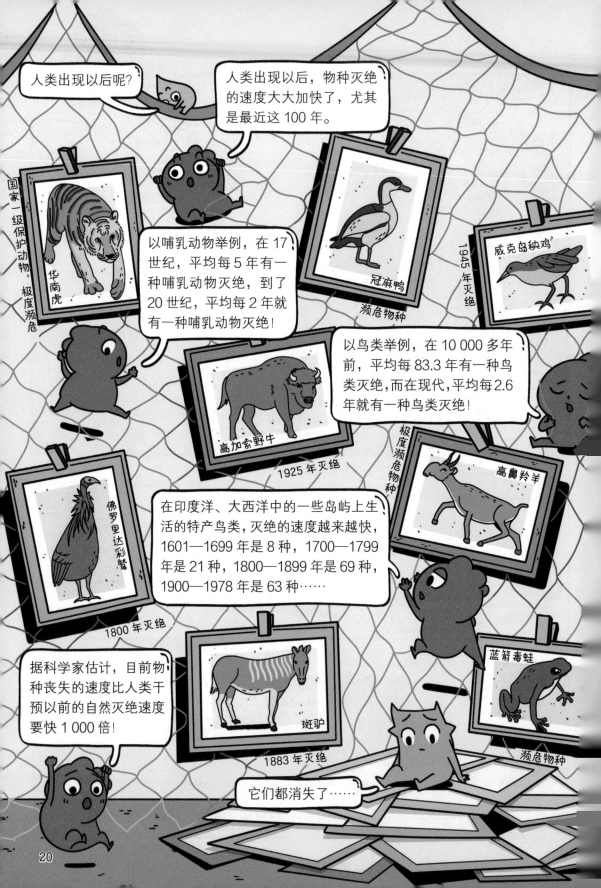

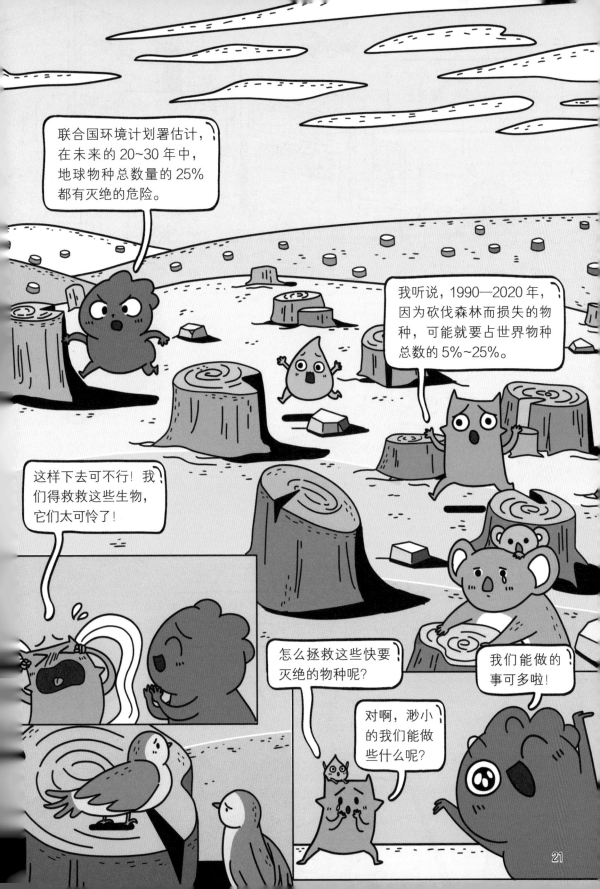

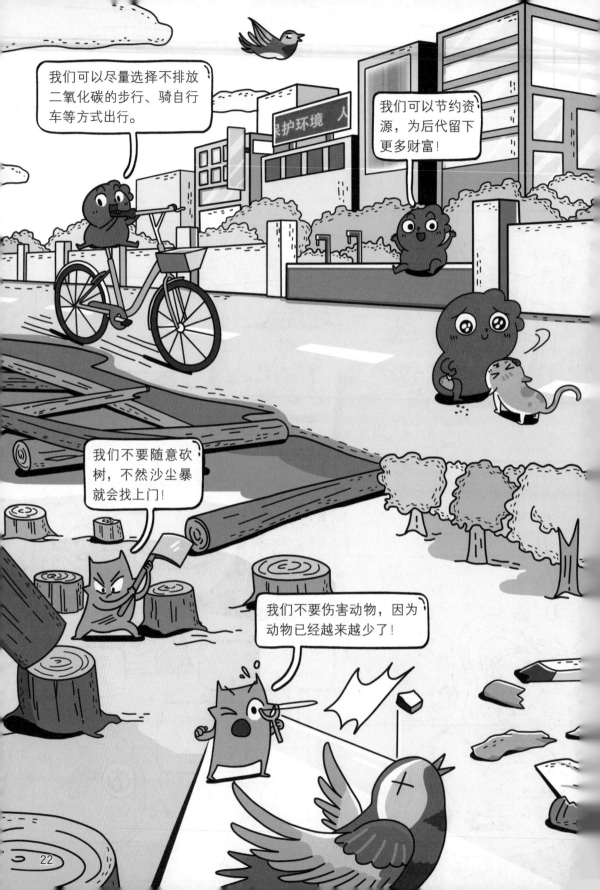

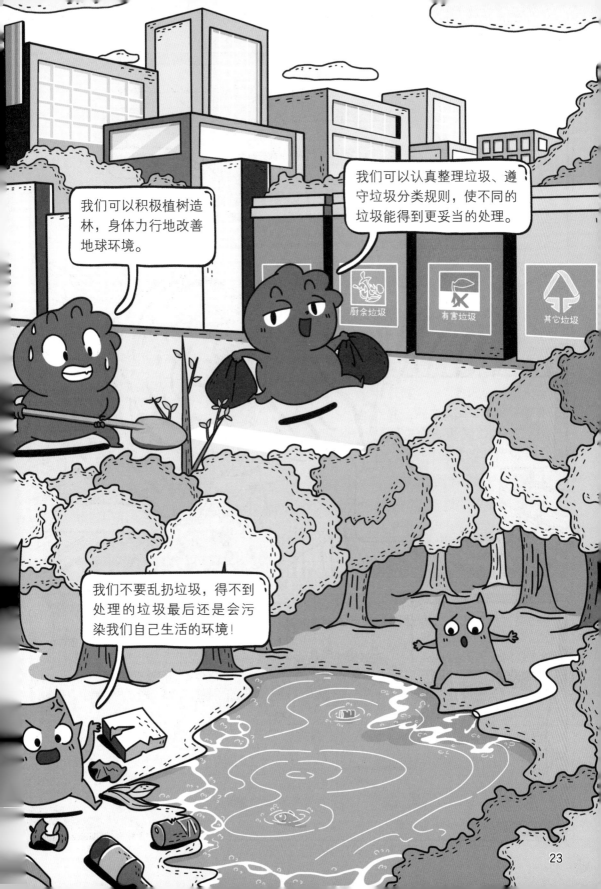

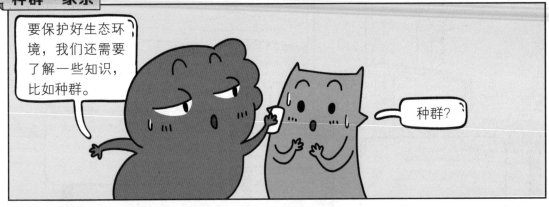

要保护好生态环境，我们还需要了解一些知识，比如种群。

种群？

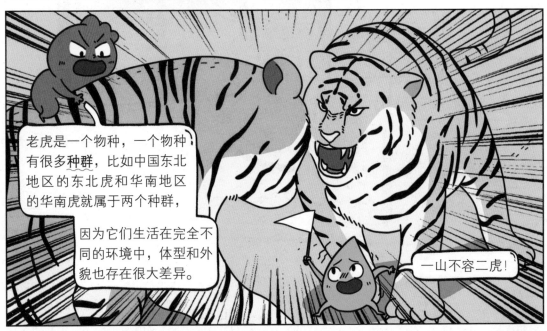

老虎是一个物种，一个物种有很多**种群**，比如中国东北地区的东北虎和华南地区的华南虎就属于两个种群，

因为它们生活在完全不同的环境中，体型和外貌也存在很大差异。

一山不容二虎！

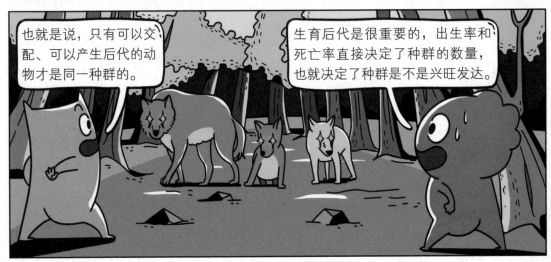

也就是说，只有可以交配、可以产生后代的动物才是同一种群的。

生育后代是很重要的，出生率和死亡率直接决定了种群的数量，也就决定了种群是不是兴旺发达。

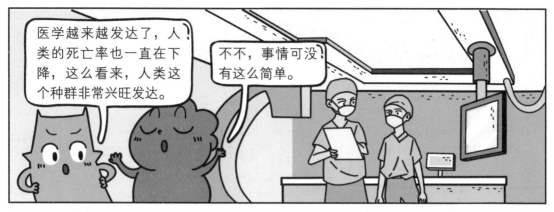

医学越来越发达了，人类的死亡率也一直在下降，这么看来，人类这个种群非常兴旺发达。

不不，事情可没有这么简单。

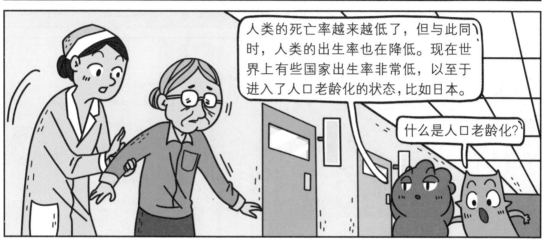

人类的死亡率越来越低了，但与此同时，人类的出生率也在降低。现在世界上有些国家出生率非常低，以至于进入了人口老龄化的状态，比如日本。

什么是人口老龄化？

种群是由一个个个体组成的，不同年龄的个体在种群中都占有一定的比例，这种比例关系就形成了种群的年龄结构。

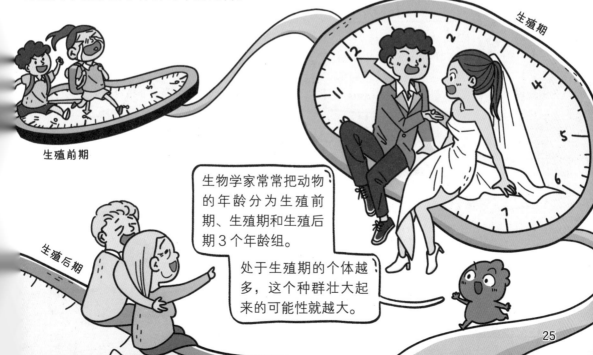

生殖前期

生殖期

生殖后期

生物学家常常把动物的年龄分为生殖前期、生殖期和生殖后期3个年龄组。

处于生殖期的个体越多，这个种群壮大起来的可能性就越大。

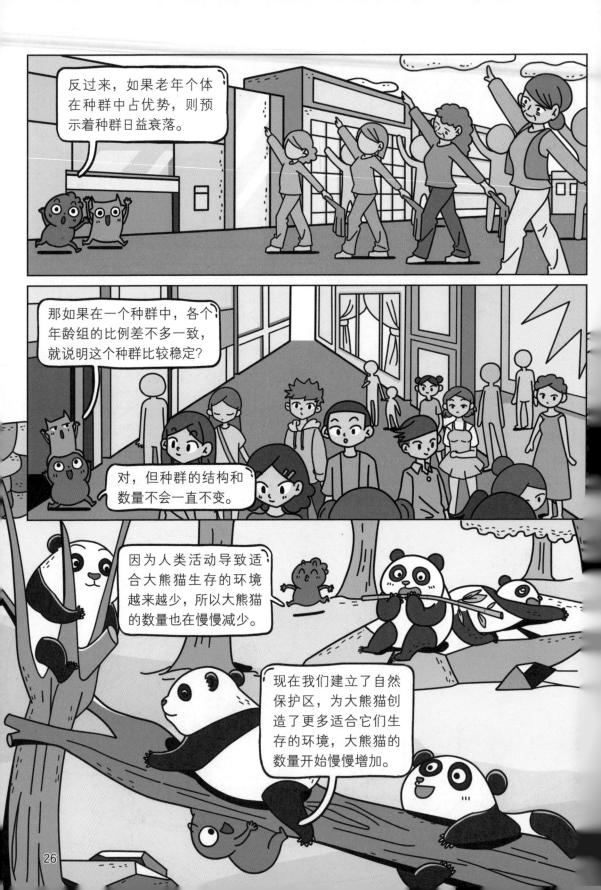

反过来，如果老年个体在种群中占优势，则预示着种群日益衰落。

那如果在一个种群中，各个年龄组的比例差不多一致，就说明这个种群比较稳定？

对，但种群的结构和数量不会一直不变。

因为人类活动导致适合大熊猫生存的环境越来越少，所以大熊猫的数量也在慢慢减少。

现在我们建立了自然保护区，为大熊猫创造了更多适合它们生存的环境，大熊猫的数量开始慢慢增加。

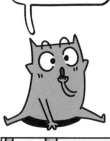

什么样的环境是适合的？什么样的环境是不适合的？

符合生物生长需求的环境就是适合的。比如大熊猫喜欢吃竹子，竹子很少的地方对大熊猫来说就不适合生长。

还有一点必须注意，如果适合这种生物生存的环境范围太小也不行，

比如这里生长的竹子只够养活一只大熊猫，那如果再来一只大熊猫，这个环境就承受不住了。

我明白了，一碗饭只够一个人吃，要想喂饱两个人，就得准备两碗饭。

饭越多，能喂饱的人就越多。同样地，房间越大，能容纳的人就越多。环境里的资源也一样，无论空间，还是食物，都是有限的，这就导致环境能容纳的生物数量是有限的。

所以保护区建得越大，能容纳的大熊猫就越多！

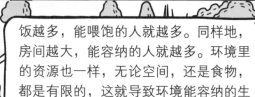
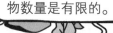
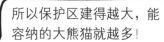

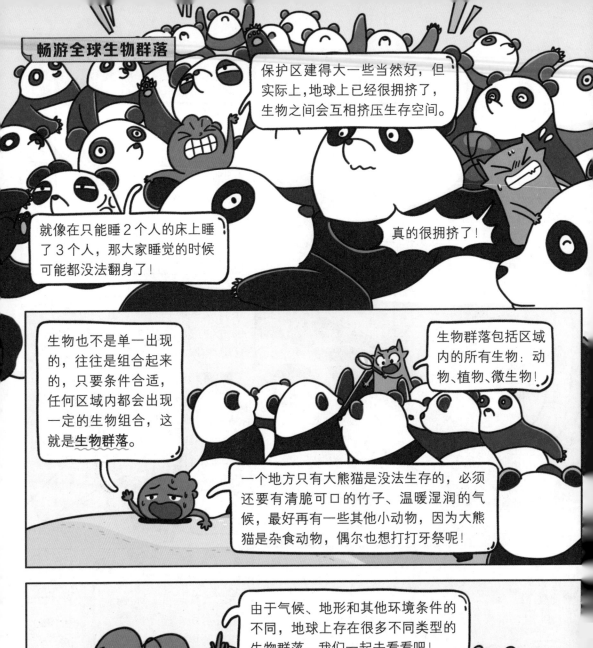

保护区建得大一些当然好，但实际上，地球上已经很拥挤了，生物之间会互相挤压生存空间。

就像在只能睡2个人的床上睡了3个人，那大家睡觉的时候可能都没法翻身了！

真的很拥挤了！

生物也不是单一出现的，往往是组合起来的，只要条件合适，任何区域内都会出现一定的生物组合，这就是生物群落。

生物群落包括区域内的所有生物：动物、植物、微生物！

一个地方只有大熊猫是没法生存的，必须还要有清脆可口的竹子、温暖湿润的气候，最好再有一些其他小动物，因为大熊猫是杂食动物，偶尔也想打打牙祭呢！

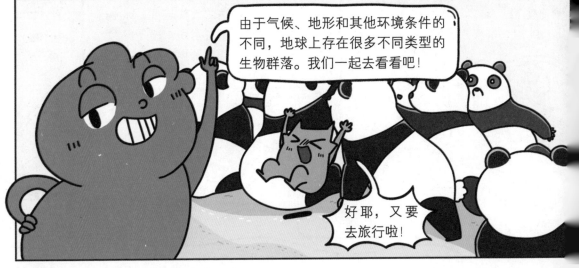

由于气候、地形和其他环境条件的不同，地球上存在很多不同类型的生物群落。我们一起去看看吧！

好耶，又要去旅行啦！

28

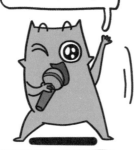

第一站我们来到了热带雨林！这里全年炎热，几乎每天都下雨。

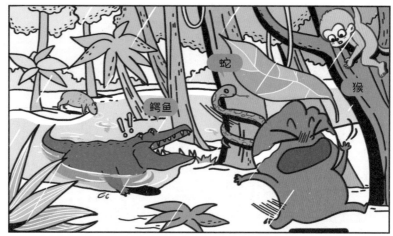

蛇

猴

鳄鱼

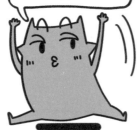

世界上的热带雨林都分布在地球的"腰部"，最具代表性的是南美洲的亚马孙河流域。

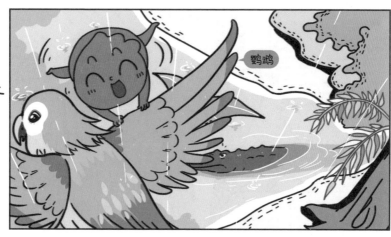

鹦鹉

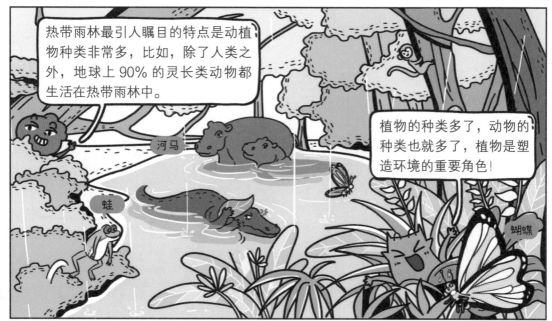

热带雨林最引人瞩目的特点是动植物种类非常多，比如，除了人类之外，地球上90%的灵长类动物都生活在热带雨林中。

植物的种类多了，动物的种类也就多了，植物是塑造环境的重要角色！

河马

蛙

蝴蝶

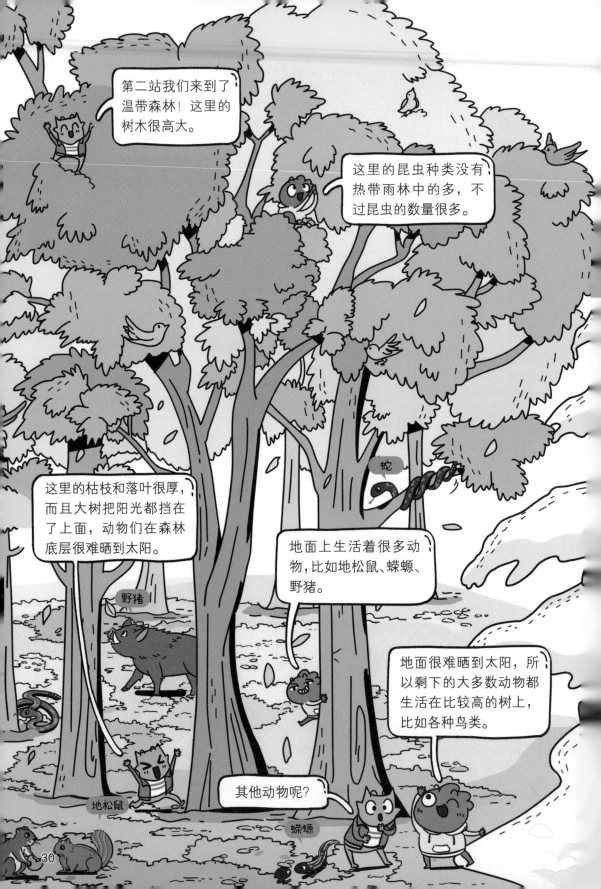

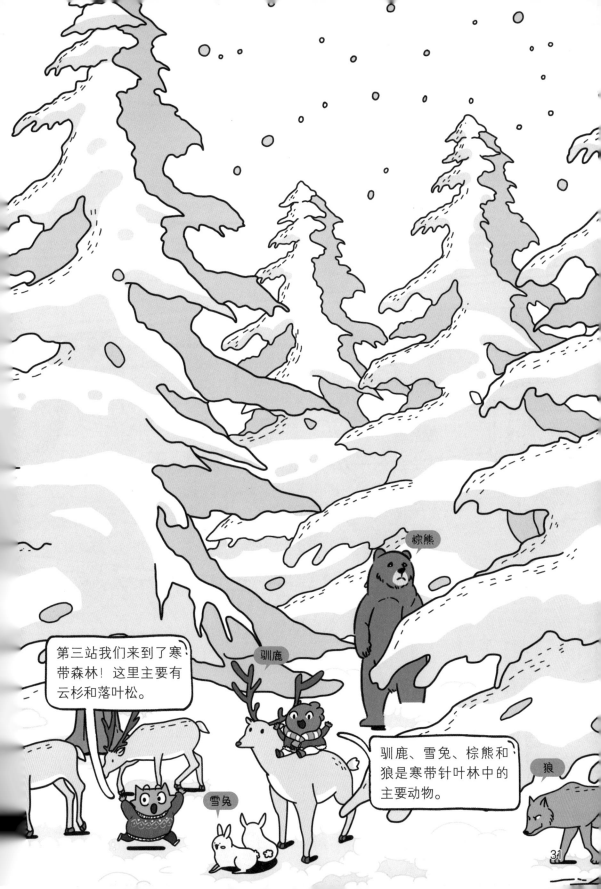

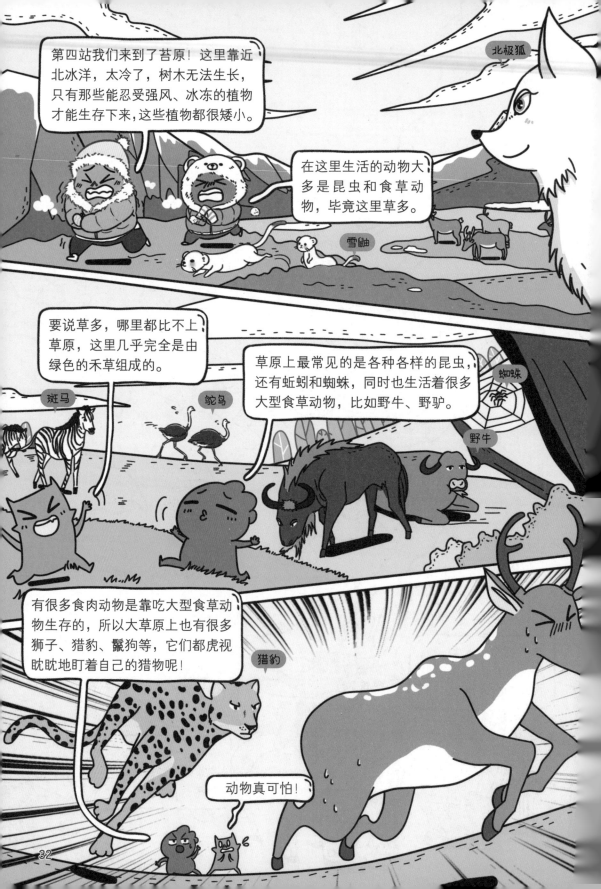

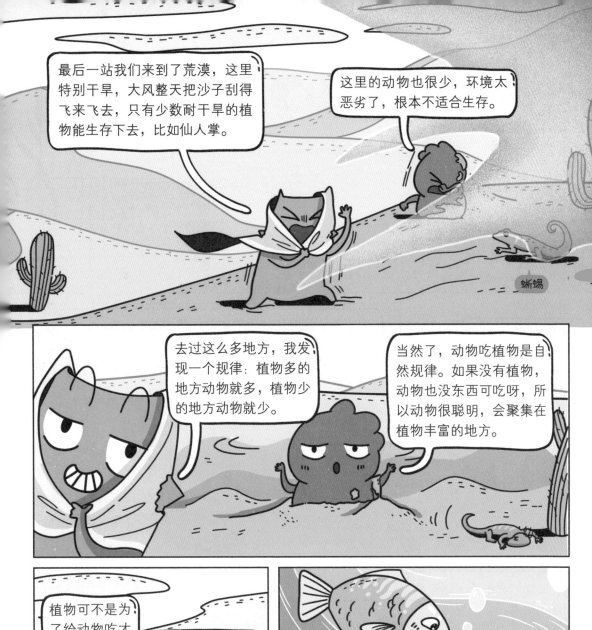

最后一站我们来到了荒漠，这里特别干旱，大风整天把沙子刮得飞来飞去，只有少数耐干旱的植物能生存下去，比如仙人掌。

这里的动物也很少，环境太恶劣了，根本不适合生存。

蜥蜴

去过这么多地方，我发现一个规律：植物多的地方动物就多，植物少的地方动物就少。

当然了，动物吃植物是自然规律。如果没有植物，动物也没东西可吃呀，所以动物很聪明，会聚集在植物丰富的地方。

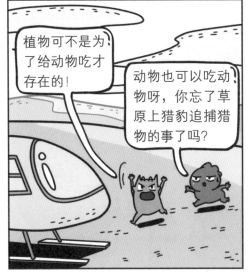

植物可不是为了给动物吃才存在的！

动物也可以吃动物呀，你忘了草原上猎豹追捕猎物的事了吗？

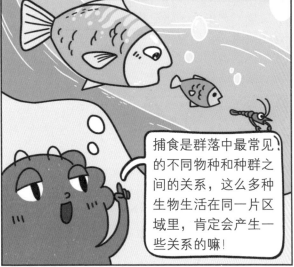

捕食是群落中最常见的不同物种和种群之间的关系，这么多种生物生活在同一片区域里，肯定会产生一些关系的嘛！

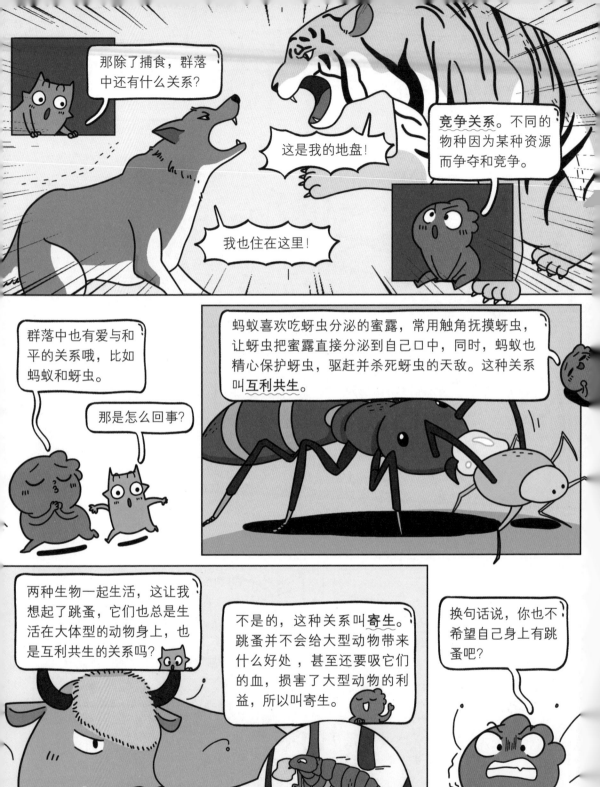

那除了捕食，群落中还有什么关系？

这是我的地盘！

我也住在这里！

竞争关系。不同的物种因为某种资源而争夺和竞争。

群落中也有爱与和平的关系哦，比如蚂蚁和蚜虫。

那是怎么回事？

蚂蚁喜欢吃蚜虫分泌的蜜露，常用触角抚摸蚜虫，让蚜虫把蜜露直接分泌到自己口中，同时，蚂蚁也精心保护蚜虫，驱赶并杀死蚜虫的天敌。这种关系叫**互利共生**。

两种生物一起生活，这让我想起了跳蚤，它们也总是生活在大体型的动物身上，也是互利共生的关系吗？

不是的，这种关系叫**寄生**。跳蚤并不会给大型动物带来什么好处，甚至还要吸它们的血，损害了大型动物的利益，所以叫寄生。

换句话说，你也不希望自己身上有跳蚤吧？

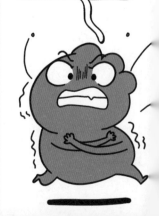

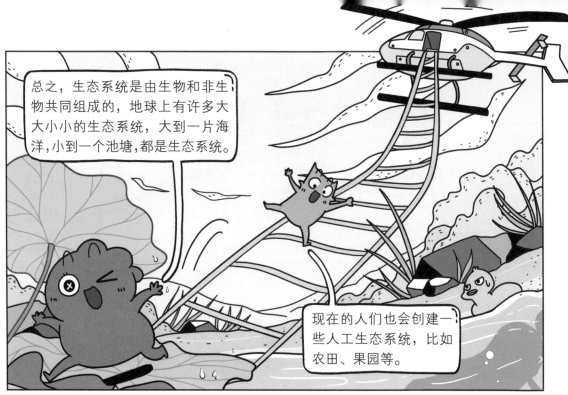

总之，生态系统是由生物和非生物共同组成的，地球上有许多大大小小的生态系统，大到一片海洋，小到一个池塘，都是生态系统。

现在的人们也会创建一些人工生态系统，比如农田、果园等。

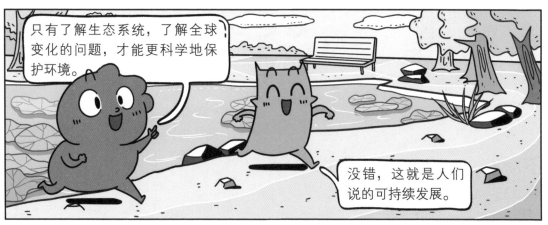

只有了解生态系统，了解全球变化的问题，才能更科学地保护环境。

没错，这就是人们说的可持续发展。

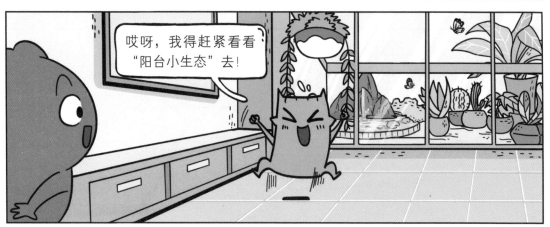

哎呀，我得赶紧看看"阳台小生态"去！

为了实现可持续发展,我们提倡采取更环保的生活方式,下面哪些行为有利于环保?

①绿色出行

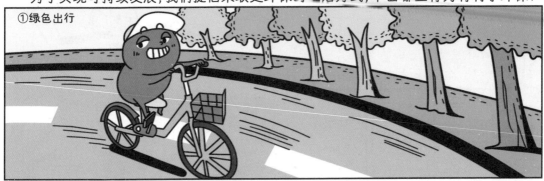

②垃圾分类

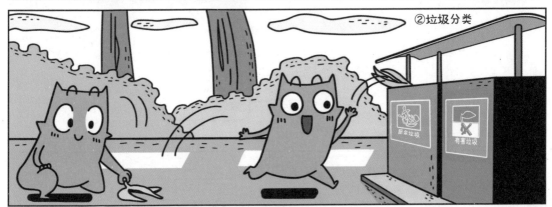

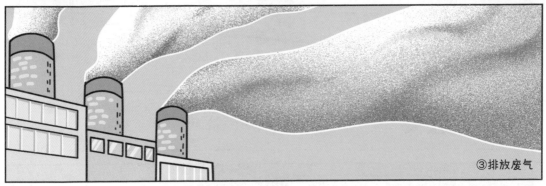

③排放废气

④节约资源

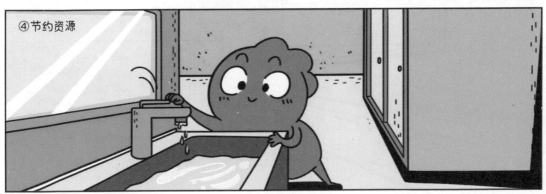

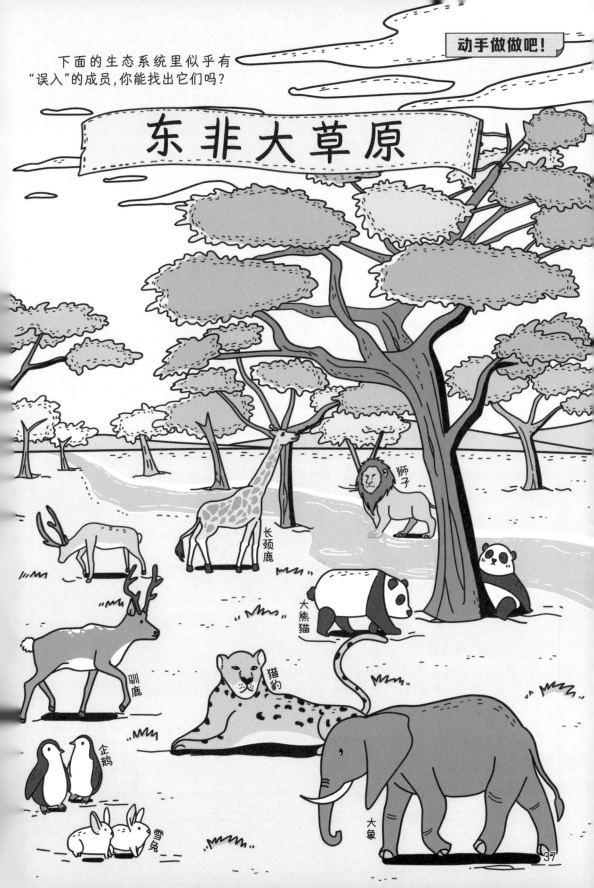

下面的生态系统里似乎有"误入"的成员,你能找出它们吗?

东非大草原

什么是生态学?

- 研究生物、人类和环境之间的错综复杂的关系的科学就是生态学。

什么是全球变暖?

- 全球变暖是指地球表面的大气、土壤、水,以及植物等的温度逐年缓慢上升。

什么是酸雨?

- 酸雨是燃烧煤、石油和天然气所产生的二氧化硫等气体分子和大气中的水结合而形成的 pH 值为 2~5 的雨。

什么是生物多样性?

- 生物多样性是指一定范围内多种多样活的有机体(动物、植物、微生物)有规律地结合所构成的稳定的生态综合体,包括动物、植物、微生物的物种多样性,物种的遗传与变异的多样性及生态系统的多样性。

什么是种群?

- 种群是同一物种个体的集合体,由不同年龄、不同性别的个体组成,它们彼此之间可以交配并繁殖。

什么是群落?

- 在任何特定的地区内,只要气候和其他自然条件合适,就会出现一定的生物组合,即有很多种生物种群组合在一起,这个组合就是生物群落。群落包括这一区域内的全部的植物、动物以及肉眼看不见的微生物。

P36 答案:①②④

P37 答案:企鹅、雪兔、大熊猫、驯鹿

编委会

作 者 简 介 | **米莱童书**

由国内多位资深童书编辑、插画家组成的原创童书研发团队，2019
年度"中国好书"大奖得主、桂冠童书得主、中国出版"原动力"
大奖得主，是中国新闻出版业科技与标准重点实验室（跨领域综合
方向）授牌的中国青少年科普内容研发与推广基地，曾多次获得省
部级嘉奖和国家级动漫产品大奖。团队致力于对传统童书阅读进行
内容与形式的升级迭代，开发一流原创童书作品，使其更加适应当
代中国家庭的阅读需求与学习需求。

知识脚本作者 | **张可文**

北京市育才学校高中生物教师　北京市西城区骨干教师、优秀教师

原 创 团 队 | **策 划 人：** 刘润东　魏　诺

统筹编辑： 王　佩

编 写 组： 王　佩　于雅致

绘 画 组： 王婉静　张秀雯　郑姗姗　吴鹏飞　范小雨
周恩玉　翁　卫

美术设计： 辛　洋　张立佳　刘雅宁

图书在版编目（CIP）数据

地球生态需要保护 / 米莱童书著、绘. — 北京：
北京理工大学出版社, 2022.3（2025.3重印）

（这就是生物）

ISBN 978-7-5763-0799-3

Ⅰ.①地… Ⅱ.①米… Ⅲ.①生态环境保护-青少年
读物 Ⅳ.①X171.4-49

中国版本图书馆CIP数据核字(2022)第001985号

出版发行 / 北京理工大学出版社有限责任公司

社　　　址 / 北京市丰台区四合庄路6号

邮　　　编 / 100070

电　　　话 / （010）82563891（童书出版中心）

网　　　址 / http://www.bitpress.com.cn

经　　　销 / 全国各地新华书店

印　　　刷 / 朗翔印刷（天津）有限公司

开　　　本 / 710毫米×1000毫米　1 / 16

印　　　张 / 2.5　　　　　　　　　　　　　　责任编辑 / 封　雪

字　　　数 / 70千字　　　　　　　　　　　　文字编辑 / 封　雪

版　　　次 / 2022年3月第1版　2025年3月第18次印刷　　责任校对 / 刘亚男

定　　　价 / 200.00元（全9册）　　　　　　　责任印制 / 王美丽

生物技术的魔法时刻

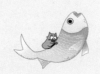

米莱童书 著·绘

北京理工大学出版社
BEIJING INSTITUTE OF TECHNOLOGY PRESS

2021 年圣诞节前夕，我收到了《这就是生物》的书稿。这套适合 6~12 岁儿童阅读的生物学启蒙科普漫画让这个圣诞节更添妙趣。

生物学成为一门学科只是近 300 年的事，但是人类对生命的探索却有上万年的历史。距今约 17 000 年的山洞画中仍保留着人类最初观察生物、探索自然的印记。地球上形形色色的生物让这个世界丰富多彩，充满勃勃生机。人类本是自然的一部分，自然的万物哺育了人类，自然的变化与人类的命运息息相关。但是，当逐渐远离自然，建立大规模的村镇和城市后，人类逐渐失去了与自然脉搏的同频共振，以为有了城市的保护便可以远离自然给人类带来的不确定性的影响。然而，事实并非如此，我们依然生活在地球的自然生态圈中，大自然的每一次"感冒"、每一个"喷嚏"、每一次"怒吼"，都会给人类带来巨大的灾难。所以，认识自然、探究自然、敬畏自然、尊重自然，仍然是生活在地球上的人类需要认识到的基本事实。现在，随着人类对生物学研究的深入，生物学又出现了若干分支，生物学对于医学、药学等学科的重要性也日益突显，因此，投入生物学研究的怀抱在日后将大有可为。

如果你对身边的动植物、生物现象感兴趣，《这就是生物》将解答你的大部分疑问。这套书从微生物到动植物，从细胞到生态，从微观到宏观，用漫画的形式再现生物学知识，更加有趣又具象，十分适合对生物学感兴趣的孩子进行启蒙阅读。

希望这套有趣味的生物学启蒙科普漫画书能激发你对生物学的兴趣，与我一起为人与自然和谐共处的美好未来努力！

苏都莫日根

2021 年 12 月 26 日 于北京大学生命科学学院

目 录

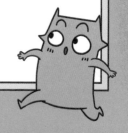

在地球演化的 46 亿年里，生命存在的时间有 30 多亿年。

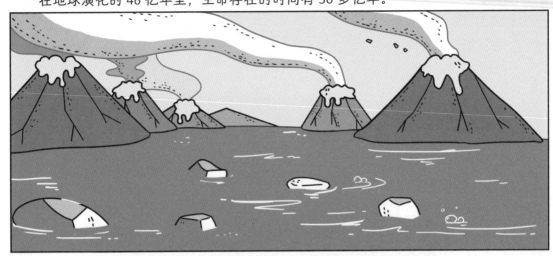

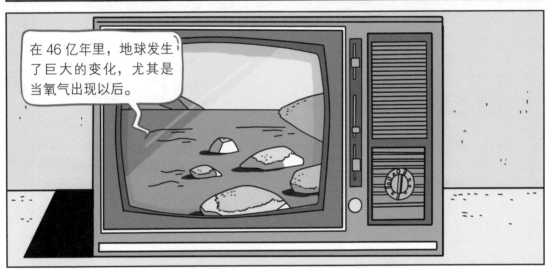

在 46 亿年里，地球发生了巨大的变化，尤其是当氧气出现以后。

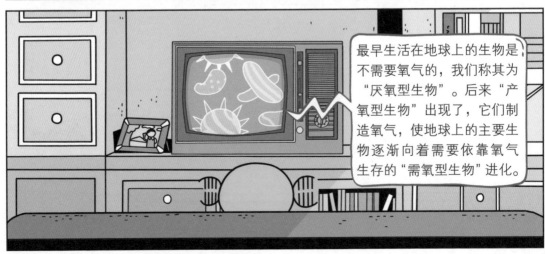

最早生活在地球上的生物是不需要氧气的，我们称其为"厌氧型生物"。后来"产氧型生物"出现了，它们制造氧气，使地球上的主要生物逐渐向着需要依靠氧气生存的"需氧型生物"进化。

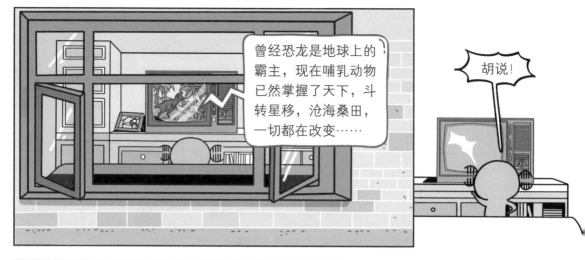

曾经恐龙是地球上的霸主，现在哺乳动物已然掌握了天下，斗转星移，沧海桑田，一切都在改变……

胡说！

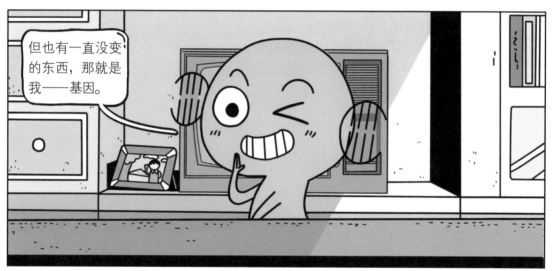

但也有一直没变的东西，那就是我——基因。

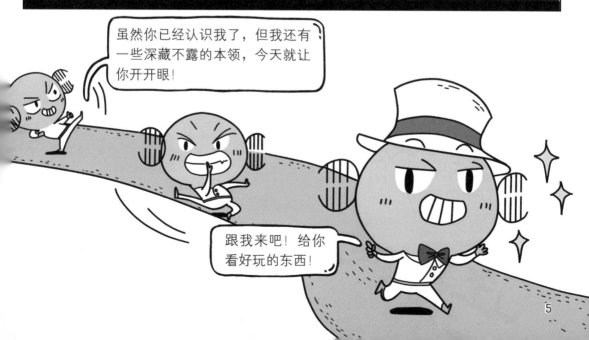

虽然你已经认识我了，但我还有一些深藏不露的本领，今天就让你开开眼！

跟我来吧！给你看好玩的东西！

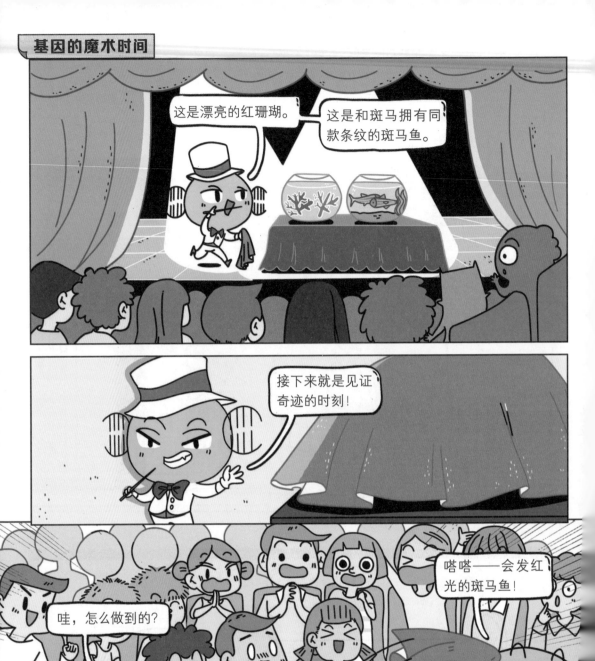

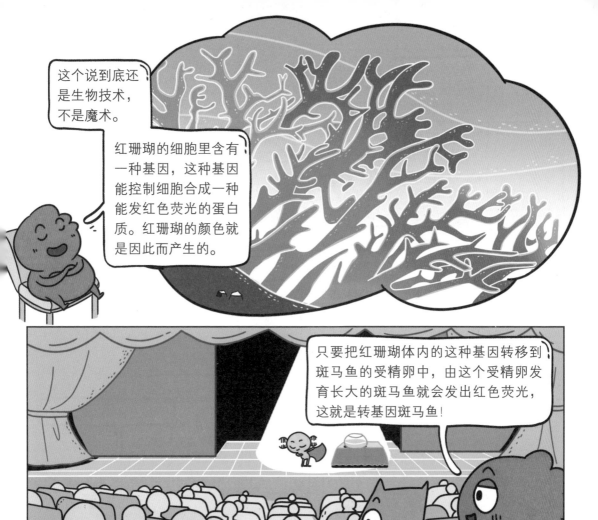

这个说到底还是生物技术，不是魔术。

红珊瑚的细胞里含有一种基因，这种基因能控制细胞合成一种能发红色荧光的蛋白质。红珊瑚的颜色就是因此而产生的。

只要把红珊瑚体内的这种基因转移到斑马鱼的受精卵中，由这个受精卵发育长大的斑马鱼就会发出红色荧光，这就是转基因斑马鱼！

原来是这样。

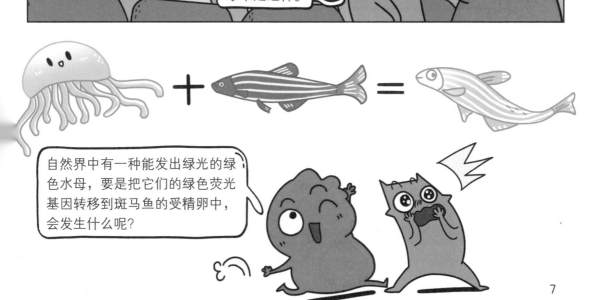

自然界中有一种能发出绿光的绿色水母，要是把它们的绿色荧光基因转移到斑马鱼的受精卵中，会发生什么呢？

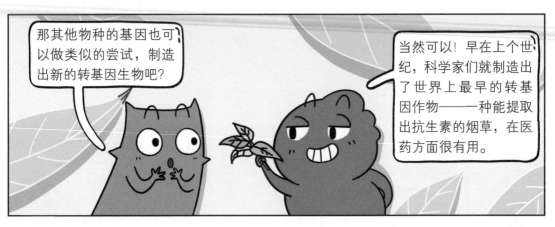

那其他物种的基因也可以做类似的尝试，制造出新的转基因生物吧？

当然可以！早在上个世纪，科学家们就制造出了世界上最早的转基因作物——一种能提取出抗生素的烟草，在医药方面很有用。

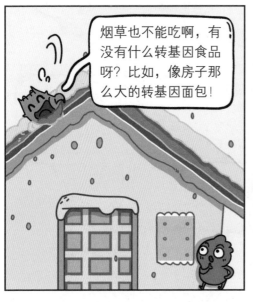

烟草也不能吃啊，有没有什么转基因食品呀？比如，像房子那么大的转基因面包！

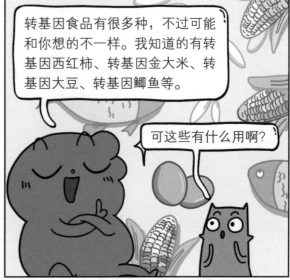

转基因食品有很多种，不过可能和你想的不一样。我知道的有转基因西红柿、转基因金大米、转基因大豆、转基因鲫鱼等。

可这些有什么用啊？

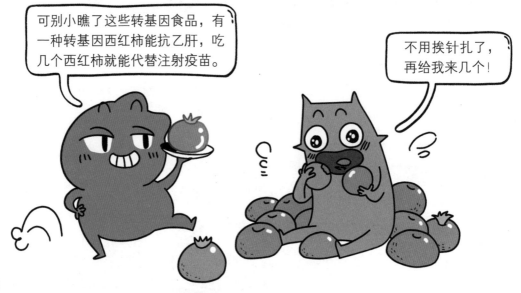

可别小瞧了这些转基因食品，有一种转基因西红柿能抗乙肝，吃几个西红柿就能代替注射疫苗。

不用挨针扎了，再给我来几个！

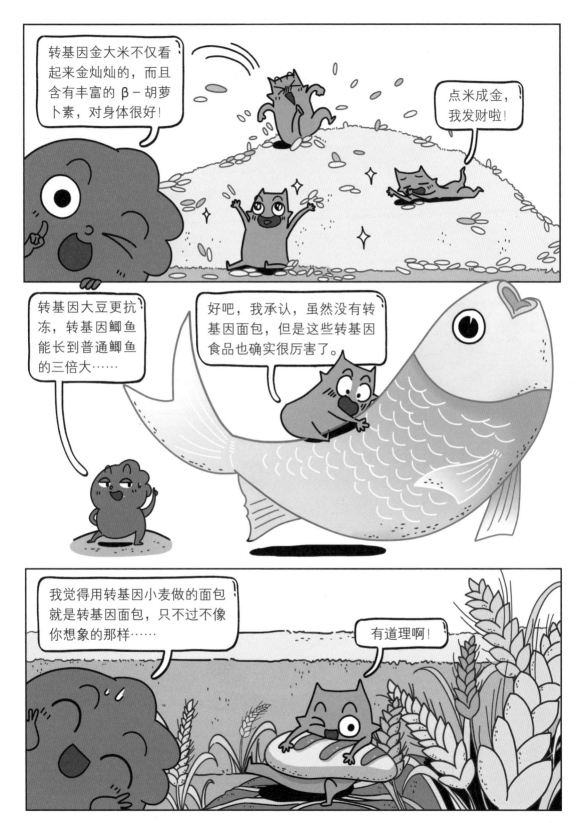

转基因作物为人们提供了方便，早在十多年前，美国种植的全部农作物中，转基因农作物就已经达到了 85% 左右，中国现在也是世界四大种植转基因作物的国家之一。

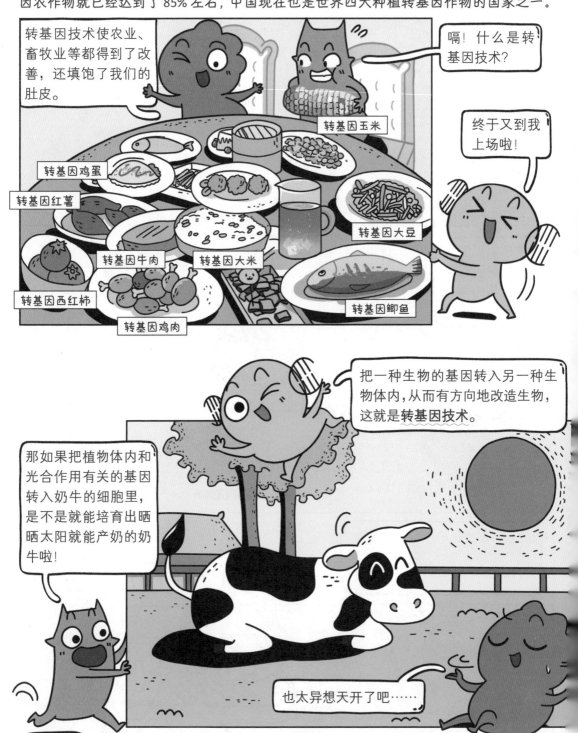

转基因技术使农业、畜牧业等都得到了改善，还填饱了我们的肚皮。

嗝！什么是转基因技术?

转基因玉米

终于又到我上场啦！

转基因鸡蛋

转基因红薯

转基因大豆

转基因西红柿

转基因牛肉

转基因大米

转基因鲫鱼

转基因鸡肉

把一种生物的基因转入另一种生物体内，从而有方向地改造生物，这就是**转基因技术**。

那如果把植物体内和光合作用有关的基因转入奶牛的细胞里，是不是就能培育出晒晒太阳就能产奶的奶牛啦！

也太异想天开了吧……

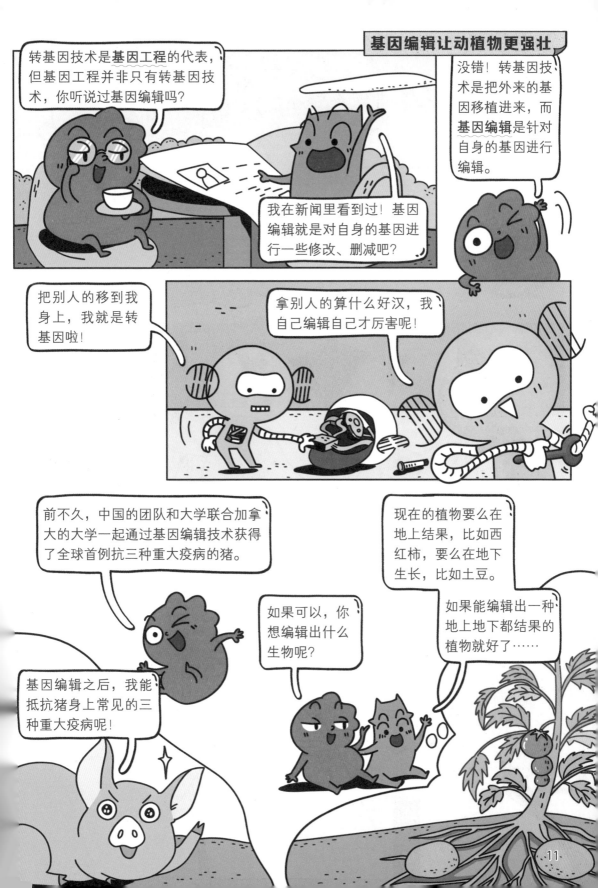

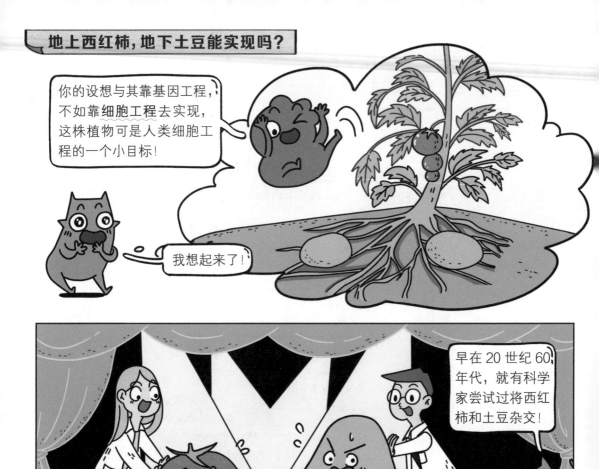

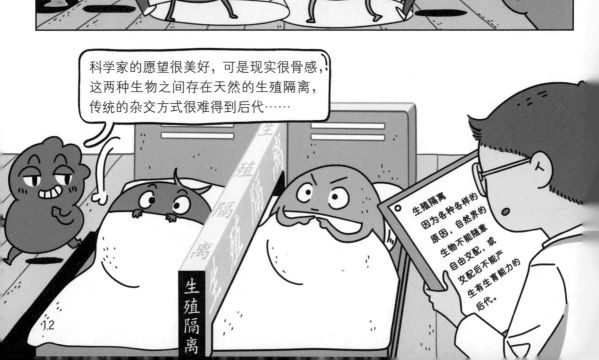

12

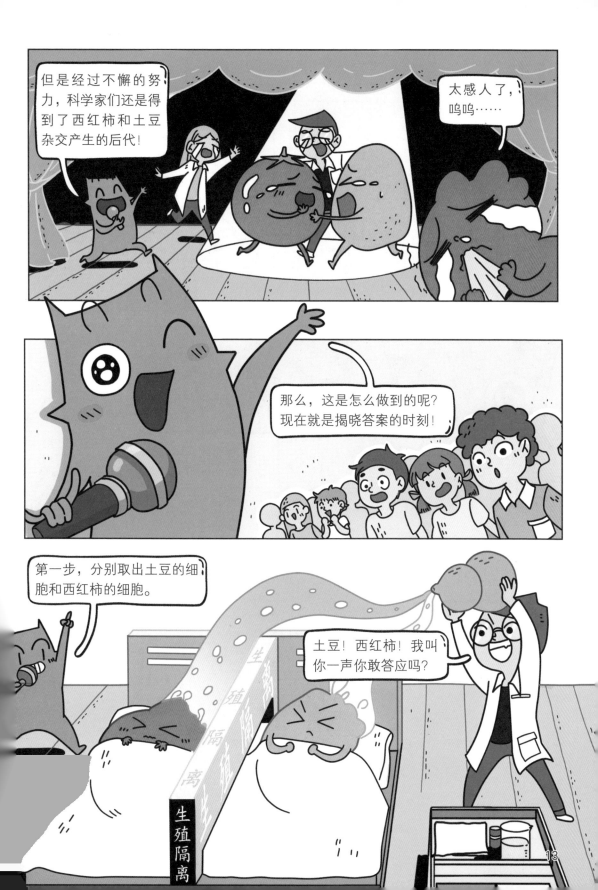

13

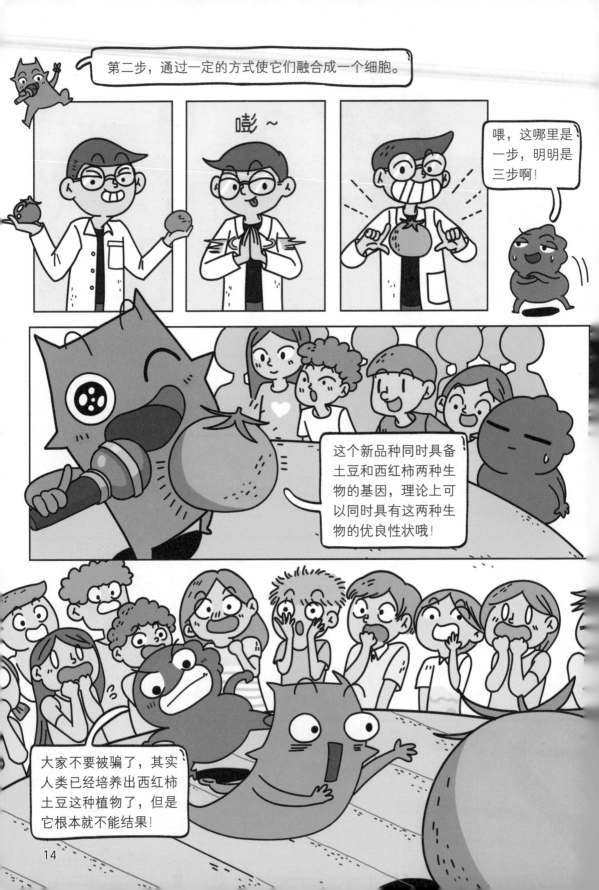

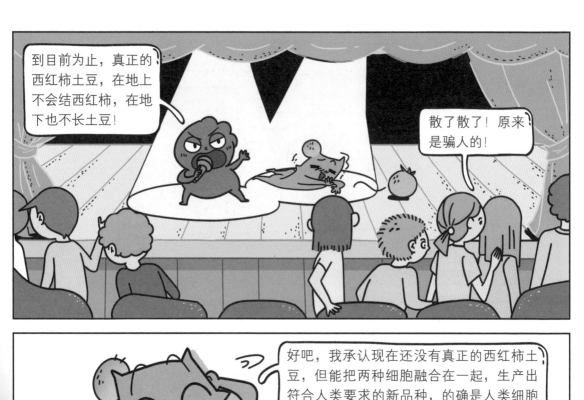

到目前为止，真正的西红柿土豆，在地上不会结西红柿，在地下也不长土豆！

散了散了！原来是骗人的！

好吧，我承认现在还没有真正的西红柿土豆，但能把两种细胞融合在一起，生产出符合人类要求的新品种，的确是人类细胞工程的一大步！

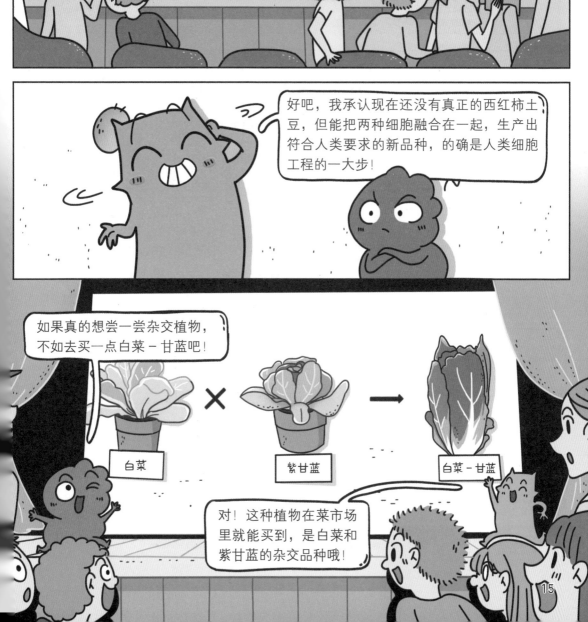

如果真的想尝一尝杂交植物，不如去买一点白菜－甘蓝吧！

白菜 × 紫甘蓝 → 白菜－甘蓝

对！这种植物在菜市场里就能买到，是白菜和紫甘蓝的杂交品种哦！

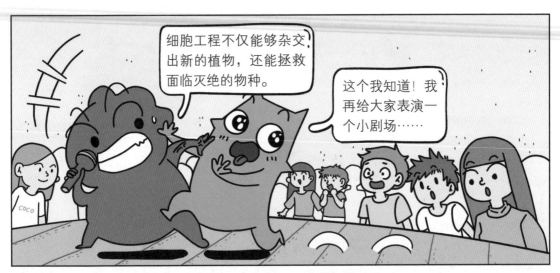

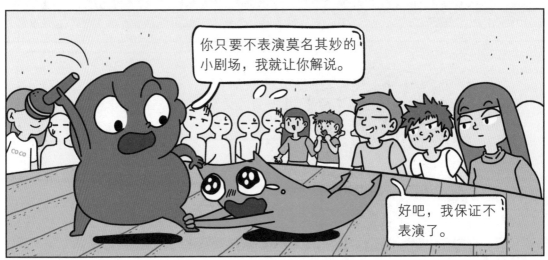

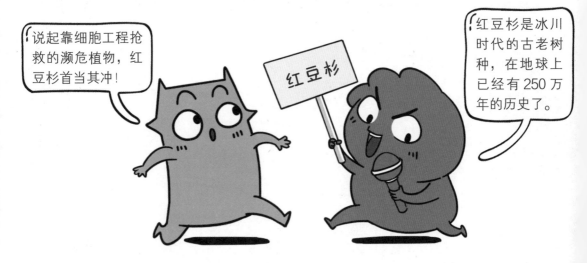

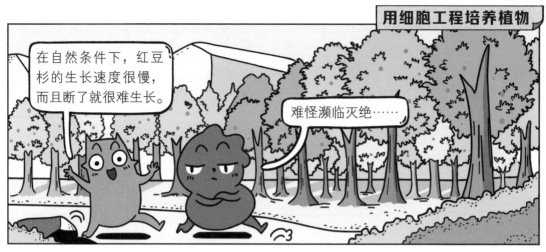

在自然条件下，红豆杉的生长速度很慢，而且断了就很难生长。

难怪濒临灭绝……

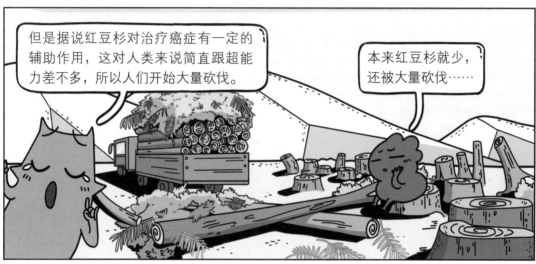

但是据说红豆杉对治疗癌症有一定的辅助作用，这对人类来说简直跟超能力差不多，所以人们开始大量砍伐。

本来红豆杉就少，还被大量砍伐……

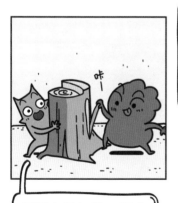

好消息是细胞工程中的组织培养技术可以从根本上改善现状！

植物组织培养是指将从植物身上分离下来的器官、组织或细胞等，把它们培养在人工配置好的营养物质里。

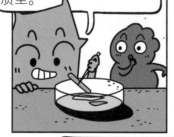

这样就能培养出大量的红豆杉幼苗啦！

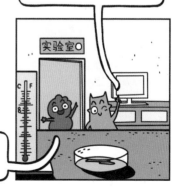

再给它们提供适宜的培养条件，从而形成完整的植株。

17

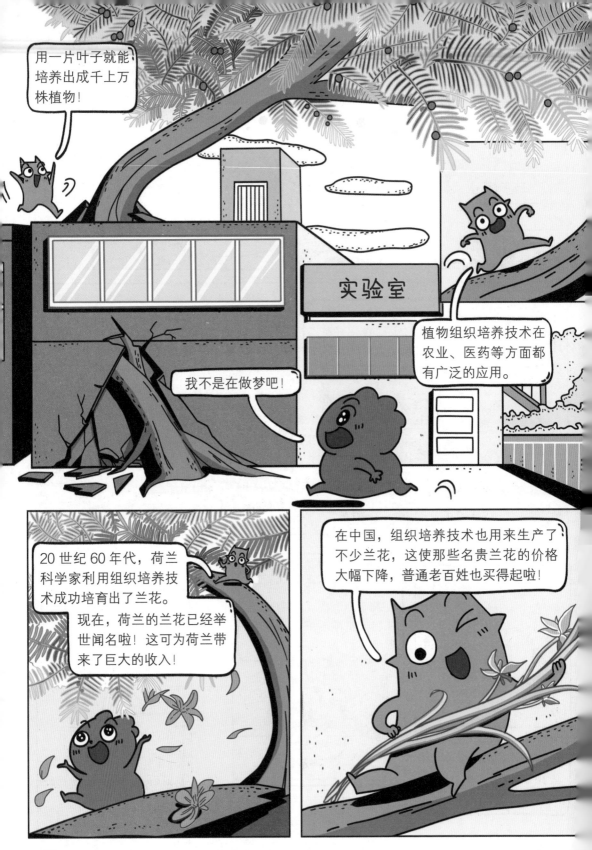

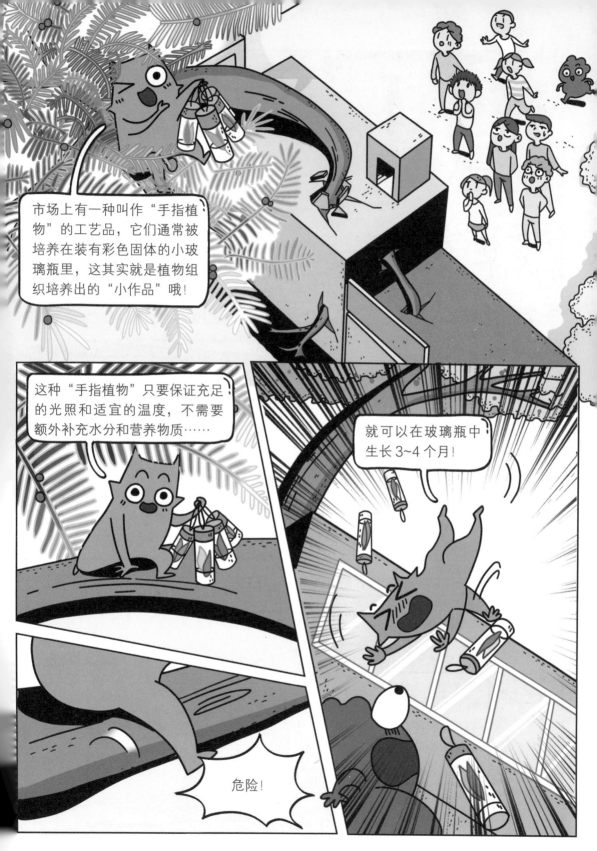

市场上有一种叫作"手指植物"的工艺品，它们通常被培养在装有彩色固体的小玻璃瓶里，这其实就是植物组织培养出的"小作品"哦！

这种"手指植物"只要保证充足的光照和适宜的温度，不需要额外补充水分和营养物质……

就可以在玻璃瓶中生长 3~4 个月！

危险！

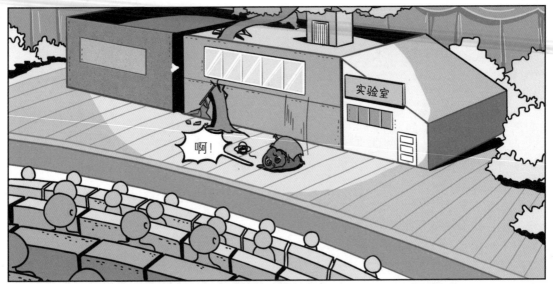

啊！

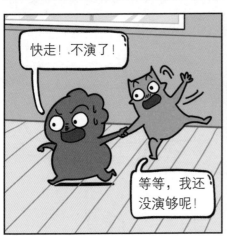

快走！不演了！

等等，我还没演够呢！

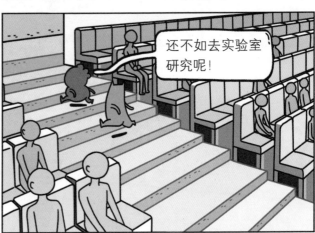

还不如去实验室研究呢！

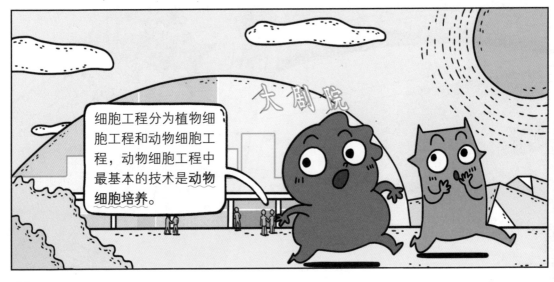

细胞工程分为植物细胞工程和动物细胞工程，动物细胞工程中最基本的技术是动物细胞培养。

20

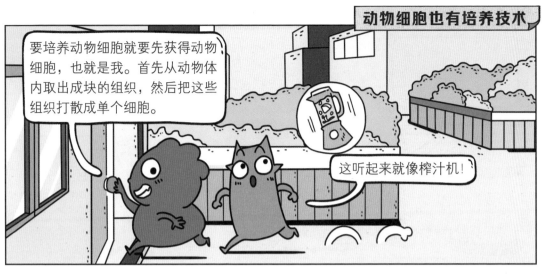

要培养动物细胞就要先获得动物细胞，也就是我。首先从动物体内取出成块的组织，然后把这些组织打散成单个细胞。

这听起来就像榨汁机！

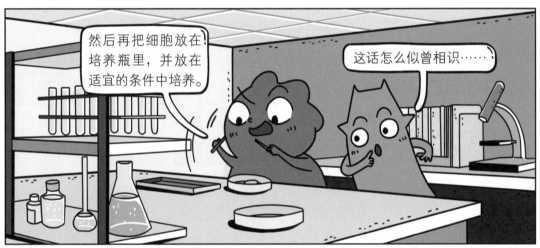

然后再把细胞放在培养瓶里，并放在适宜的条件中培养。

这话怎么似曾相识……

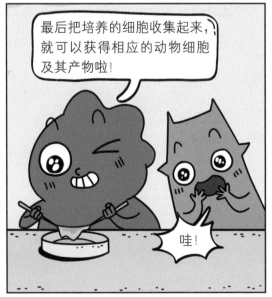

最后把培养的细胞收集起来，就可以获得相应的动物细胞及其产物啦！

哇！

用动物细胞培养技术构建出来的人造皮肤可以用于皮肤移植。

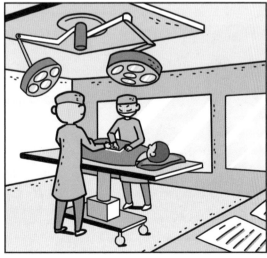

21

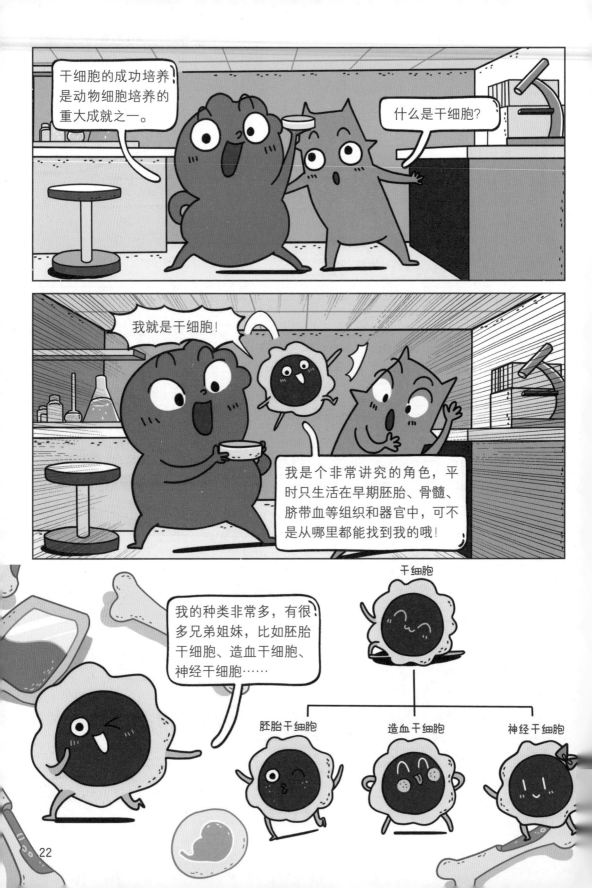

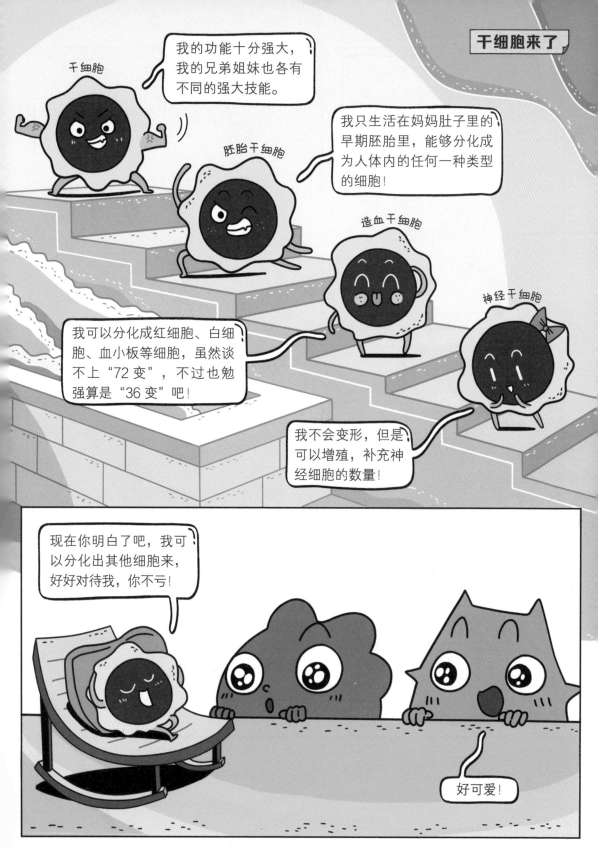

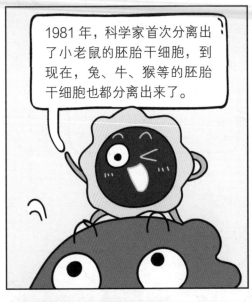

1981年，科学家首次分离出了小老鼠的胚胎干细胞，到现在，兔、牛、猴等的胚胎干细胞也都分离出来了。

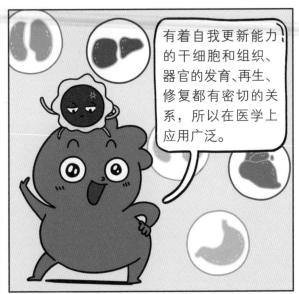

有着自我更新能力的干细胞和组织、器官的发育、再生、修复都有密切的关系，所以在医学上应用广泛。

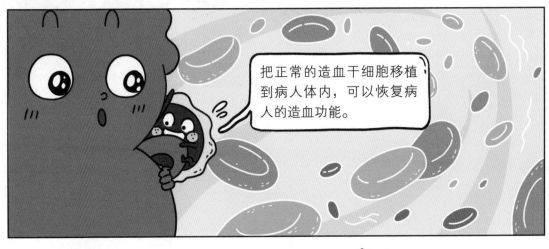

把正常的造血干细胞移植到病人体内，可以恢复病人的造血功能。

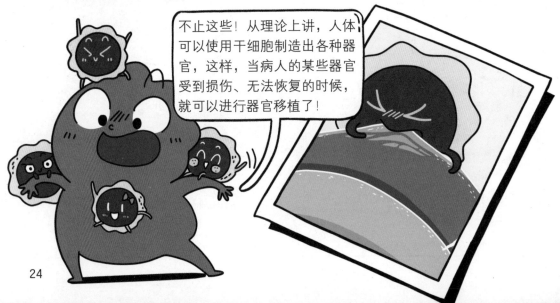

不止这些！从理论上讲，人体可以使用干细胞制造出各种器官，这样，当病人的某些器官受到损伤、无法恢复的时候，就可以进行器官移植了！

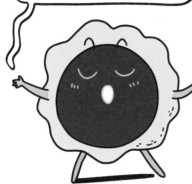

不得不承认的是，虽然现在还面临着一些问题，但是人们对于干细胞的研究一刻也没有停止。未来我的作用可是会越来越大！

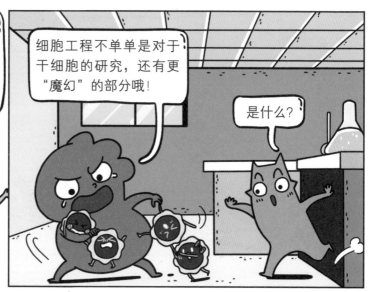

细胞工程不单单是对于干细胞的研究，还有更"魔幻"的部分哦！

是什么？

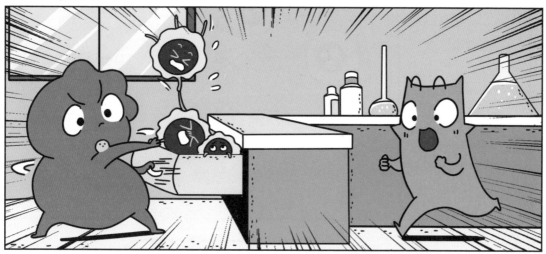

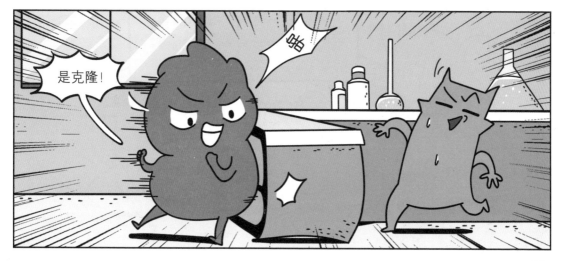

是克隆！

啪

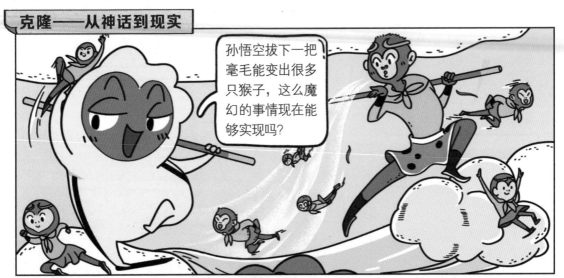

孙悟空拔下一把毫毛能变出很多只猴子，这么魔幻的事情现在能够实现吗？

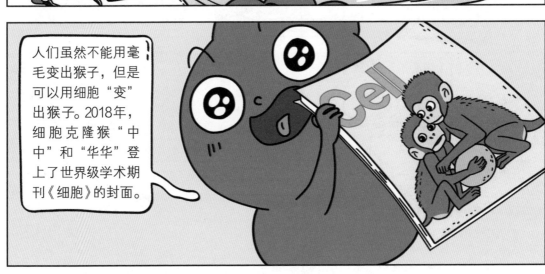

人们虽然不能用毫毛变出猴子，但是可以用细胞"变"出猴子。2018年，细胞克隆猴"中中"和"华华"登上了世界级学术期刊《细胞》的封面。

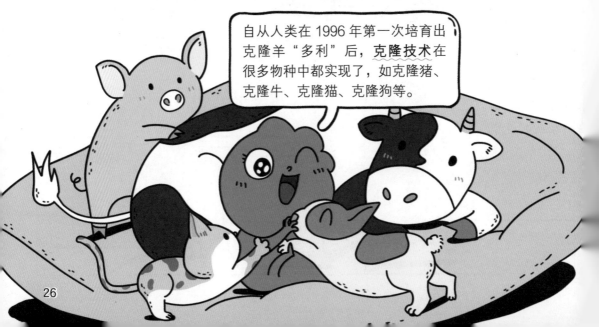

自从人类在 1996 年第一次培育出克隆羊"多利"后，克隆技术在很多物种中都实现了，如克隆猪、克隆牛、克隆猫、克隆狗等。

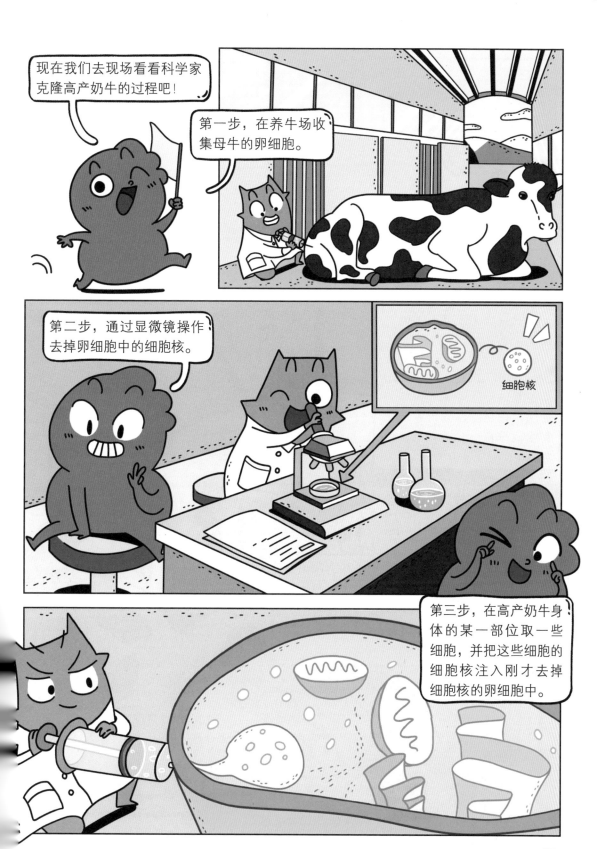

现在我们去现场看看科学家克隆高产奶牛的过程吧！

第一步，在养牛场收集母牛的卵细胞。

第二步，通过显微镜操作去掉卵细胞中的细胞核。

细胞核

第三步，在高产奶牛身体的某一部位取一些细胞，并把这些细胞的细胞核注入刚才去掉细胞核的卵细胞中。

27

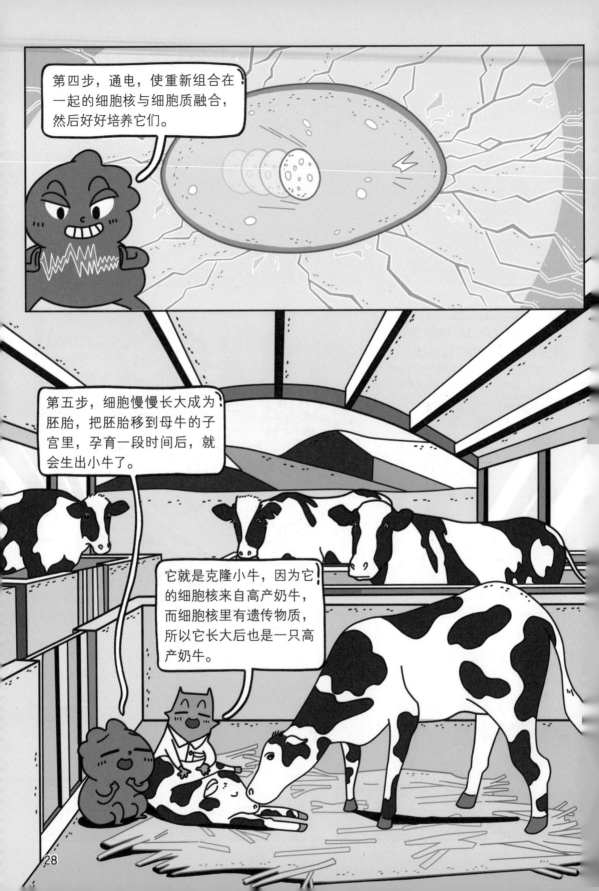

第四步，通电，使重新组合在一起的细胞核与细胞质融合，然后好好培养它们。

第五步，细胞慢慢长大成为胚胎，把胚胎移到母牛的子宫里，孕育一段时间后，就会生出小牛了。

它就是克隆小牛，因为它的细胞核来自高产奶牛，而细胞核里有遗传物质，所以它长大后也是一只高产奶牛。

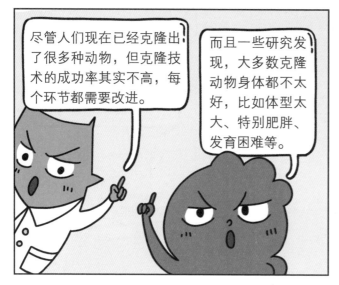

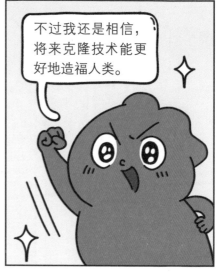

现代生物技术是把双刃剑。一方面，转基因技术、细胞工程给人类带来了琳琅满目的商品；另一方面，这些技术引发了社会对转基因产品安全性的关注和讨论。

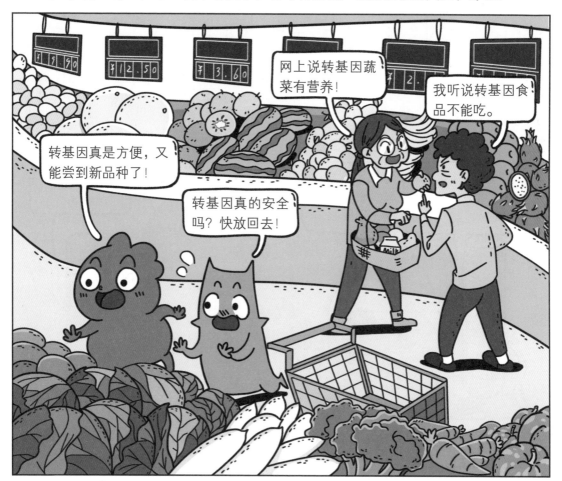

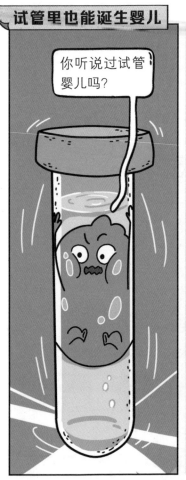

你听说过试管婴儿吗？

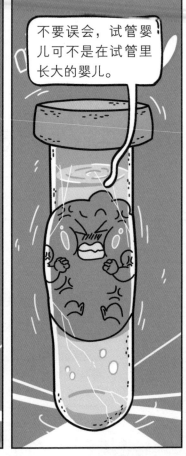

不要误会，试管婴儿可不是在试管里长大的婴儿。

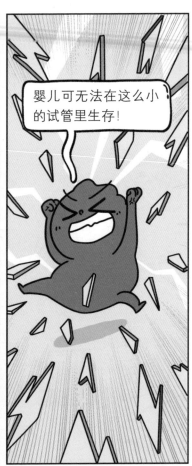

婴儿可无法在这么小的试管里生存！

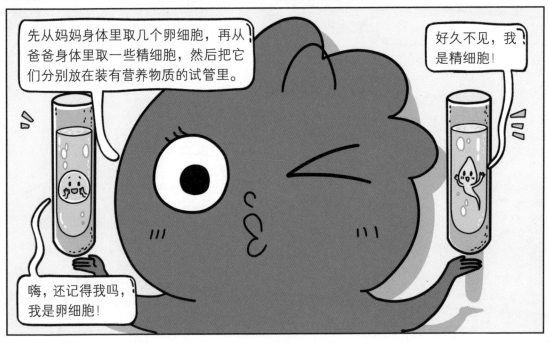

先从妈妈身体里取几个卵细胞，再从爸爸身体里取一些精细胞，然后把它们分别放在装有营养物质的试管里。

好久不见，我是精细胞！

嗨，还记得我吗，我是卵细胞！

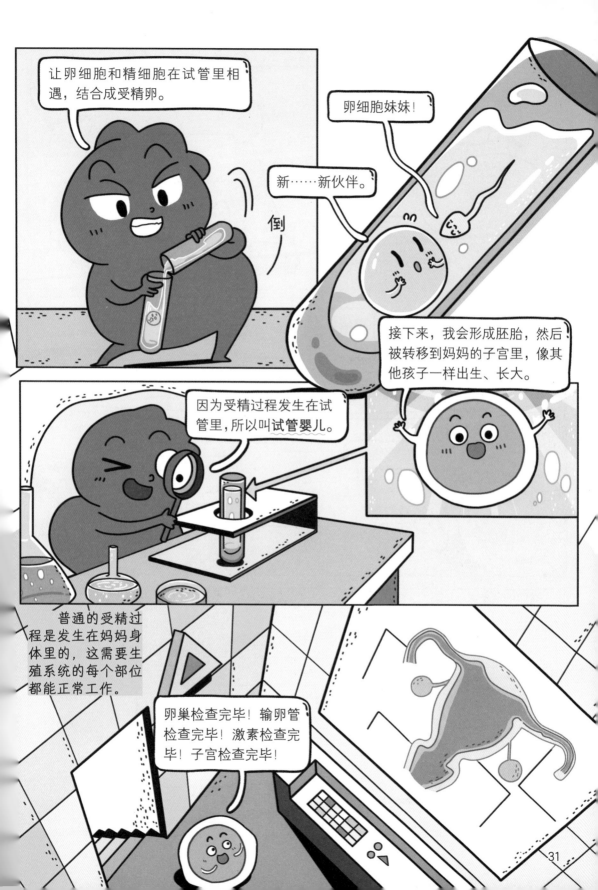

让卵细胞和精细胞在试管里相遇，结合成受精卵。

卵细胞妹妹！

新……新伙伴。

倒

接下来，我会形成胚胎，然后被转移到妈妈的子宫里，像其他孩子一样出生、长大。

因为受精过程发生在试管里，所以叫试管婴儿。

普通的受精过程是发生在妈妈身体里的，这需要生殖系统的每个部位都能正常工作。

卵巢检查完毕！输卵管检查完毕！激素检查完毕！子宫检查完毕！

31

有的人因为身体出了问题，生殖系统罢工了，无法正常受精和生育。

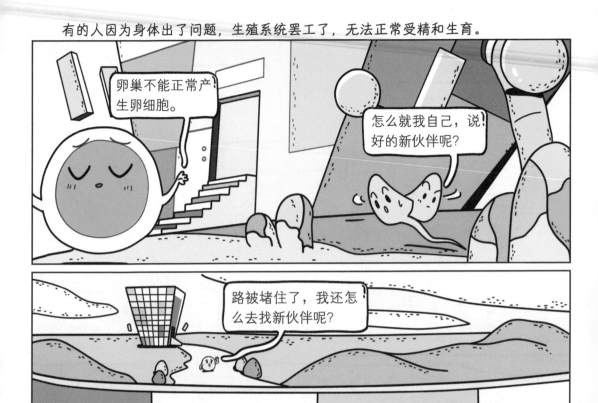

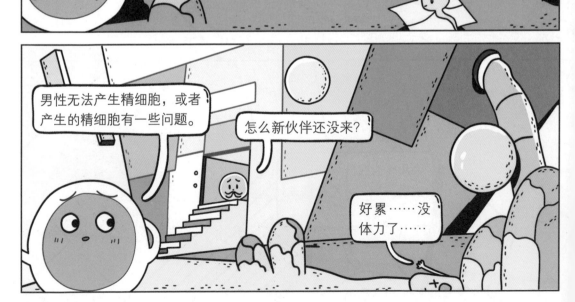

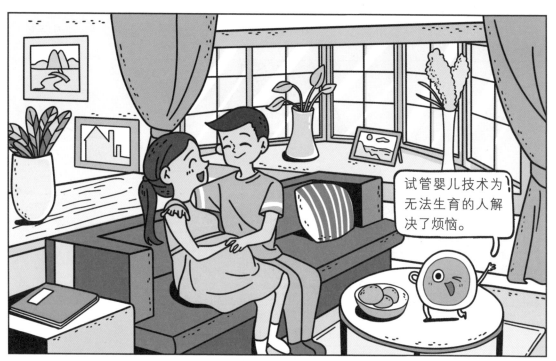

试管婴儿技术为无法生育的人解决了烦恼。

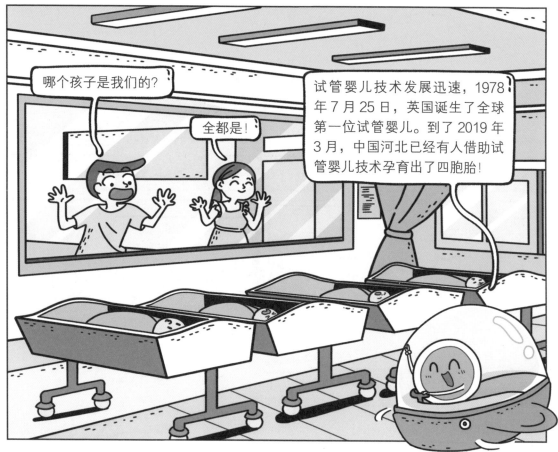

哪个孩子是我们的？

全都是！

试管婴儿技术发展迅速，1978年7月25日，英国诞生了全球第一位试管婴儿。到了2019年3月，中国河北已经有人借助试管婴儿技术孕育出了四胞胎！

生物也能做武器

生物技术大多时候被用来造福人类，但也有极少部分例外——有人利用这些技术生产出了**生物武器**。

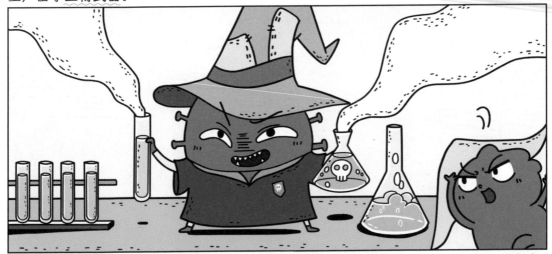

生物武器包括细菌类、病毒类、生化毒剂类等，比如能导致人感染天花的天花病毒、能导致中毒的波特淋菌、能导致人感染霍乱的霍乱弧菌。

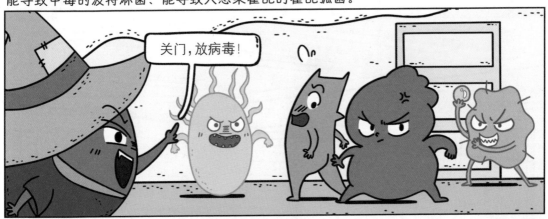

关门，放病毒！

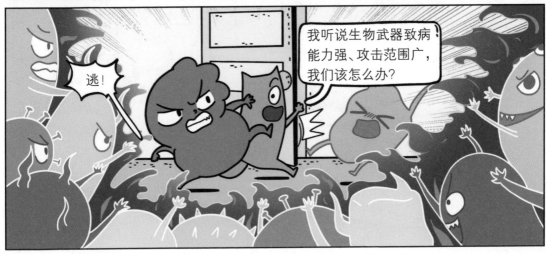

逃！

我听说生物武器致病能力强、攻击范围广，我们该怎么办？

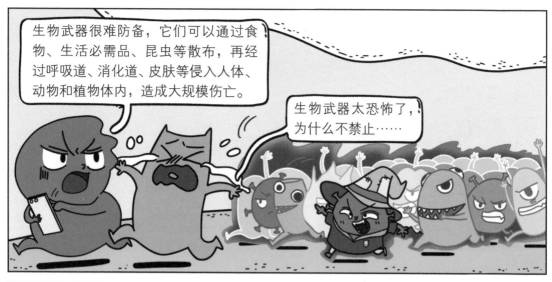

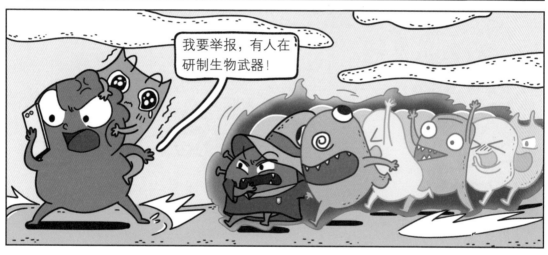

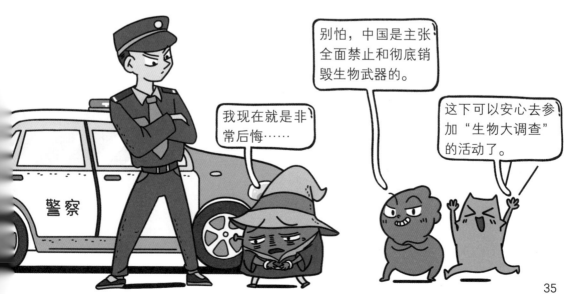

35

每种干细胞拥有的功能是什么？

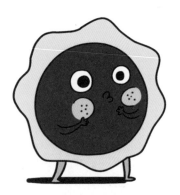

造血干细胞

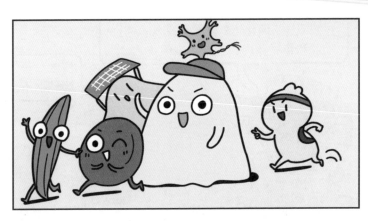

可以分化成人体内任何一种类型的细胞

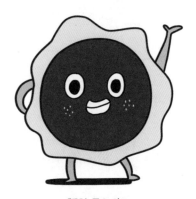

胚胎干细胞

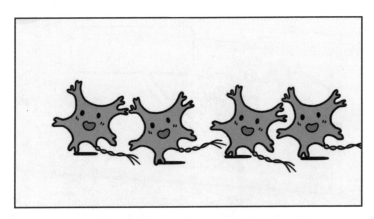

可以通过增殖补充神经细胞的数量

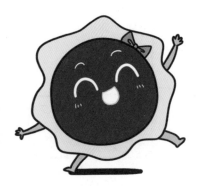

神经干细胞

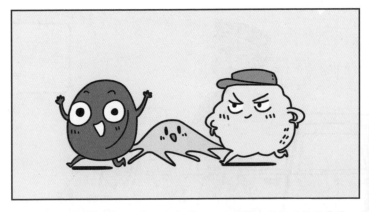

可以分化形成新的红细胞、白细胞、血小板等有具体功能的细胞

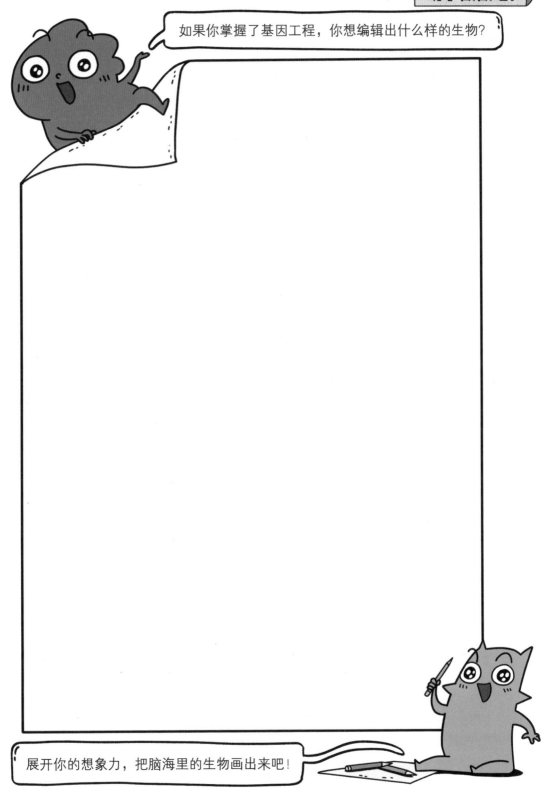

如果你掌握了基因工程，你想编辑出什么样的生物？

展开你的想象力，把脑海里的生物画出来吧！

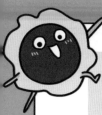

问题收纳盒

什么是转基因技术？

- 转基因技术是把一种生物的基因转入另一种生物体内，以获得人类需要的基因产物或特别的性状表现，可以定向改造生物的技术。

什么是生殖隔离？

- 因为各种各样的原因，自然界不同的物种之间不能随意自由交配，或交配后不能产生有生育能力的后代，这就是生殖隔离。

什么是植物组织培养技术？

- 植物组织培养技术是指将从植物体上分离下来的植物器官、组织或细胞等培养在人工配置好的营养物质中，给予其适宜的培养条件，诱导其形成完整植株的技术。

什么是干细胞？

- 干细胞是一类具有自我更新和分化能力的细胞。

干细胞有哪些种类？

- 胚胎干细胞和成体干细胞（造血干细胞、神经干细胞等）。

什么是克隆？

- 利用生物技术，通过无性生殖产生与原本个体拥有完全相同的基因的个体或种群。

什么是试管婴儿？

- 用人工方法让卵细胞和精细胞在体外受精，并进行早期胚胎发育，最后移植到母体子宫内发育而诞生的婴儿。

P36 答案：造血干细胞－可以分化形成新的红细胞、白细胞、血小板等有具体功能的细胞；胚胎干细胞－可以分化成人体内任何一种类型的细胞；神经干细胞－可以通过增殖补充神经细胞的数量

P37 答案：略

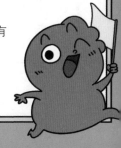

编委会

作 者 简 介 | **米莱童书**

由国内多位资深童书编辑、插画家组成的原创童书研发团队，2019年度"中国好书"大奖得主、桂冠童书得主、中国出版"原动力"大奖得主，是中国新闻出版业科技与标准重点实验室（跨领域综合方向）授牌的中国青少年科普内容研发与推广基地，曾多次获得省部级嘉奖和国家级动漫产品大奖。团队致力于对传统童书阅读进行内容与形式的升级迭代，开发一流原创童书作品，使其更加适应当代中国家庭的阅读需求与学习需求。

知识脚本作者 | **张可文**

北京市育才学校高中生物教师　北京市西城区骨干教师、优秀教师

原 创 团 队 | **策 划 人：** 刘润东　魏　诺

　　　　　　　统筹编辑： 王　佩

　　　　　　　编 写 组： 王　佩　于雅致

　　　　　　　绘 画 组： 王婉静　张秀雯　郑姗姗　吴鹏飞　范小雨
　　　　　　　　　　　　　周恩玉　翁　卫

　　　　　　　美术设计： 辛　洋　张立佳　刘雅宁

图书在版编目（CIP）数据

生物技术的魔法时刻 / 米莱童书著、绘. — 北京：

北京理工大学出版社, 2022.3（2025.3重印）

（这就是生物）

ISBN 978-7-5763-0799-3

Ⅰ. ①生… Ⅱ. ①米… Ⅲ. ①生物工程‐青少年读物

Ⅳ. ①Q81‐49

中国版本图书馆CIP数据核字(2022)第001982号

出版发行 / 北京理工大学出版社有限责任公司

社　　　址 / 北京市丰台区四合庄路6号

邮　　　编 / 100070

电　　　话 /（010）82563891（童书出版中心）

网　　　址 / http://www.bitpress.com.cn

经　　　销 / 全国各地新华书店

印　　　刷 / 朗翔印刷（天津）有限公司

开　　　本 / 710毫米×1000毫米　1 / 16

印　　　张 / 2.5　　　　　　　　　　　　　　　责任编辑 / 封　雪

字　　　数 / 70千字　　　　　　　　　　　　　文字编辑 / 封　雪

版　　　次 / 2022年3月第1版　2025年3月第18次印刷　责任校对 / 刘亚男

定　　　价 / 200.00元（全9册）　　　　　　　　责任印制 / 王美丽

这就是生物 08

身边的生物
调查实验

米莱童书 著·绘

北京理工大学出版社
BEIJING INSTITUTE OF TECHNOLOGY PRESS

2021 年圣诞节前夕，我收到了《这就是生物》的书稿。这套适合 6~12 岁儿童阅读的生物学启蒙科普漫画让这个圣诞节更添妙趣。

生物学成为一门学科只是近 300 年的事，但是人类对生命的探索却有上万年的历史。距今约 17 000 年的山洞画中仍保留着人类最初观察生物、探索自然的印记。地球上形形色色的生物让这个世界丰富多彩，充满勃勃生机。人类本是自然的一部分，自然的万物哺育了人类，自然的变化与人类的命运息息相关。但是，当逐渐远离自然，建立大规模的村镇和城市后，人类逐渐失去了与自然脉搏的同频共振，以为有了城市的保护便可以远离自然给人类带来的不确定性的影响。然而，事实并非如此，我们依然生活在地球的自然生态圈中，大自然的每一次"感冒"、每一个"喷嚏"、每一次"怒吼"，都会给人类带来巨大的灾难。所以，认识自然、探究自然、敬畏自然、尊重自然，仍然是生活在地球上的人类需要认识到的基本事实。现在，随着人类对生物学研究的深入，生物学又出现了若干分支，生物学对于医学、药学等学科的重要性也日益突显，因此，投入生物学研究的怀抱在日后将大有可为。

如果你对身边的动植物、生物现象感兴趣，《这就是生物》将解答你的大部分疑问。这套书从微生物到动植物，从细胞到生态，从微观到宏观，用漫画的形式再现生物学知识，更加有趣又具象，十分适合对生物学感兴趣的孩子进行启蒙阅读。

希望这套有趣味的生物学启蒙科普漫画书能激发你对生物学的兴趣，与我一起为人与自然和谐共处的美好未来努力！

苏都其日根

2021 年 12 月 26 日 于北京大学生命科学学院

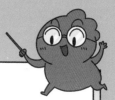

目　录

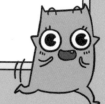

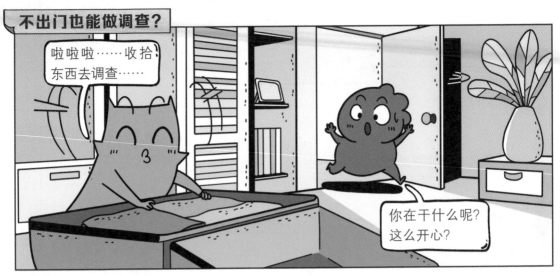

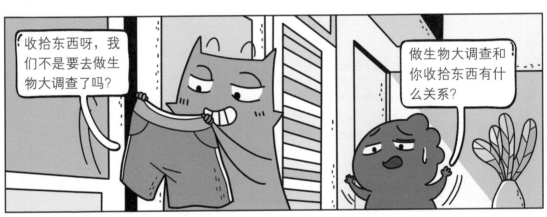

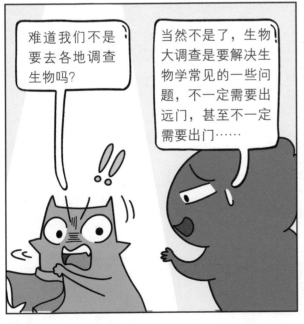

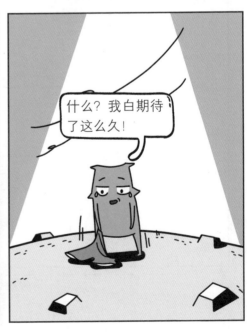

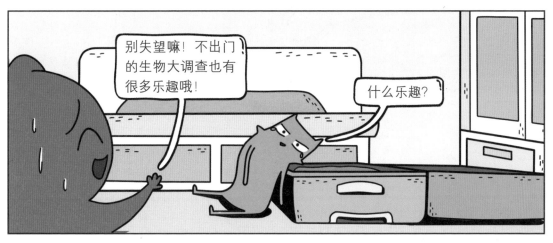

别失望嘛！不出门的生物大调查也有很多乐趣哦！

什么乐趣？

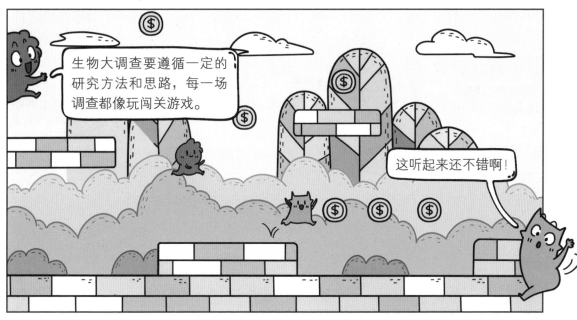

生物大调查要遵循一定的研究方法和思路，每一场调查都像玩闯关游戏。

这听起来还不错啊！

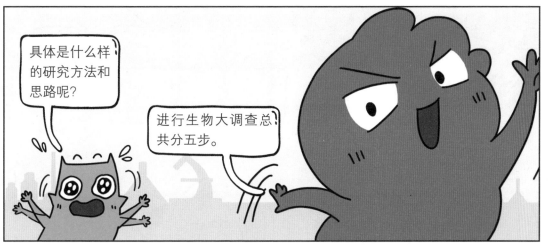

具体是什么样的研究方法和思路呢？

进行生物大调查总共分五步。

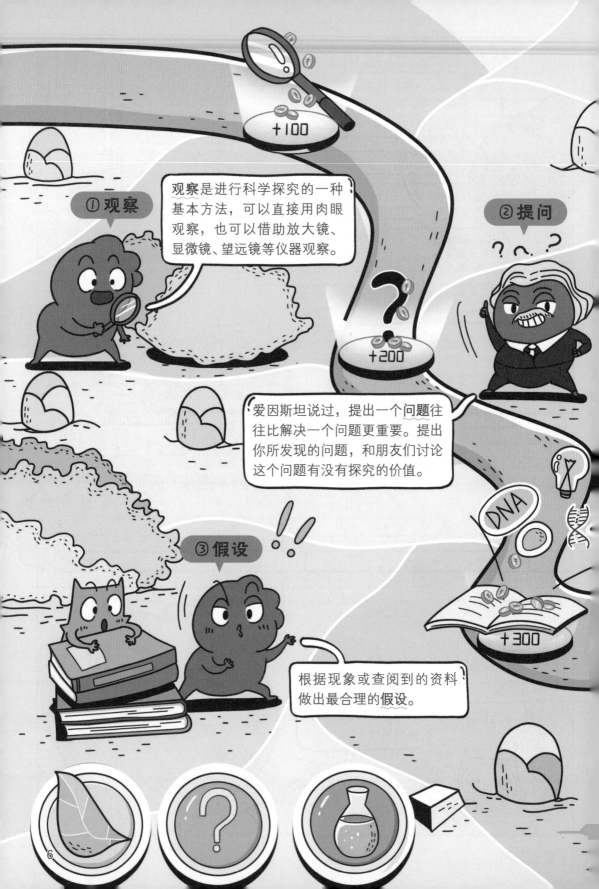

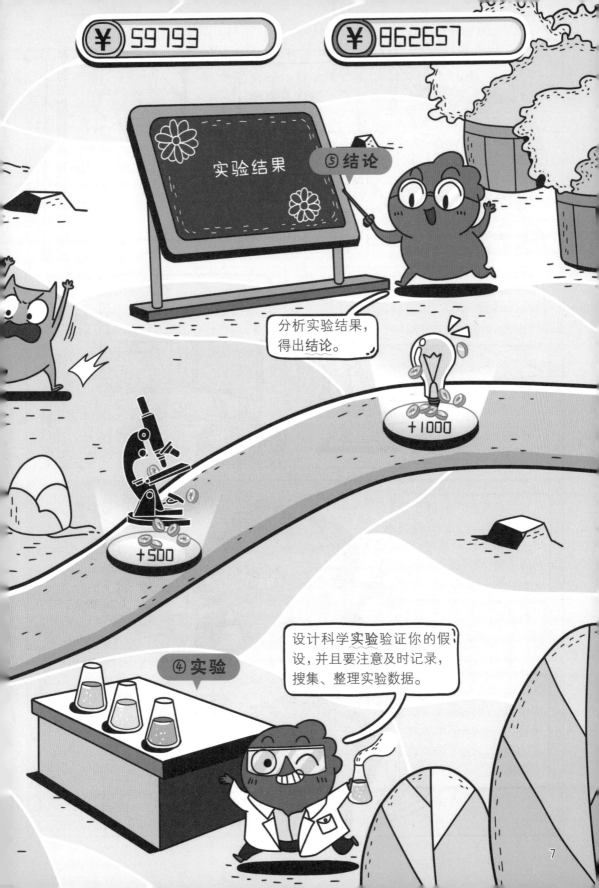

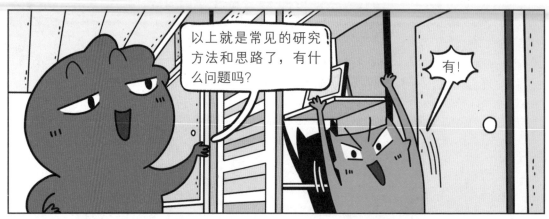

以上就是常见的研究方法和思路了，有什么问题吗？

有！

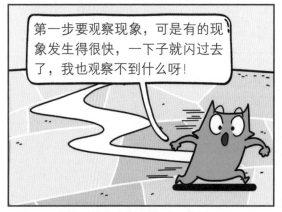

第一步要观察现象，可是有的现象发生得很快，一下子就闪过去了，我也观察不到什么呀！

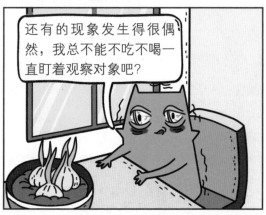

还有的现象发生得很偶然，我总不能不吃不喝一直盯着观察对象吧？

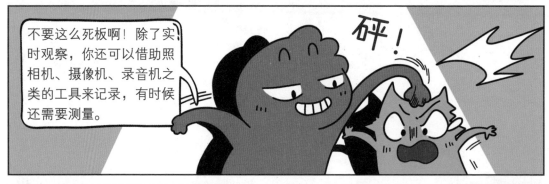

不要这么死板啊！除了实时观察，你还可以借助照相机、摄像机、录音机之类的工具来记录，有时候还需要测量。

砰！

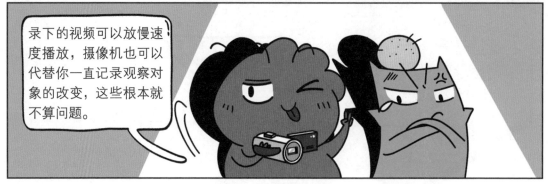

录下的视频可以放慢速度播放，摄像机也可以代替你一直记录观察对象的改变，这些根本就不算问题。

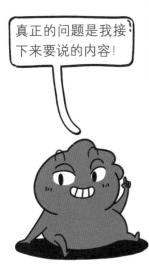

真正的问题是我接下来要说的内容！

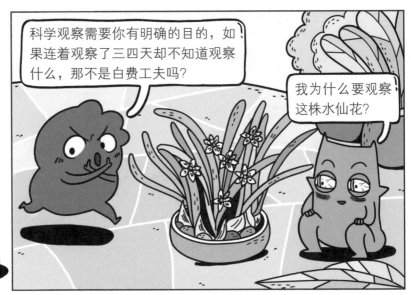

科学观察需要你有明确的目的，如果连着观察了三四天却不知道观察什么，那不是白费工夫吗？

我为什么要观察这株水仙花？

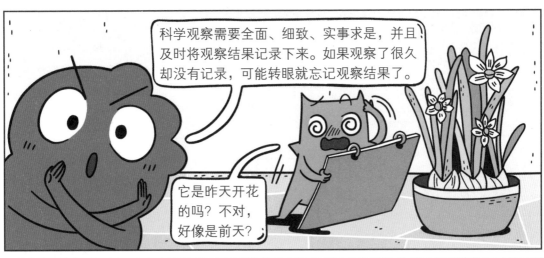

科学观察需要全面、细致、实事求是，并且及时将观察结果记录下来。如果观察了很久却没有记录，可能转眼就忘记观察结果了。

它是昨天开花的吗？不对，好像是前天？

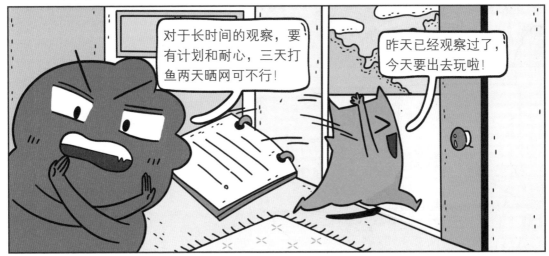

对于长时间的观察，要有计划和耐心，三天打鱼两天晒网可不行！

昨天已经观察过了，今天要出去玩啦！

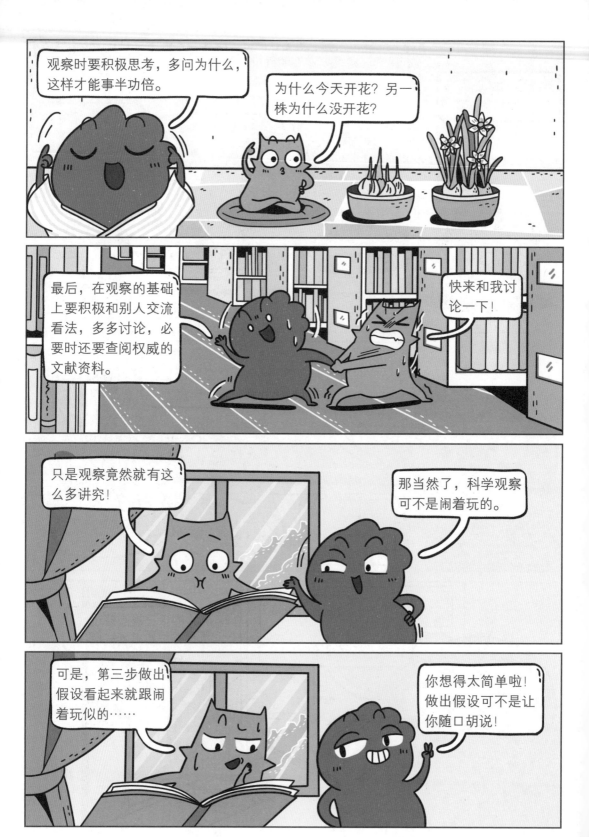

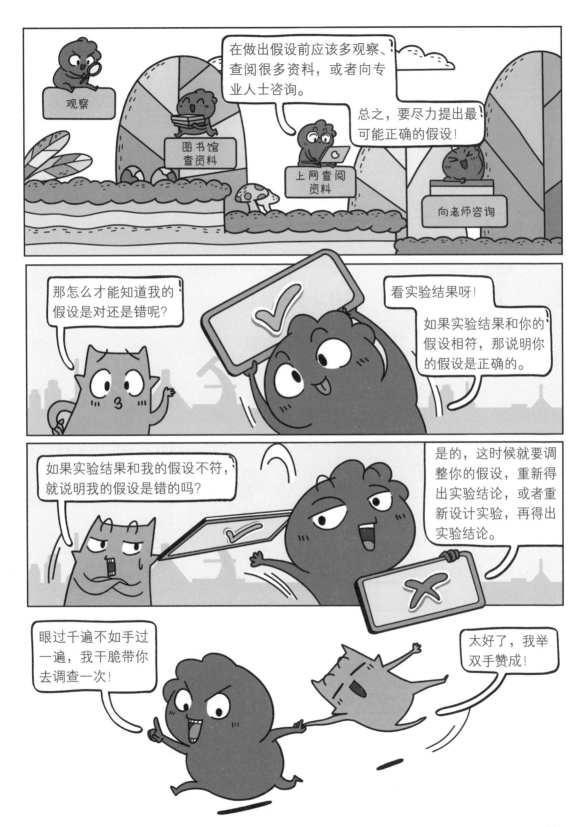

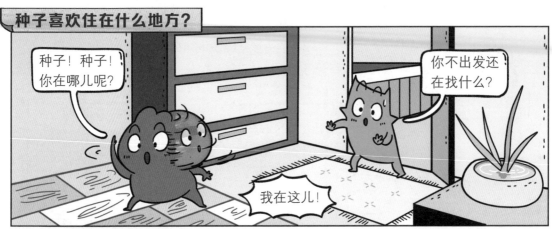

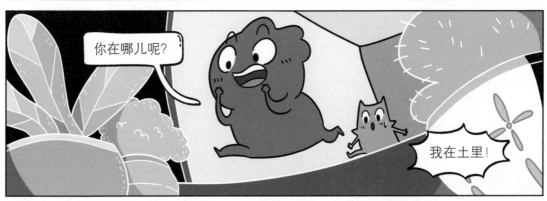

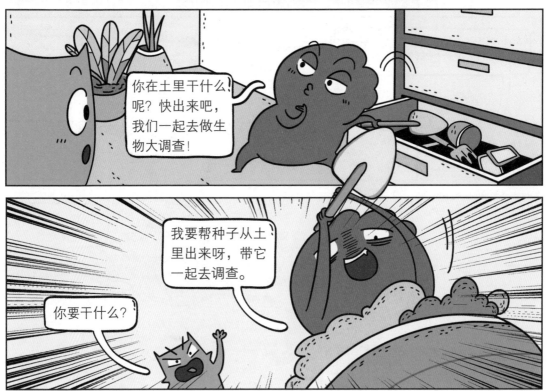

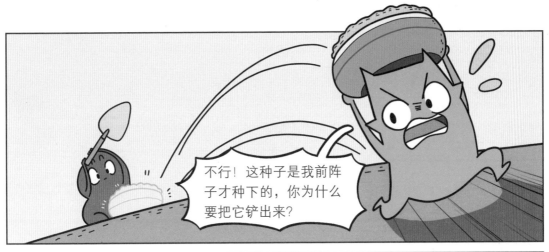

不行！这种子是我前阵子才种下的，你为什么要把它铲出来？

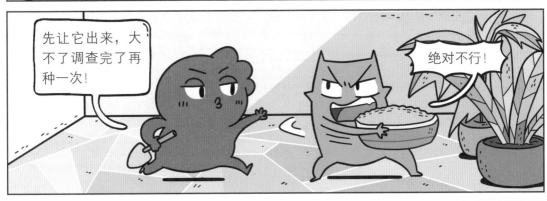

先让它出来，大不了调查完了再种一次！

绝对不行！

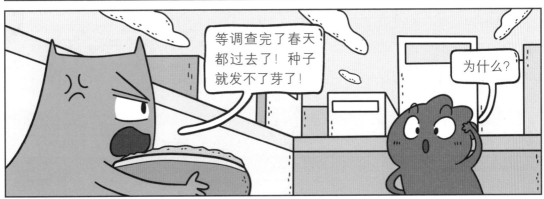

等调查完了春天都过去了！种子就发不了芽了！

为什么？

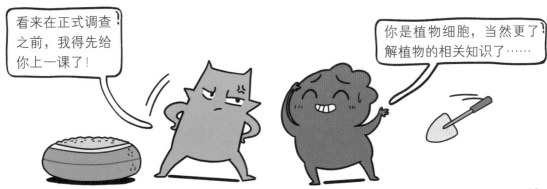

看来在正式调查之前，我得先给你上一课了！

你是植物细胞，当然更了解植物的相关知识了……

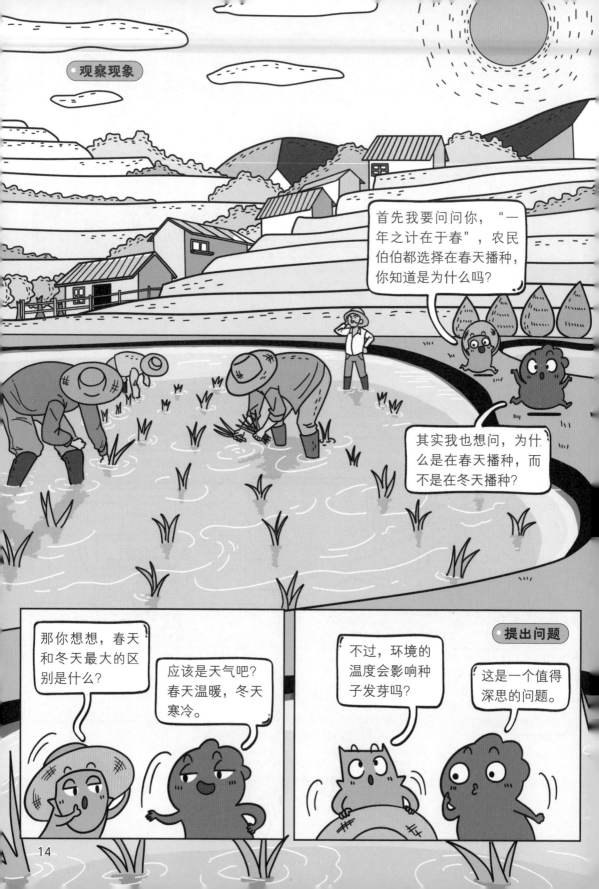

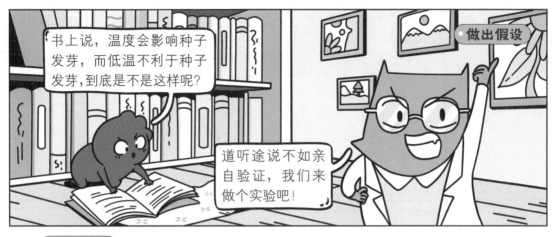

做出假设

书上说，温度会影响种子发芽，而低温不利于种子发芽，到底是不是这样呢？

道听途说不如亲自验证，我们来做个实验吧！

实验验证

第一步，选容易发芽的种子来做实验。

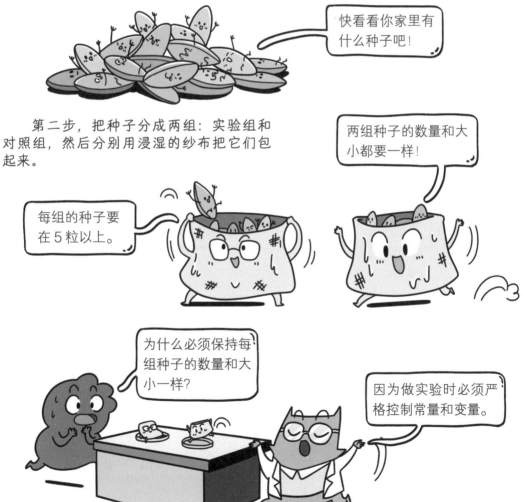

快看看你家里有什么种子吧！

第二步，把种子分成两组：实验组和对照组，然后分别用浸湿的纱布把它们包起来。

两组种子的数量和大小都要一样！

每组的种子要在5粒以上。

为什么必须保持每组种子的数量和大小一样？

因为做实验时必须严格控制常量和变量。

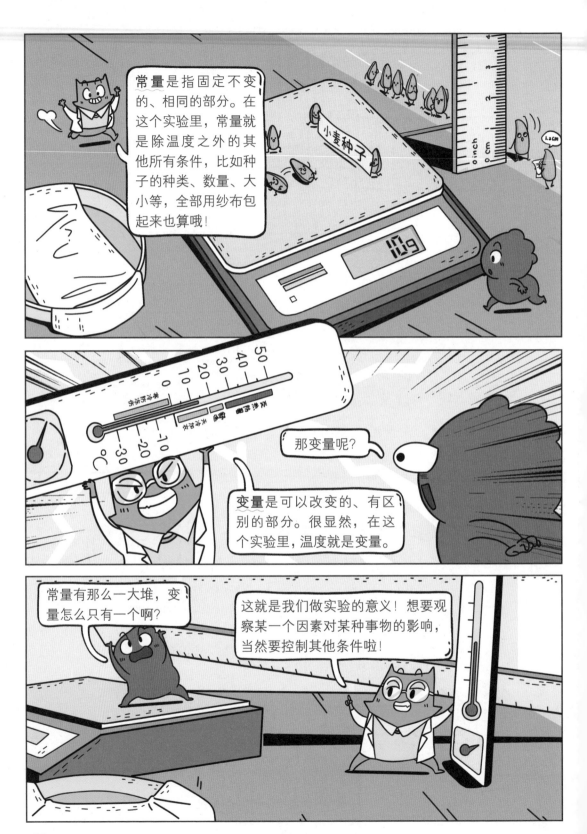

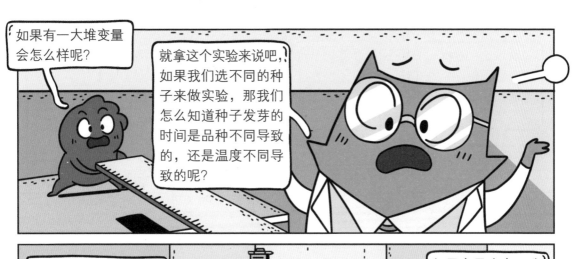

如果有一大堆变量会怎么样呢？

就拿这个实验来说吧，如果我们选不同的种子来做实验，那我们怎么知道种子发芽的时间是品种不同导致的，还是温度不同导致的呢？

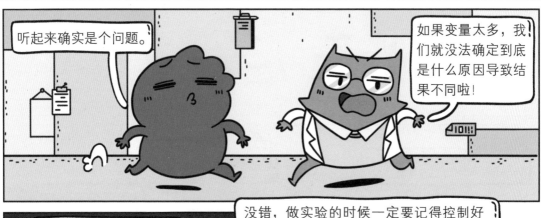

听起来确实是个问题。

如果变量太多，我们就没法确定到底是什么原因导致结果不同啦！

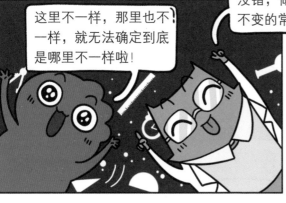

这里不一样，那里也不一样，就无法确定到底是哪里不一样啦！

没错，做实验的时候一定要记得控制好不变的常量和变化的变量哦！

第三步，将一组种子放进冰箱，另一组种子放进客厅。

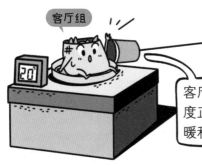

客厅组

客厅里的温度正常，挺暖和的。

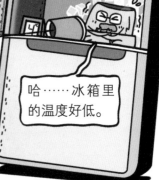

冰箱组

哈……冰箱里的温度好低。

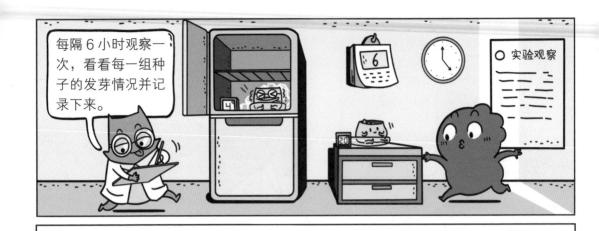

每隔 6 小时观察一次，看看每一组种子的发芽情况并记录下来。

实验观察

3 天后……

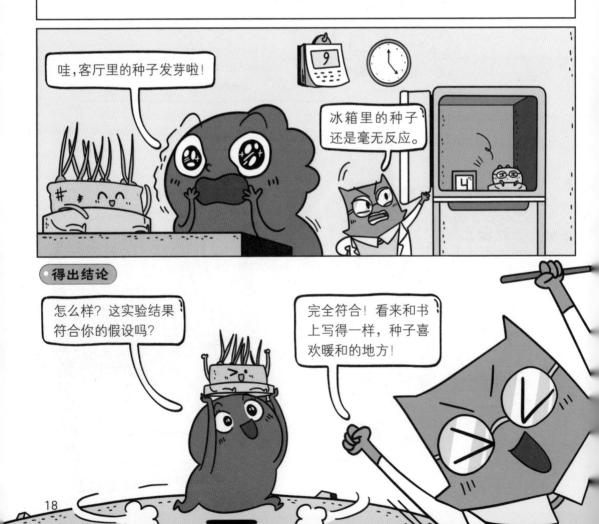

哇，客厅里的种子发芽啦！

冰箱里的种子还是毫无反应。

得出结论

怎么样？这实验结果符合你的假设吗？

完全符合！看来和书上写得一样，种子喜欢暖和的地方！

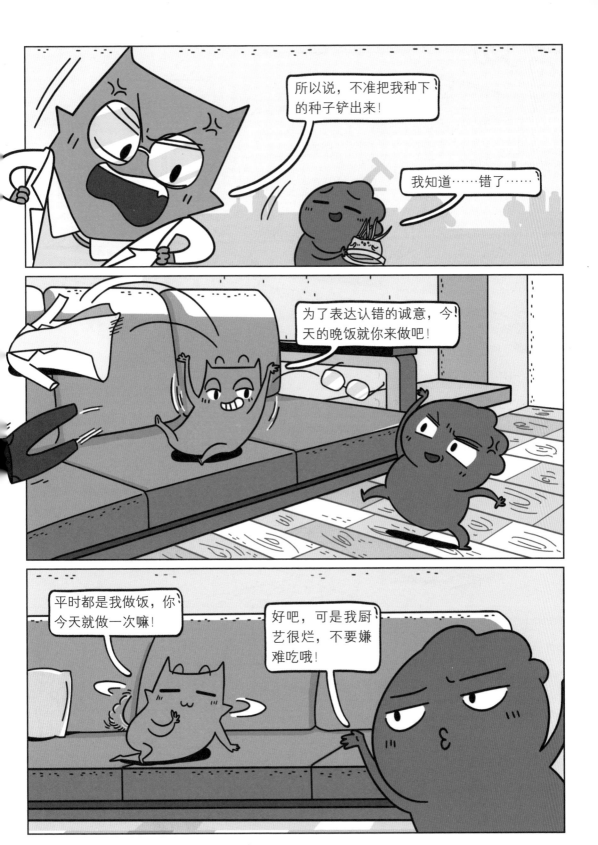

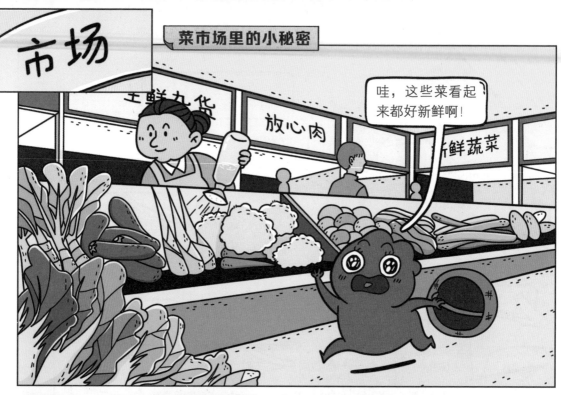

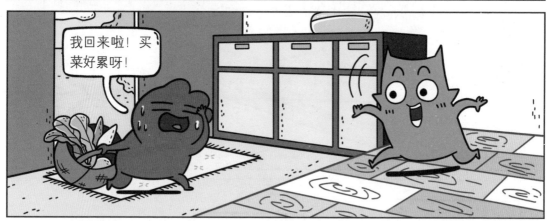

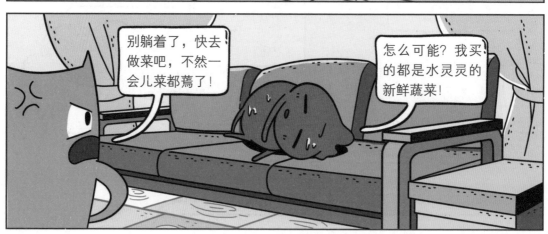

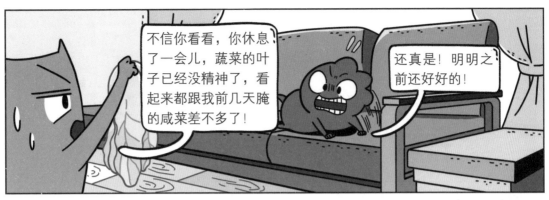

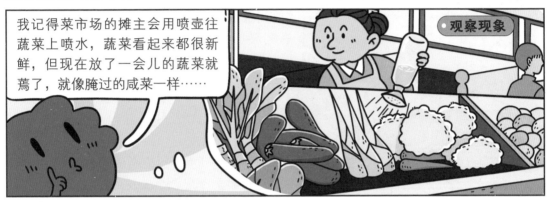

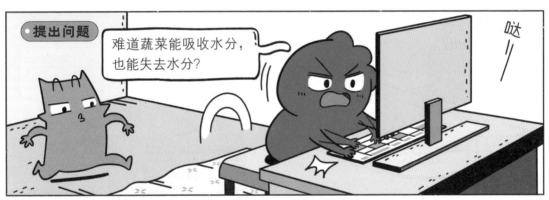

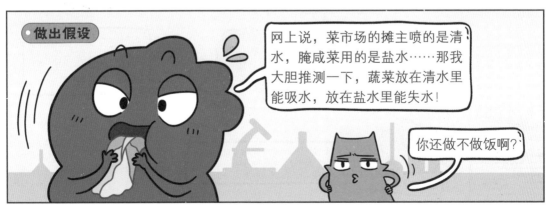

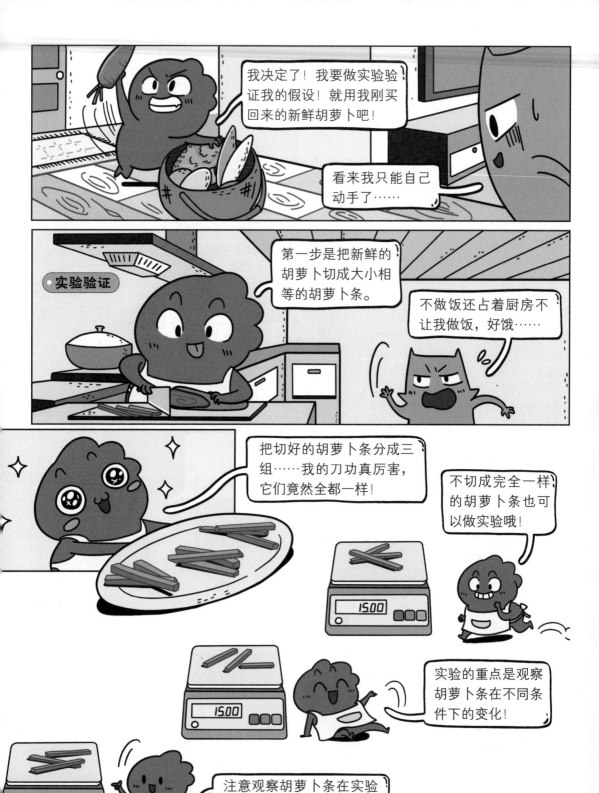

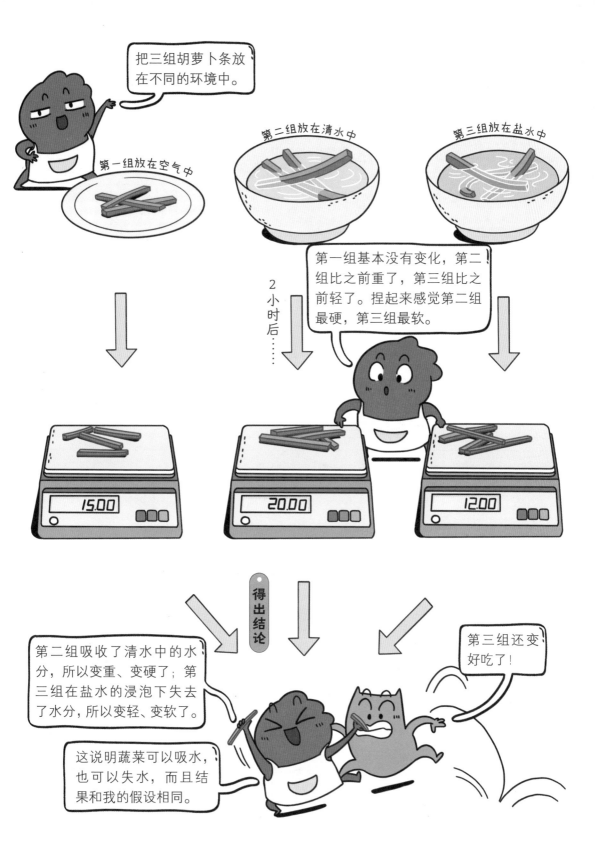

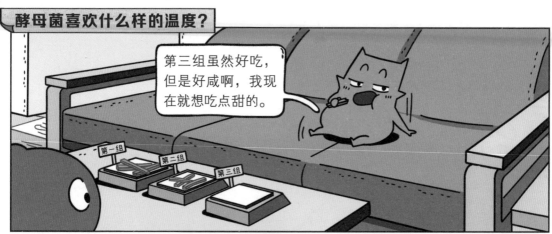

第三组虽然好吃，但是好咸啊，我现在就想吃点甜的。

第一组　第二组　第三组

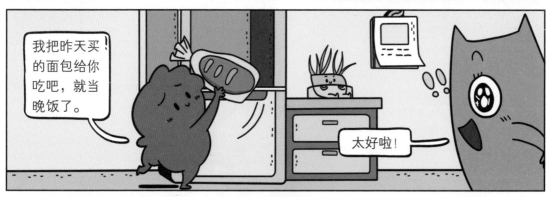

我把昨天买的面包给你吃吧，就当晚饭了。

太好啦！

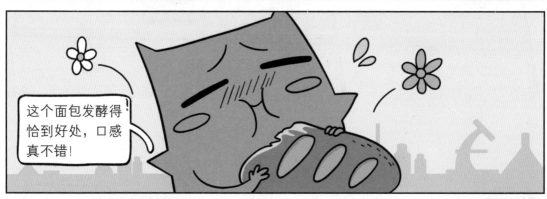

这个面包发酵得恰到好处，口感真不错！

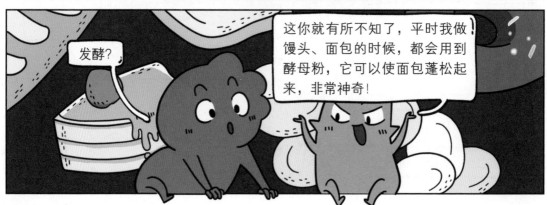

发酵？

这你就有所不知了，平时我做馒头、面包的时候，都会用到酵母粉，它可以使面包蓬松起来，非常神奇！

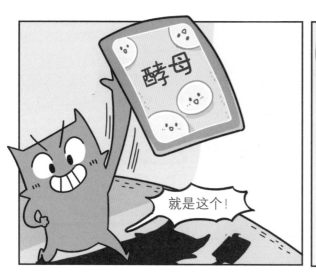

就是这个!

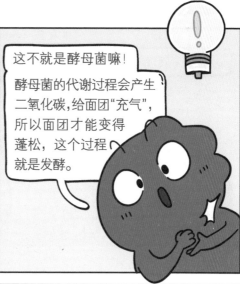

这不就是酵母菌嘛!

酵母菌的代谢过程会产生二氧化碳,给面团"充气",所以面团才能变得蓬松,这个过程就是发酵。

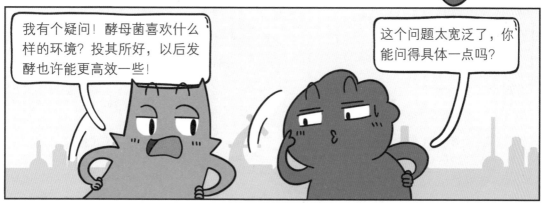

我有个疑问!酵母菌喜欢什么样的环境?投其所好,以后发酵也许能更高效一些!

这个问题太宽泛了,你能问得具体一点吗?

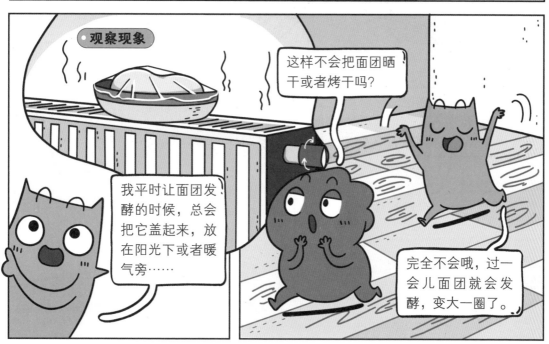

● 观察现象

这样不会把面团晒干或者烤干吗?

我平时让面团发酵的时候,总会把它盖起来,放在阳光下或者暖气旁……

完全不会哦,过一会儿面团就会发酵,变大一圈了。

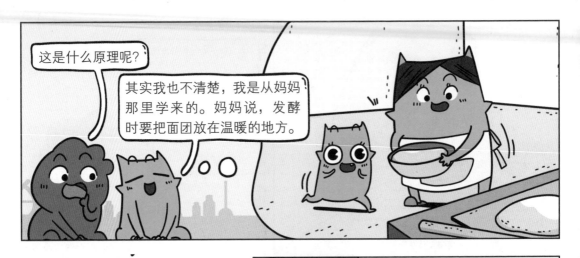

这是什么原理呢?

其实我也不清楚,我是从妈妈那里学来的。妈妈说,发酵时要把面团放在温暖的地方。

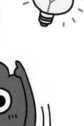

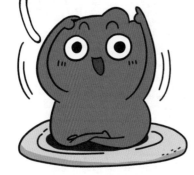

我明白了!既然强调了要放在温暖的地方,那一定和温度有关吧!

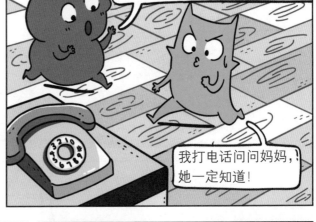

• 提出问题

可是,酵母菌具体喜欢什么样的温度呢? 低温? 室温? 高温? 还是和人的体温一样的 37℃?

我打电话问问妈妈,她一定知道!

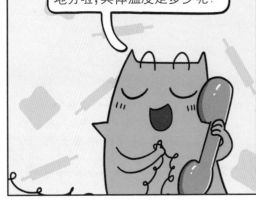

妈妈,你知道酵母菌喜欢什么温度吗? 我知道是暖和的地方啦,具体温度是多少呢?

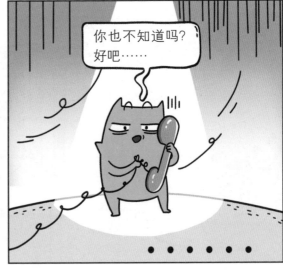

你也不知道吗? 好吧……

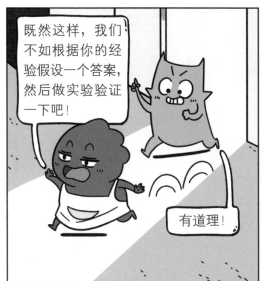

既然这样，我们不如根据你的经验假设一个答案，然后做实验验证一下吧！

有道理！

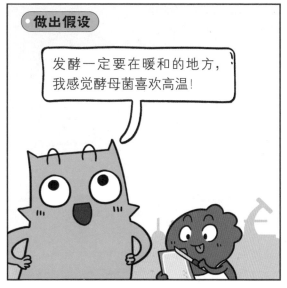

● 做出假设

发酵一定要在暖和的地方，我感觉酵母菌喜欢高温！

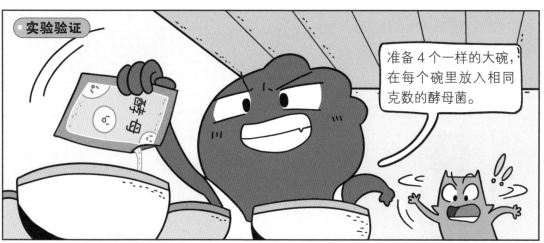

● 实验验证

准备 4 个一样的大碗，在每个碗里放入相同克数的酵母菌。

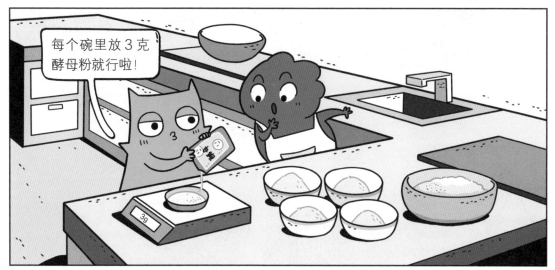

每个碗里放 3 克酵母粉就行啦！

3g

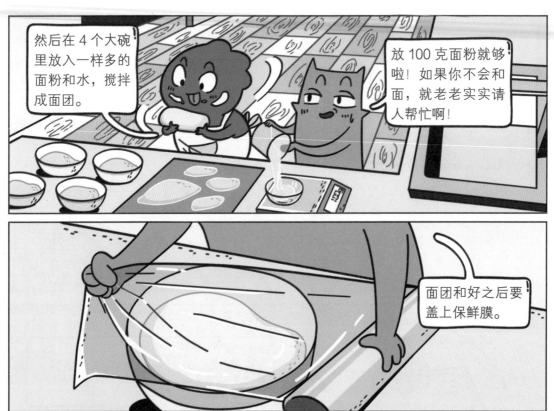

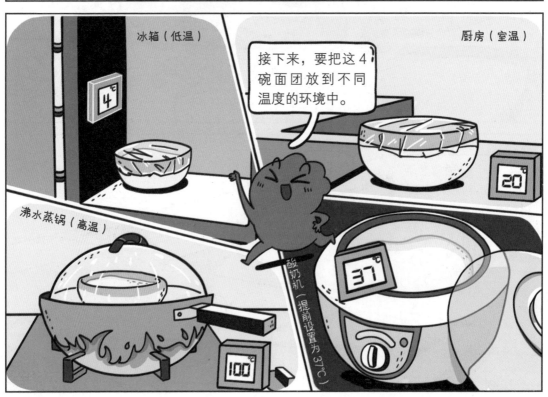

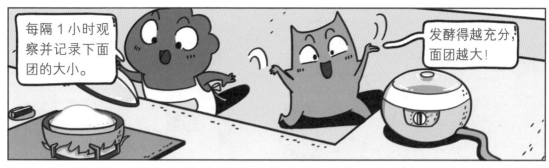

每隔 1 小时观察并记录下面团的大小。

发酵得越充分，面团越大！

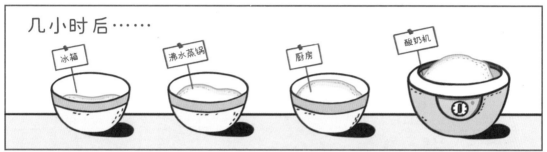

几小时后……

冰箱

沸水蒸锅

厨房

酸奶机

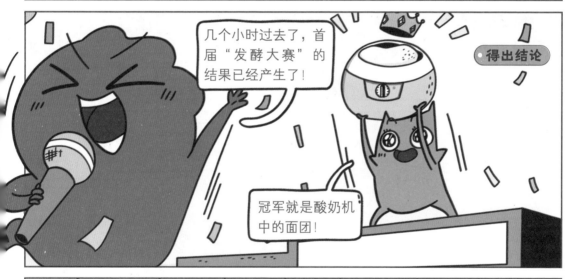

几个小时过去了，首届"发酵大赛"的结果已经产生了！

得出结论

冠军就是酸奶机中的面团！

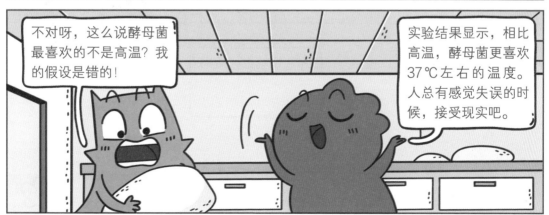

不对呀，这么说酵母菌最喜欢的不是高温？我的假设是错的！

实验结果显示，相比高温，酵母菌更喜欢 37℃左右的温度。人总有感觉失误的时候，接受现实吧。

墨水能给花朵染色吗？

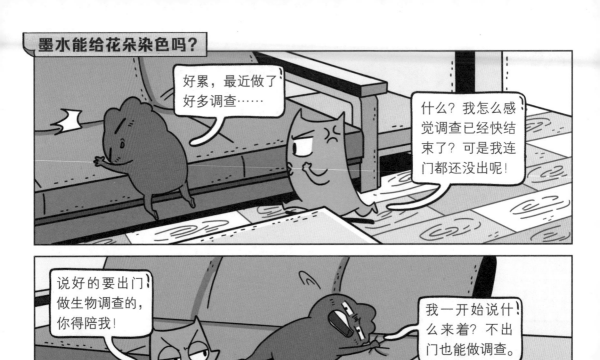

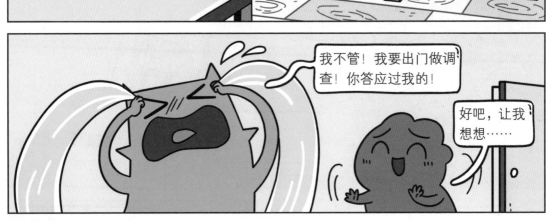

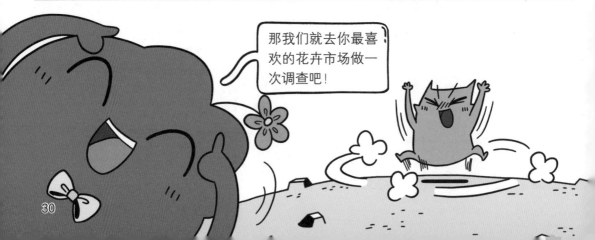

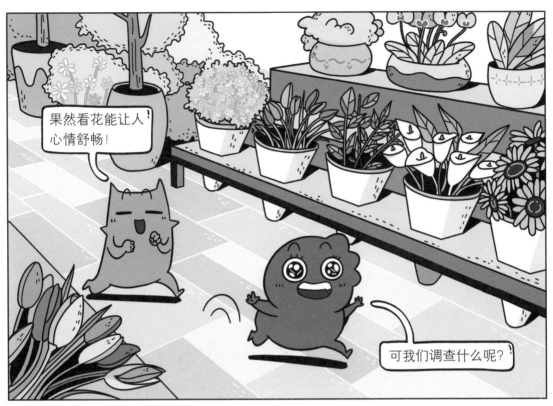

果然看花能让人心情舒畅！

可我们调查什么呢？

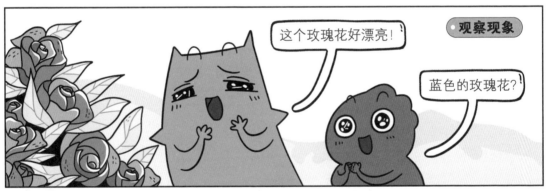

这个玫瑰花好漂亮！

蓝色的玫瑰花？

● 观察现象

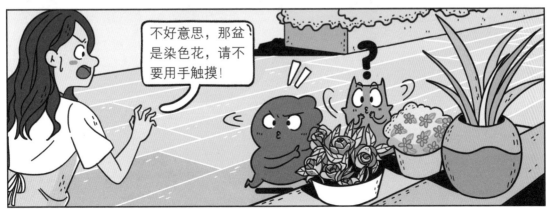

不好意思，那盆是染色花，请不要用手触摸！

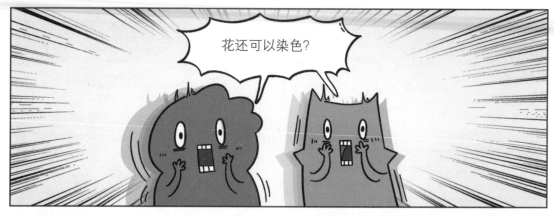

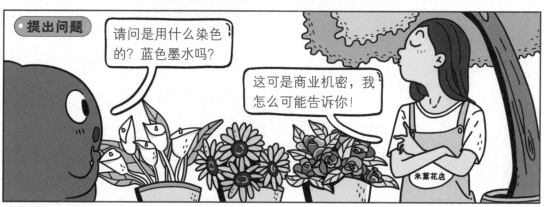

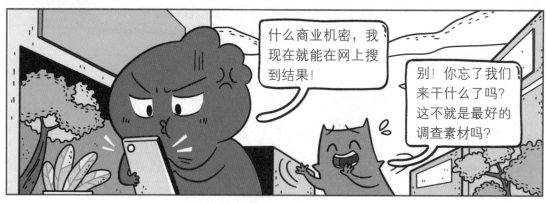

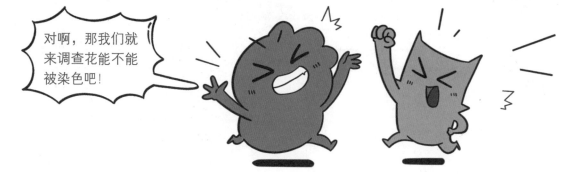

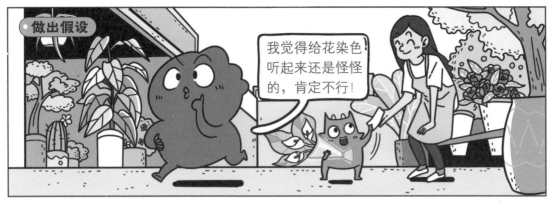

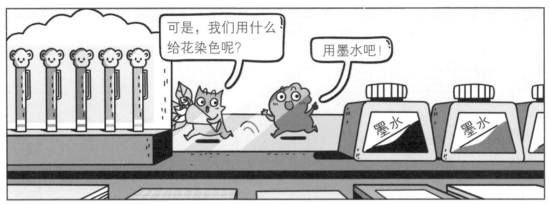

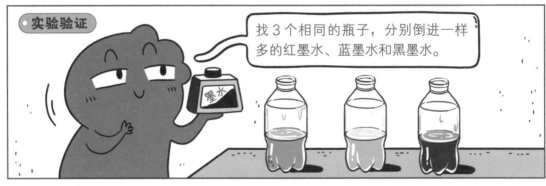

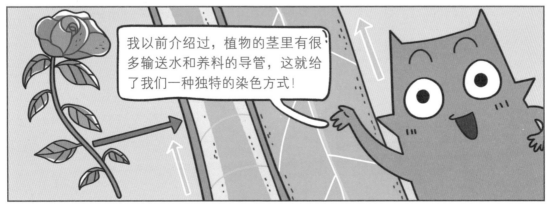

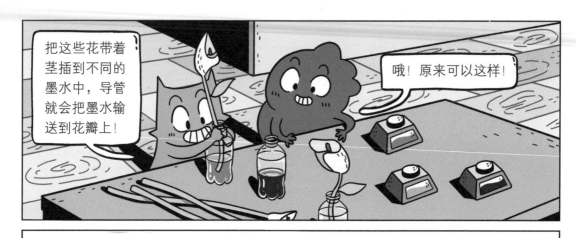

把这些花带着茎插到不同的墨水中，导管就会把墨水输送到花瓣上！

哦！原来可以这样！

一周后……

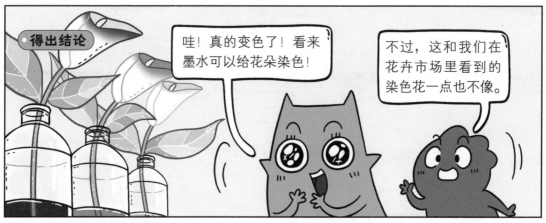

得出结论

哇！真的变色了！看来墨水可以给花朵染色！

不过，这和我们在花卉市场里看到的染色花一点也不像。

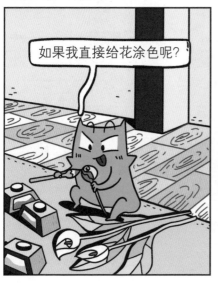

如果我直接给花涂色呢？

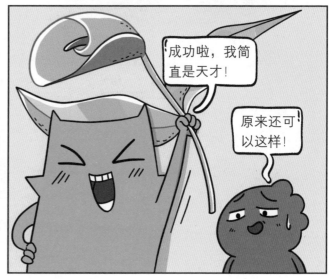

成功啦，我简直是天才！

原来还可以这样！

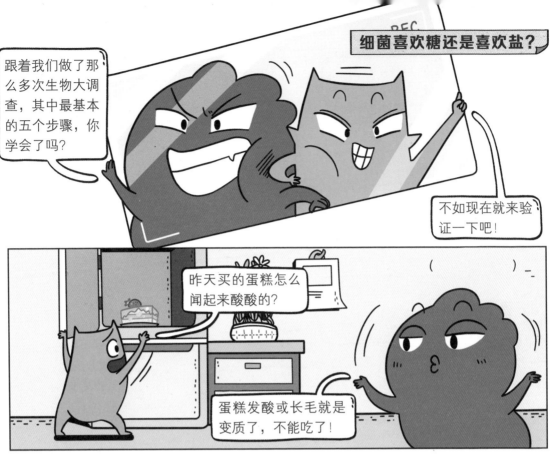

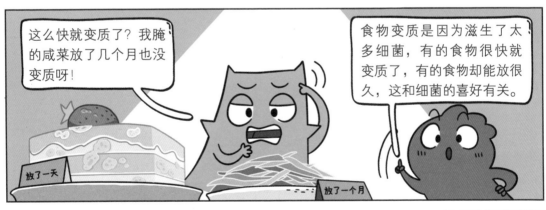

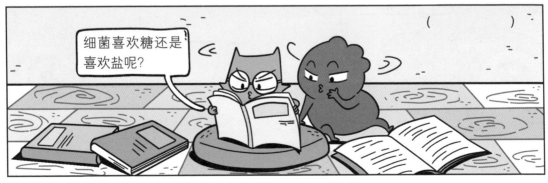

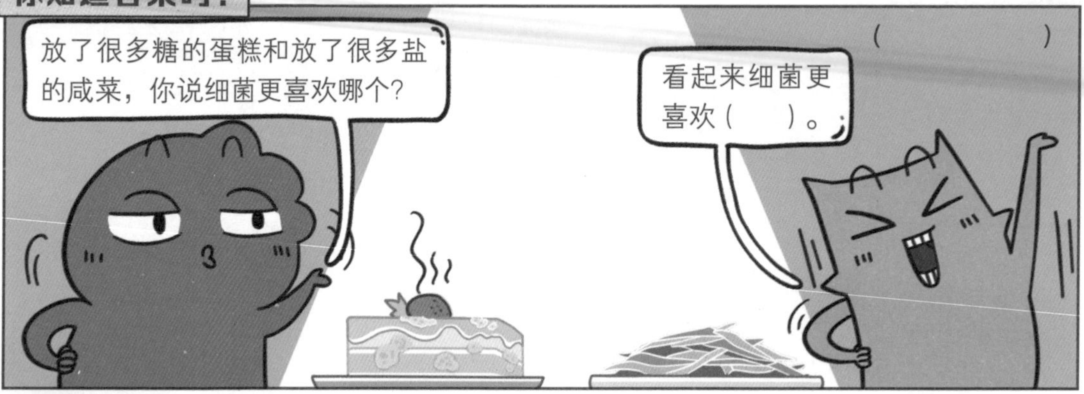

放了很多糖的蛋糕和放了很多盐的咸菜，你说细菌更喜欢哪个？

看起来细菌更喜欢（　　）。

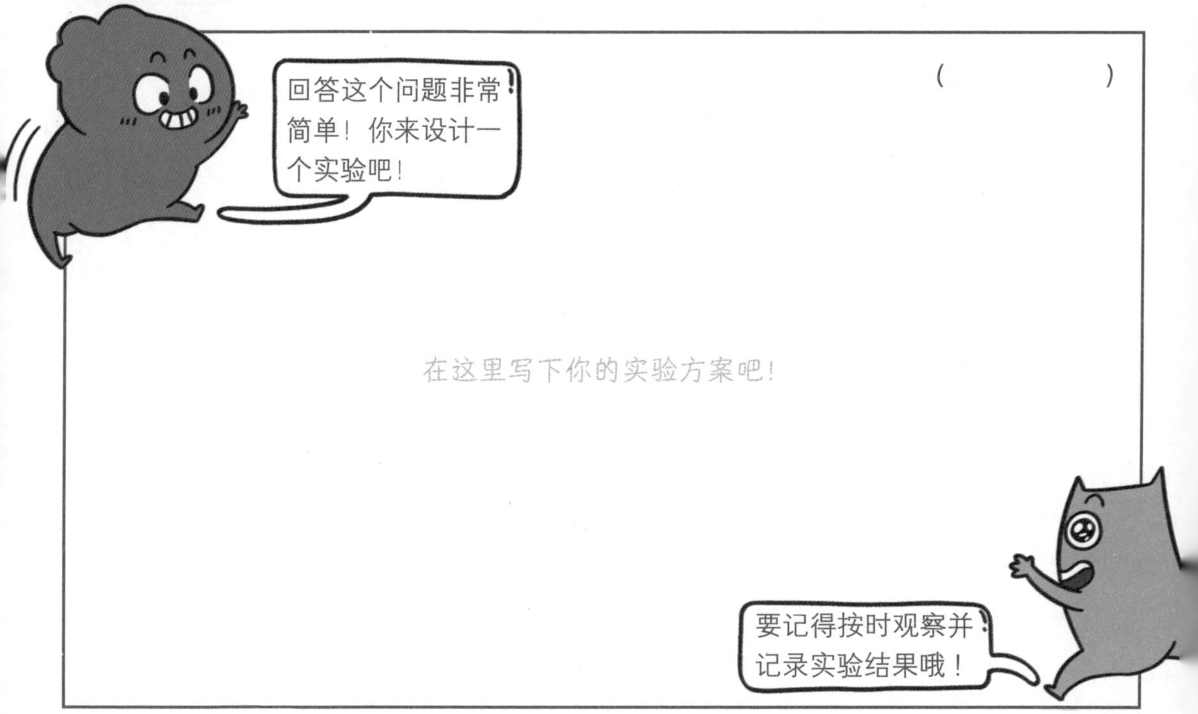

（　　　　　）

回答这个问题非常简单！你来设计一个实验吧！

（　　　　　）

在这里写下你的实验方案吧！

要记得按时观察并记录实验结果哦！

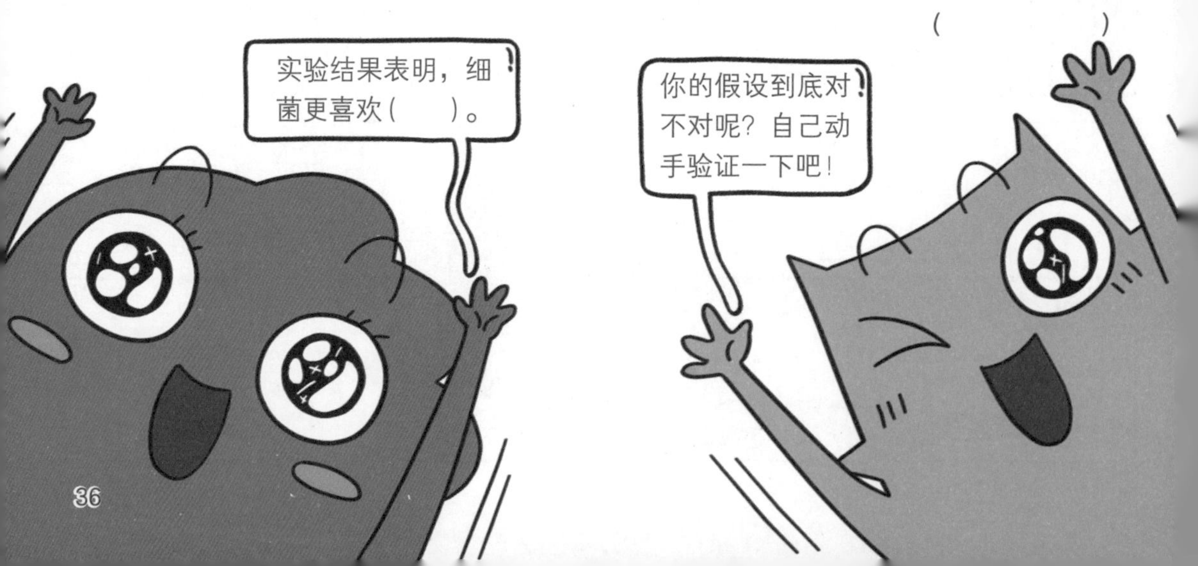

（　　　　）

实验结果表明，细菌更喜欢（　　）。

你的假设到底对不对呢？自己动手验证一下吧！

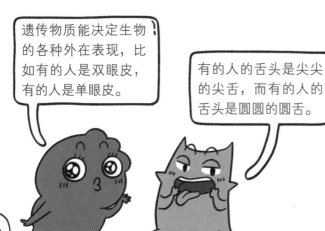

遗传物质能决定生物的各种外在表现，比如有的人是双眼皮，有的人是单眼皮。

有的人的舌头是尖尖的尖舌，而有的人的舌头是圆圆的圆舌。

（　　　　）

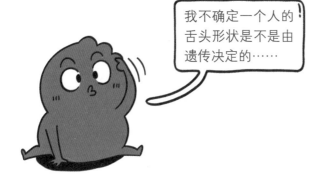

我不确定一个人的舌头形状是不是由遗传决定的……

（　　　　）

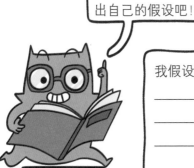

那就查阅资料之后做出自己的假设吧!

（　　　　）

我假设 _____

_____

_____

_____

_____ 。

不如问问你家里的其他人的舌头是什么形状的吧！

一定要把每个人的舌头形状记录下来哦！

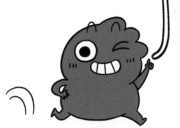
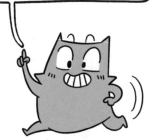

我的家人	我	爸爸	妈妈	爷爷	奶奶	姥爷	姥姥	直系兄弟	直系姐妹					
尖舌														
圆舌														

( )

空白的部分可以填上其他家庭成员哦！

根据你的调查结果得出结论，舌头形状到底是不是由遗传决定的呢？

是

不是

编委会

作 者 简 介 | **米莱童书**

由国内多位资深童书编辑、插画家组成的原创童书研发团队，2019年度"中国好书"大奖得主、桂冠童书得主、中国出版"原动力"大奖得主，是中国新闻出版业科技与标准重点实验室（跨领域综合方向）授牌的中国青少年科普内容研发与推广基地，曾多次获得省部级嘉奖和国家级动漫产品大奖。团队致力于对传统童书阅读进行内容与形式的升级迭代，开发一流原创童书作品，使其更加适应当代中国家庭的阅读需求与学习需求。

知识脚本作者 | **张可文**

北京市育才学校高中生物教师　北京市西城区骨干教师、优秀教师

原 创 团 队 | **策 划 人：** 刘润东　魏　诺

　　　　　　　　统筹编辑： 王　佩

　　　　　　　　编 写 组： 王　佩　于雅致

　　　　　　　　绘 画 组： 王婉静　张秀雯　郑姗姗　吴鹏飞　范小雨

　　　　　　　　　　　　　　周恩玉　翁　卫

　　　　　　　　美术设计： 辛　洋　张立佳　刘雅宁

图书在版编目（CIP）数据

身边的生物调查实验 / 米莱童书著、绘. —— 北京：
北京理工大学出版社, 2022.3（2025.3重印）

（这就是生物）

ISBN 978-7-5763-0799-3

Ⅰ.①身… Ⅱ.①米… Ⅲ.①生物学–实验–青少年
读物 Ⅳ.①Q-33

中国版本图书馆CIP数据核字(2022)第002006号

出版发行 / 北京理工大学出版社有限责任公司

社　　址 / 北京市丰台区四合庄路6号

邮　　编 / 100070

电　　话 / （010）82563891（童书出版中心）

网　　址 / http://www.bitpress.com.cn

经　　销 / 全国各地新华书店

印　　刷 / 朗翔印刷（天津）有限公司

开　　本 / 710毫米×1000毫米　1 / 16

印　　张 / 2.5　　　　　　　　　　　　　　责任编辑 / 封　雪

字　　数 / 70千字　　　　　　　　　　　　文字编辑 / 封　雪

版　　次 / 2022年3月第1版　2025年3月第18次印刷　　责任校对 / 刘亚男

定　　价 / 200.00元（全9册）　　　　　　　责任印制 / 王美丽

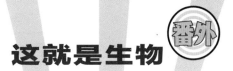

这就是生物 番外

超级病毒之战

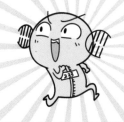

米莱童书 著·绘

北京理工大学出版社
BEIJING INSTITUTE OF TECHNOLOGY PRESS

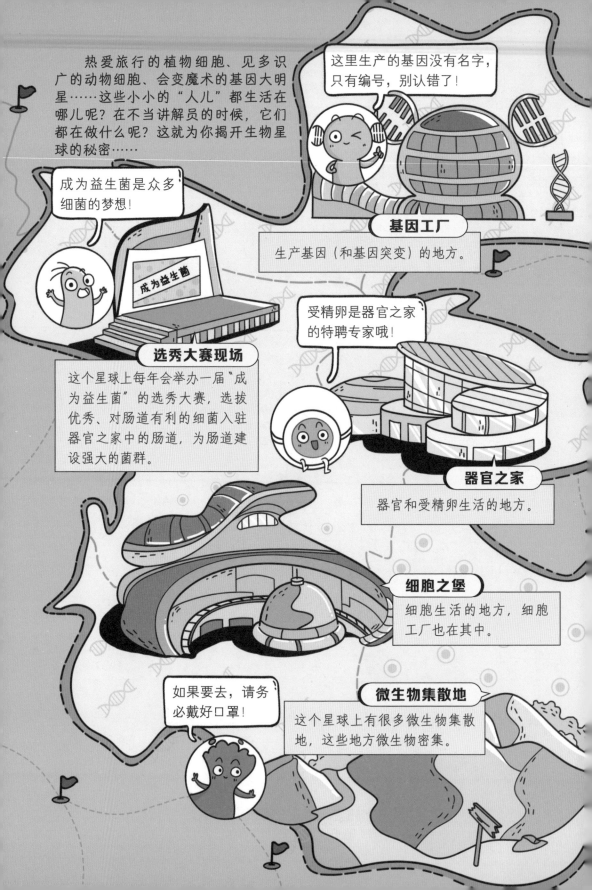

本期演员表

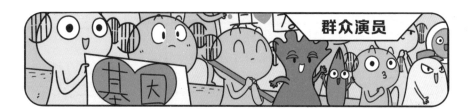

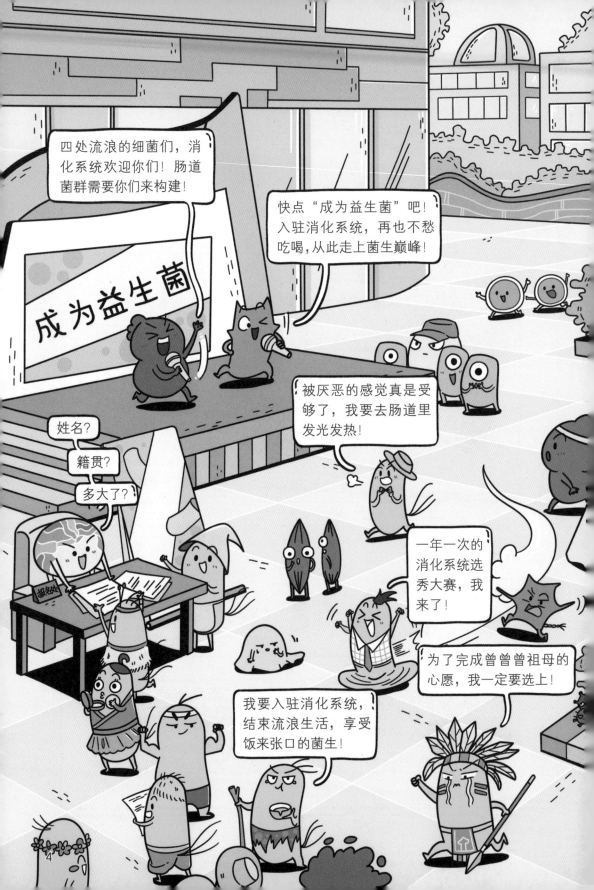

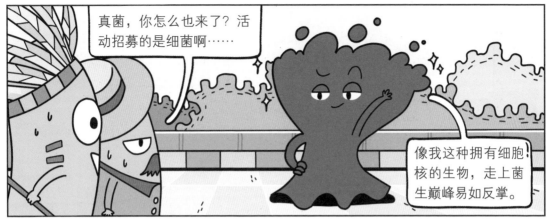

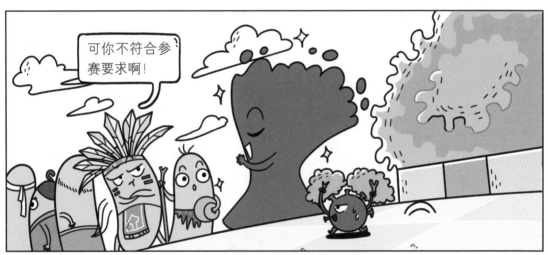

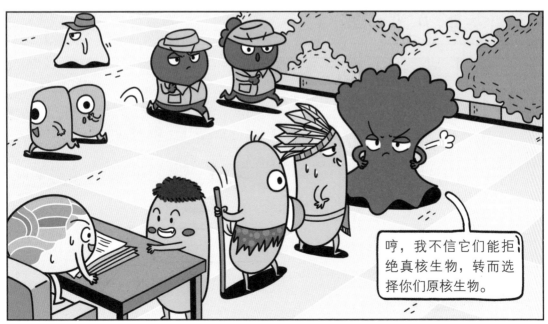

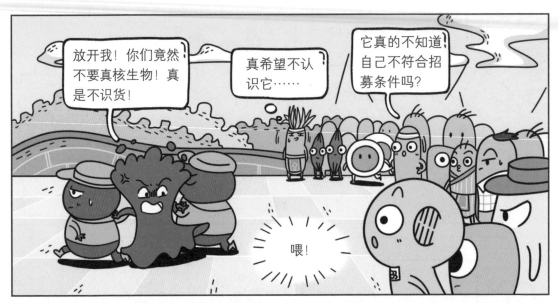

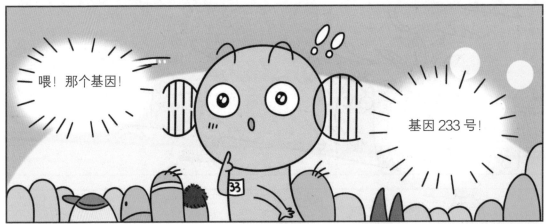

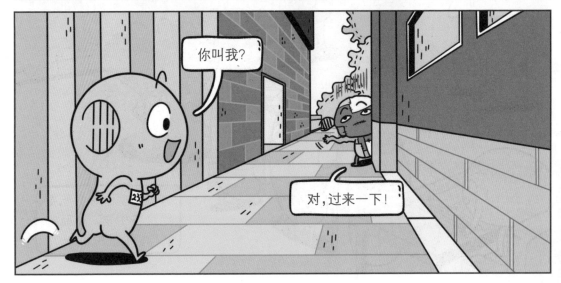

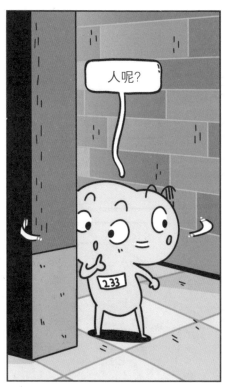

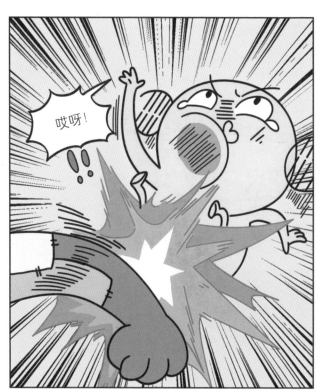

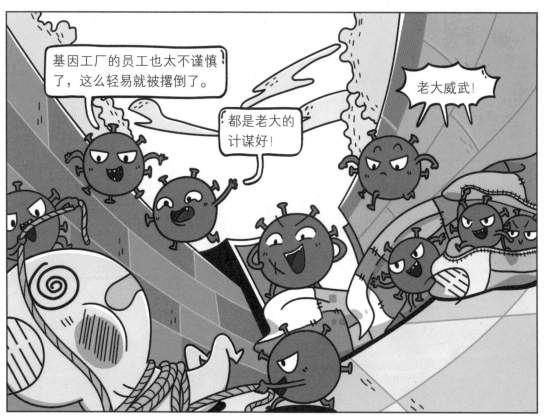

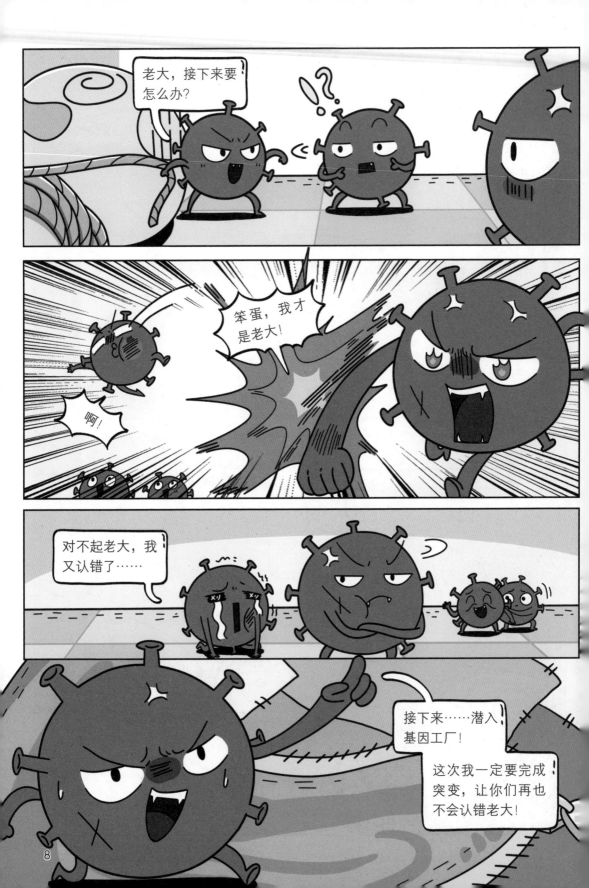

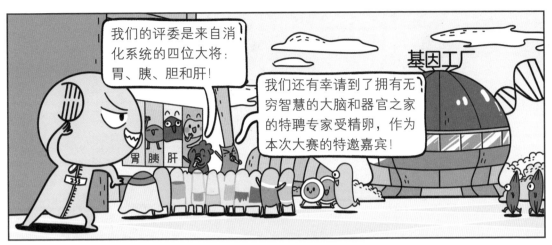

我们的评委是来自消化系统的四位大将：胃、胰、胆和肝！

我们还有幸请到了拥有无穷智慧的大脑和器官之家的特聘专家受精卵，作为本次大赛的特邀嘉宾！

基因工

胃 胰 肝

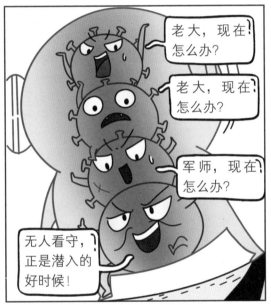

老大，现在怎么办？

老大，现在怎么办？

军师，现在怎么办？

无人看守，正是潜入的好时候！

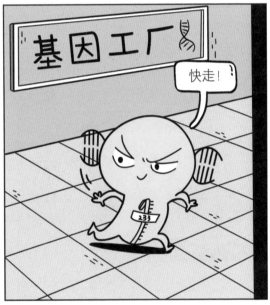

基因工厂

快走！

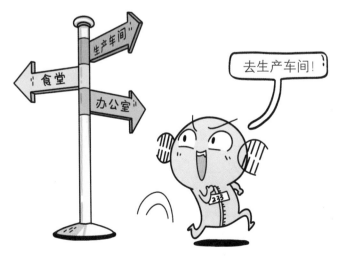

生产车间

食堂

办公室

去生产车间！

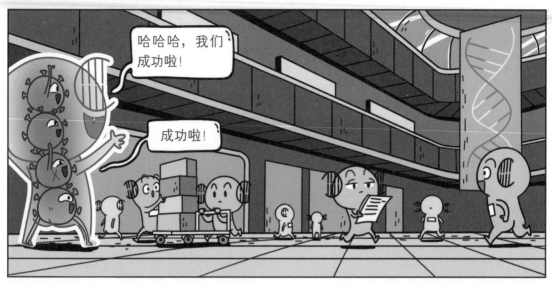

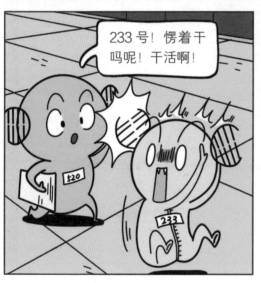

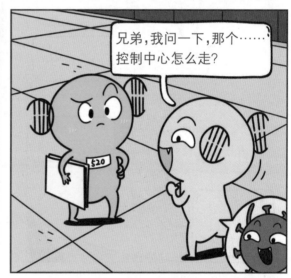

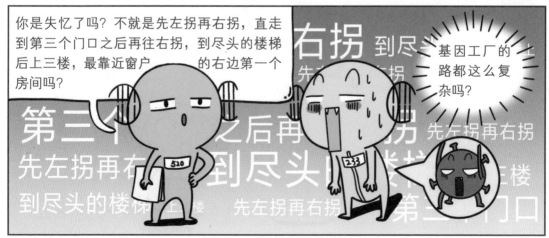

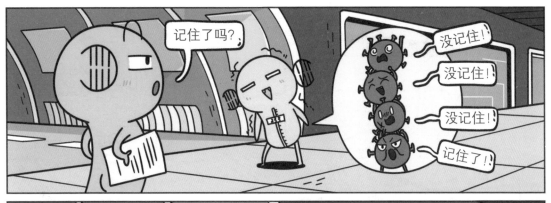

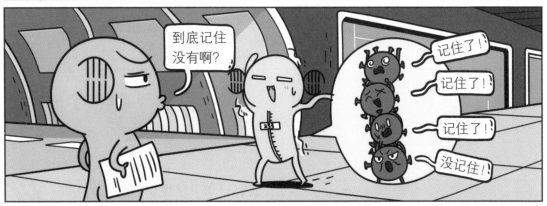

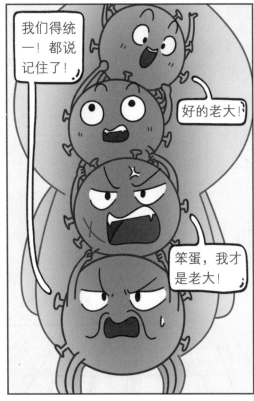

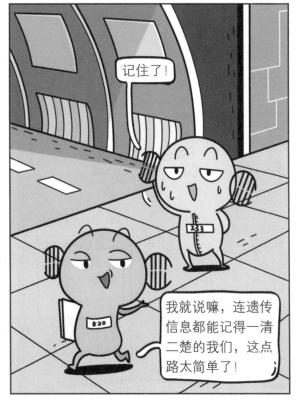

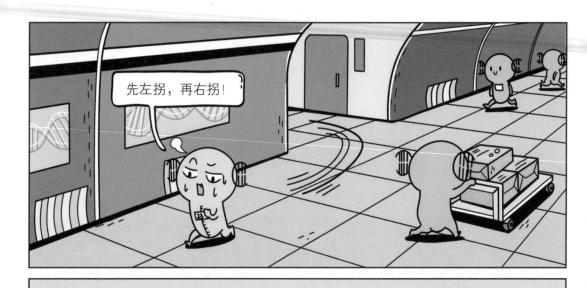

很久很久以后……

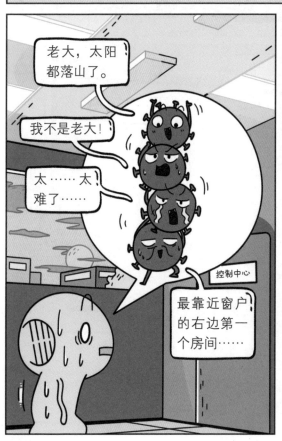

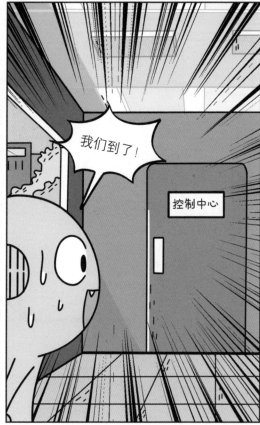

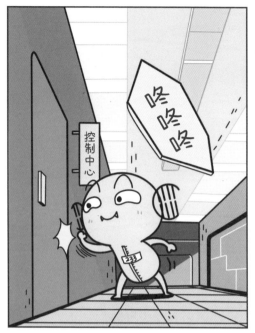
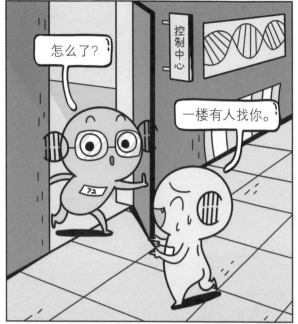
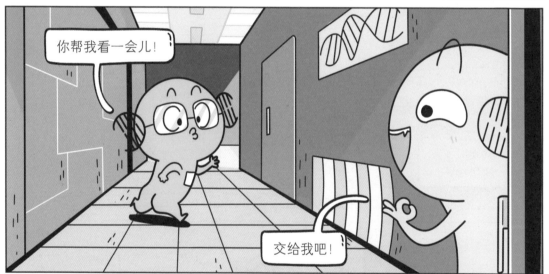
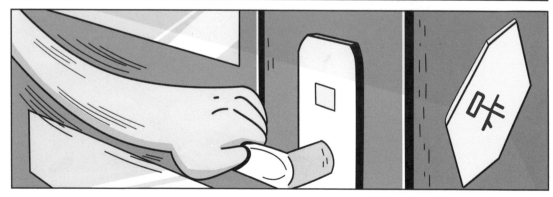

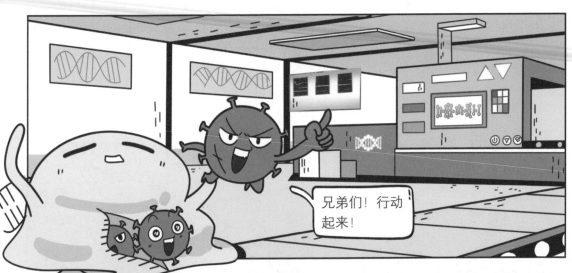

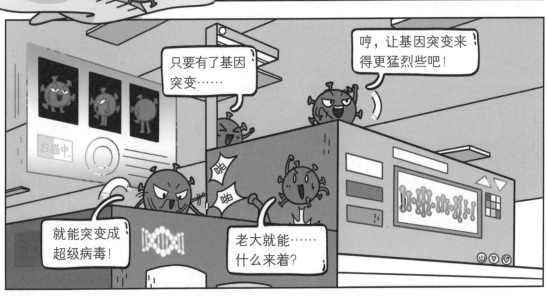

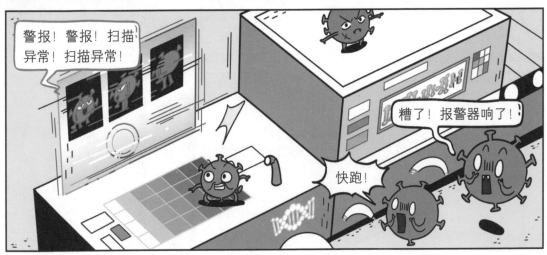

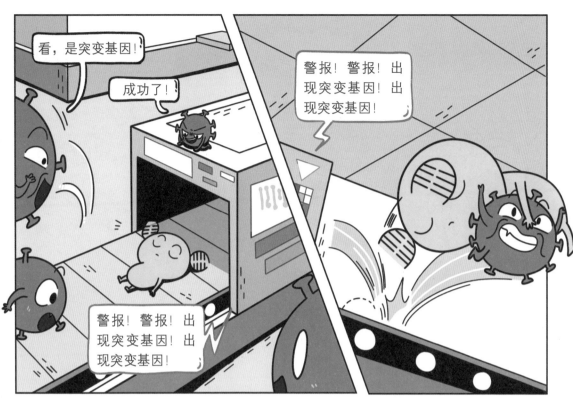

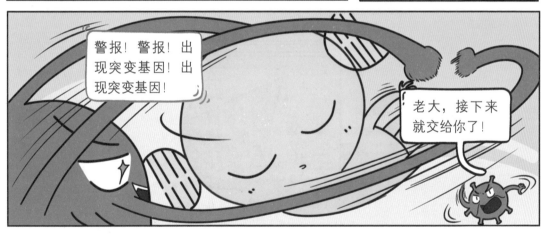

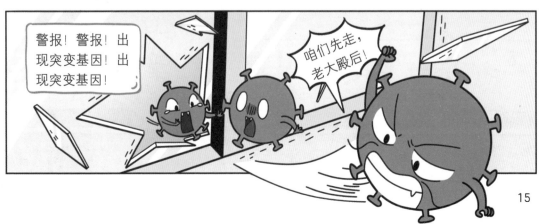

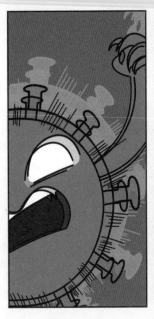
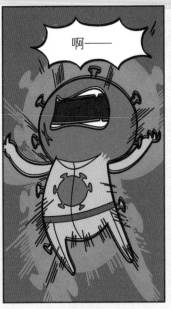

啊——

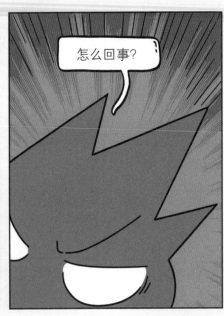

怎么回事？

警报！警报！出现大量突变基因！出现大量突变基因！

哈哈哈哈哈，现在我是真正的老大了！

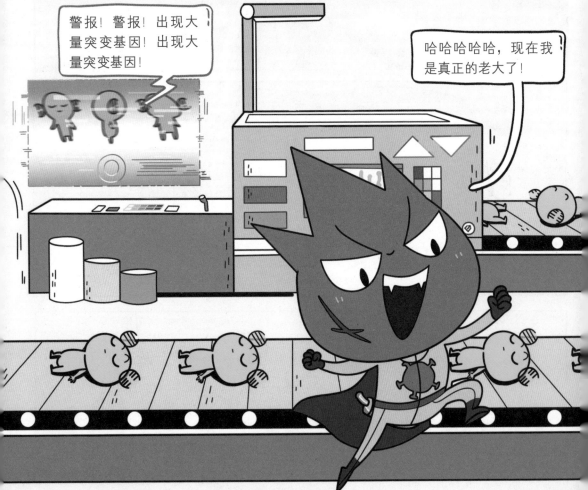

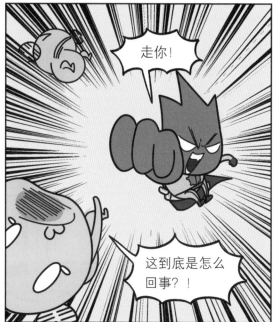

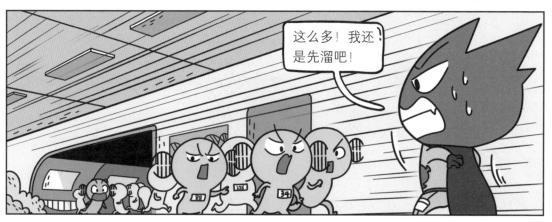

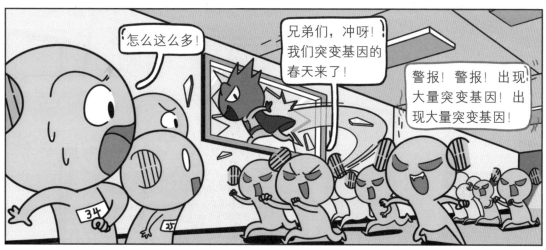

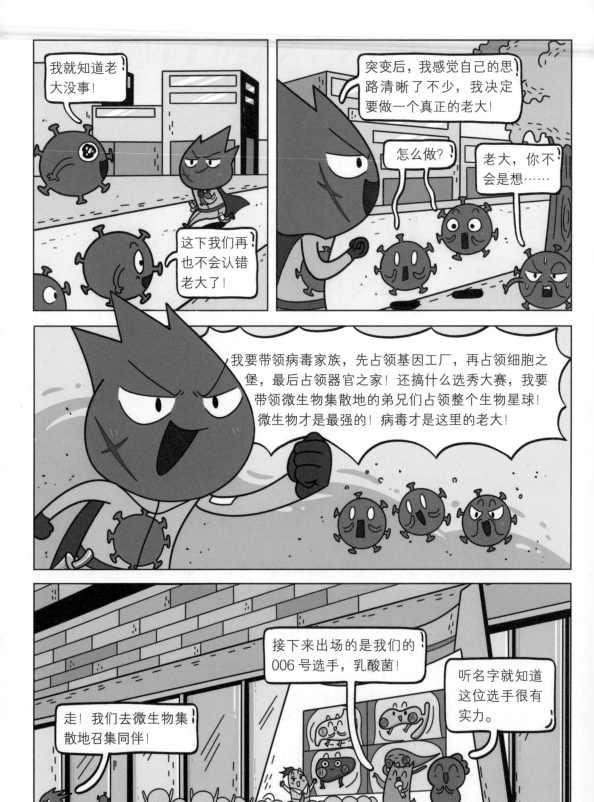

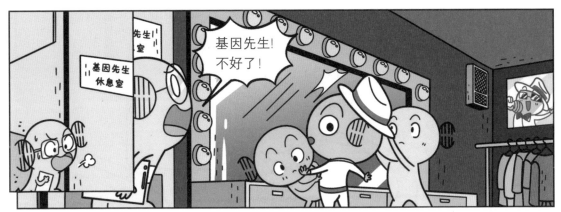

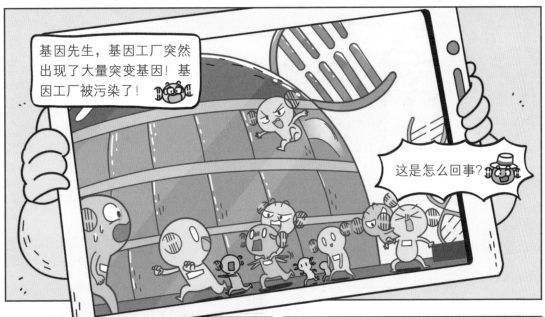

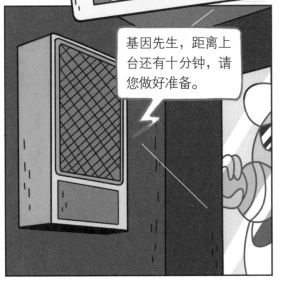

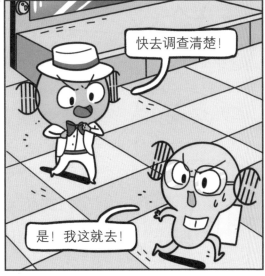

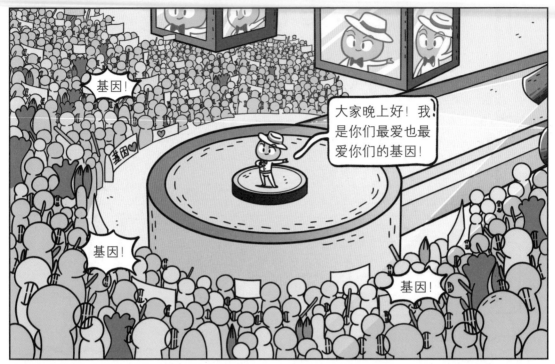

与此同时……

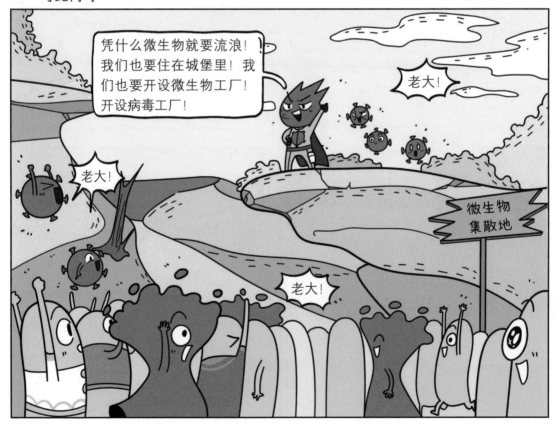

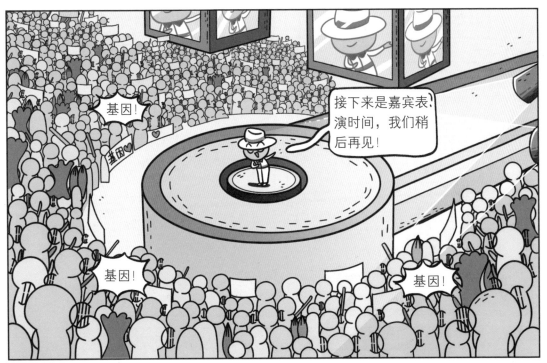

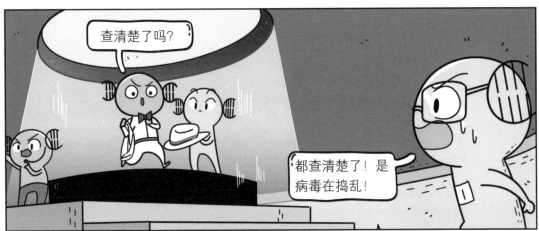

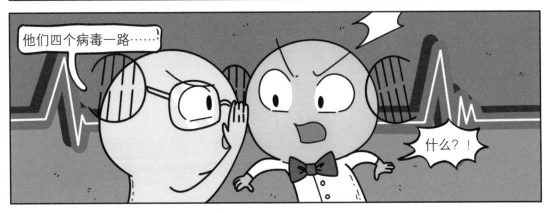

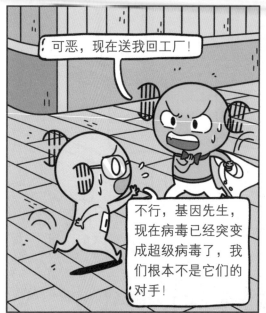

可恶，现在送我回工厂！

不行，基因先生，现在病毒已经突变成超级病毒了，我们根本不是它们的对手！

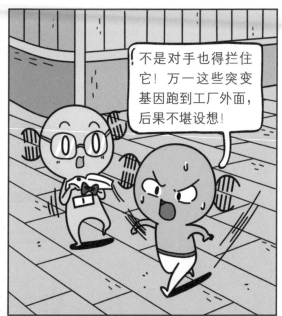

不是对手也得拦住它！万一这些突变基因跑到工厂外面，后果不堪设想！

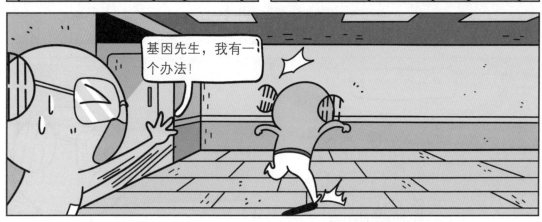

基因先生，我有一个办法！

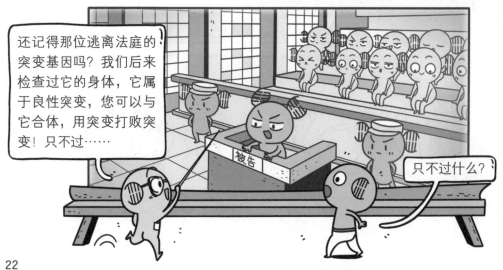

还记得那位逃离法庭的突变基因吗？我们后来检查过它的身体，它属于良性突变，您可以与它合体，用突变打败突变！只不过……

只不过什么？

被告

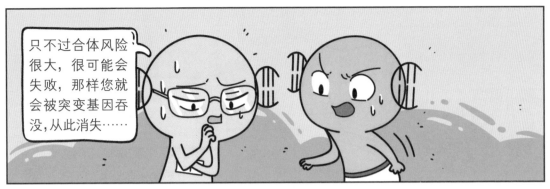

只不过合体风险很大，很可能会失败，那样您就会被突变基因吞没，从此消失……

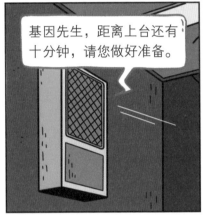

基因先生，距离上台还有十分钟，请您做好准备。

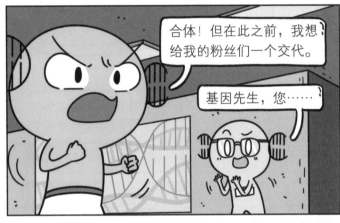

合体！但在此之前，我想给我的粉丝们一个交代。

基因先生，您……

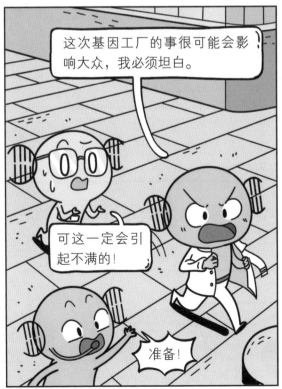

这次基因工厂的事很可能会影响大众，我必须坦白。

可这一定会引起不满的！

准备！

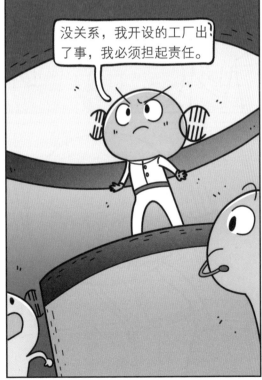

没关系，我开设的工厂出了事，我必须担起责任。

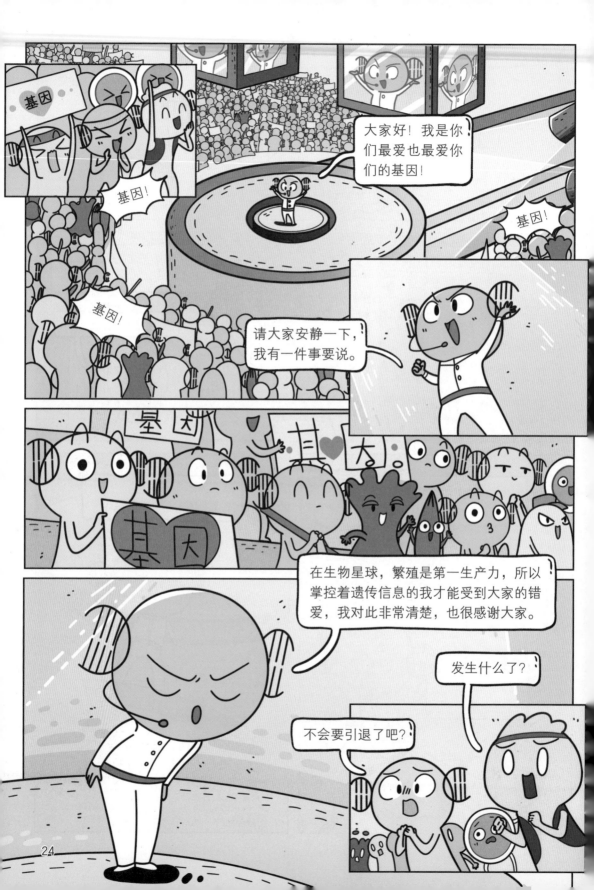

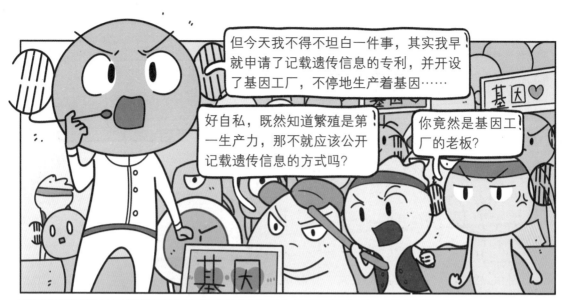

但今天我不得不坦白一件事，其实我早就申请了记载遗传信息的专利，并开设了基因工厂，不停地生产着基因……

好自私，既然知道繁殖是第一生产力，那不就应该公开记载遗传信息的方式吗？

你竟然是基因工厂的老板？

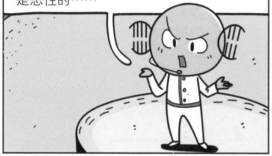

基因工厂有时会因为数据出错生产出突变基因，它们可以和任何基因、细胞、细菌、病毒等合体，导致这些生物发生突变，突变基因可能是良性的，也可能是恶性的……

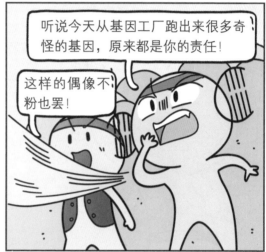

听说今天从基因工厂跑出来很多奇怪的基因，原来都是你的责任！

这样的偶像不粉也罢！

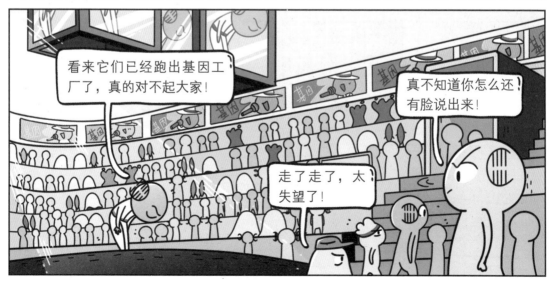

看来它们已经跑出基因工厂了，真的对不起大家！

走了走了，太失望了！

真不知道你怎么还有脸说出来！

25

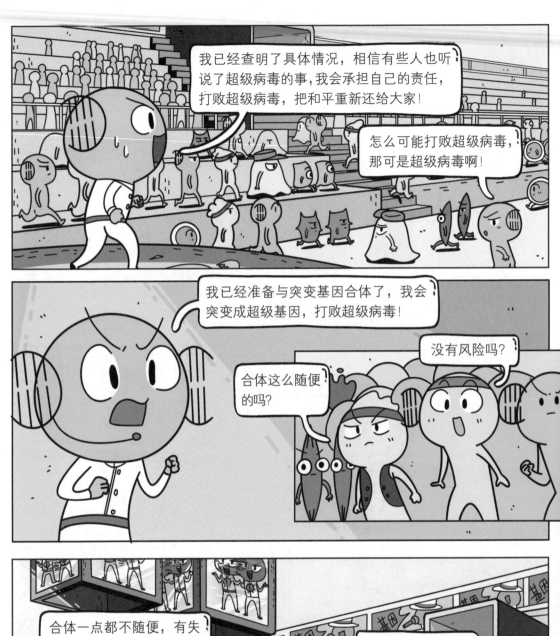

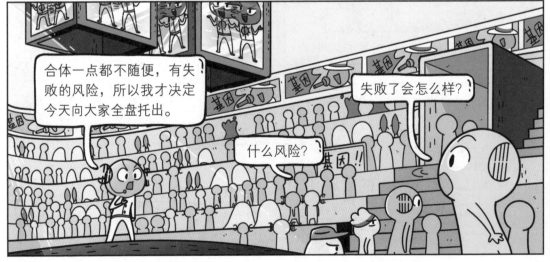

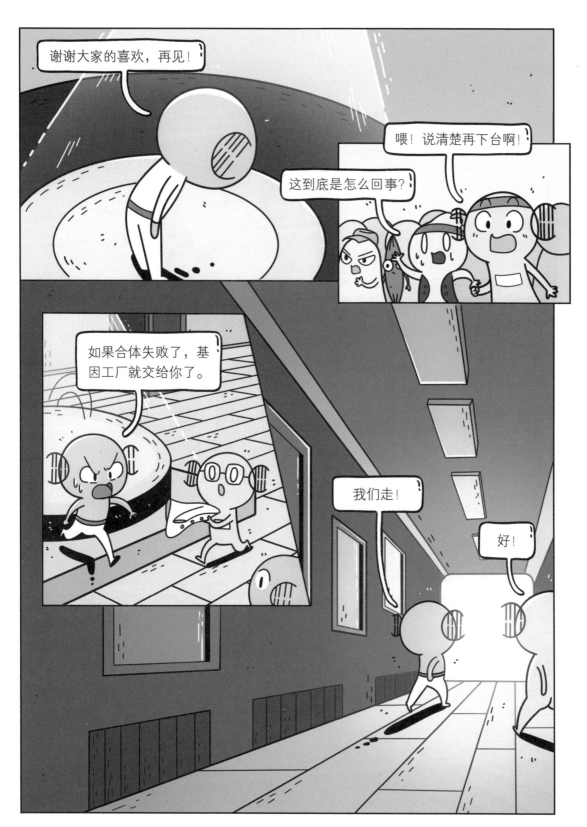

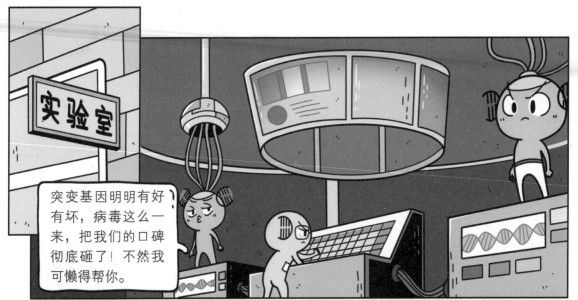

实验室

突变基因明明有好有坏，病毒这么一来，把我们的口碑彻底砸了！不然我可懒得帮你。

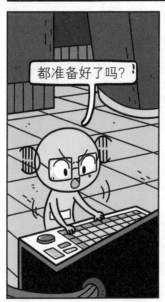

都准备好了吗？

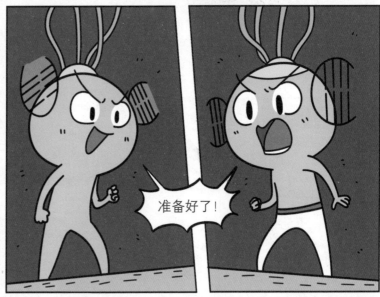

准备好了！

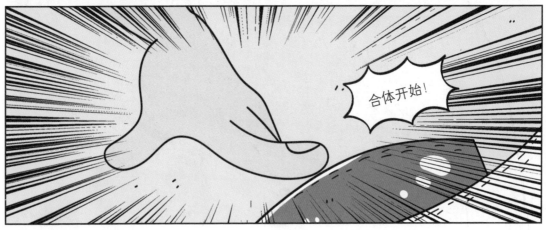

合体开始！

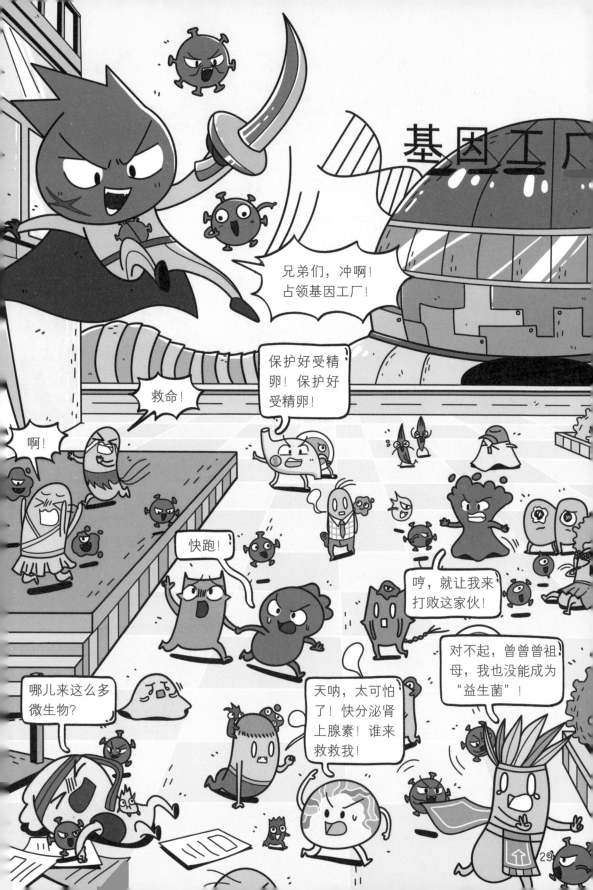

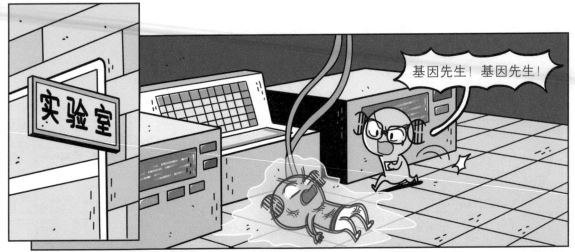

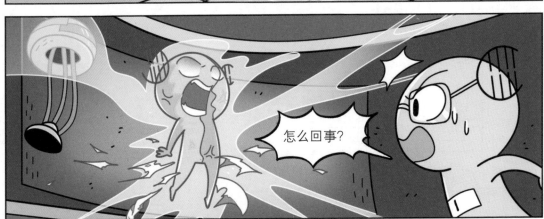

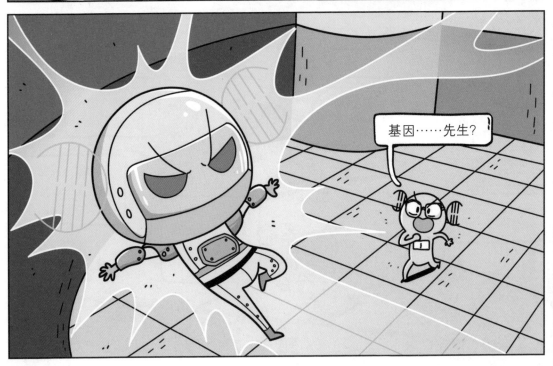

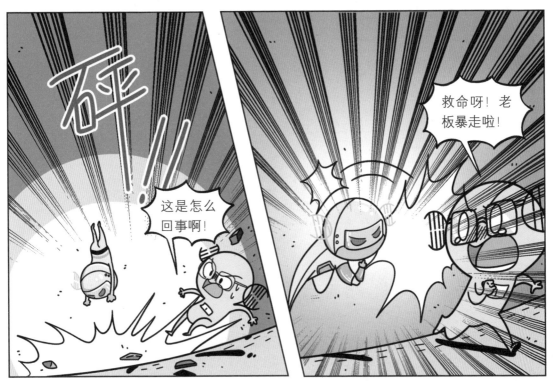

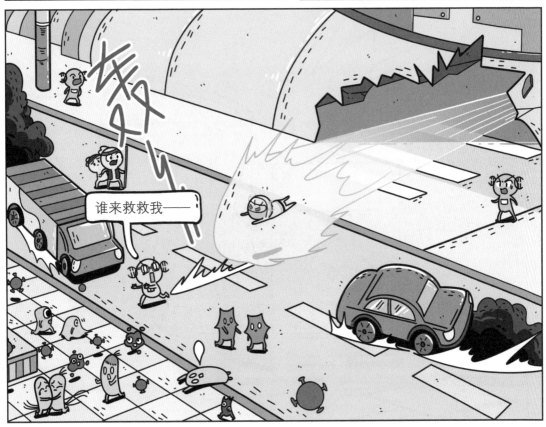

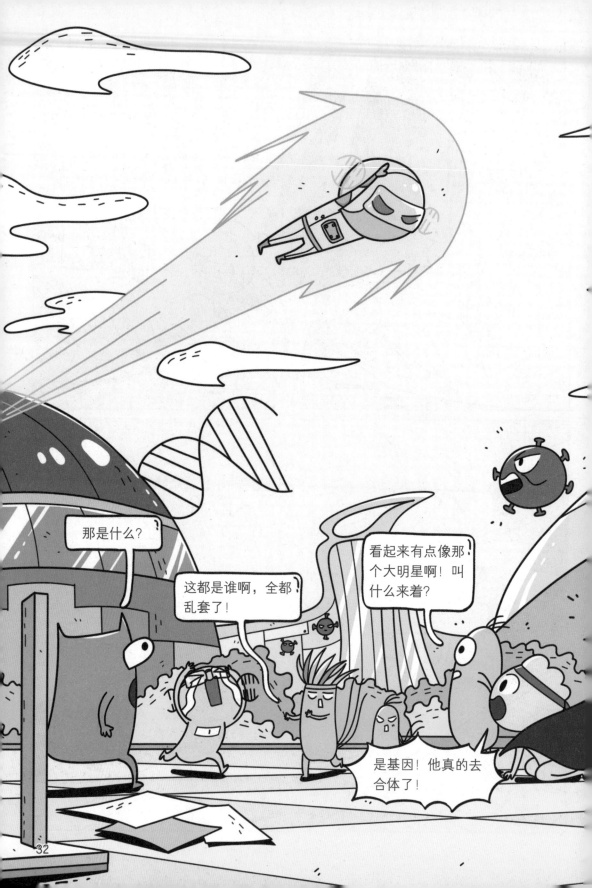

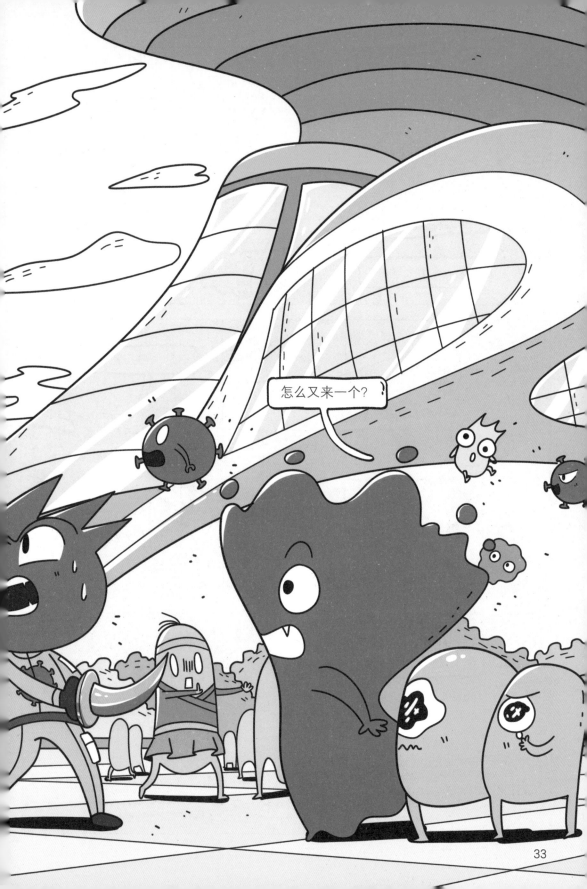

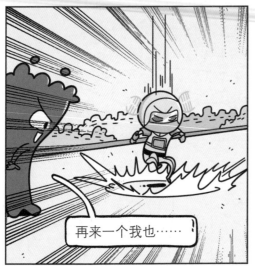

再来一个我也……

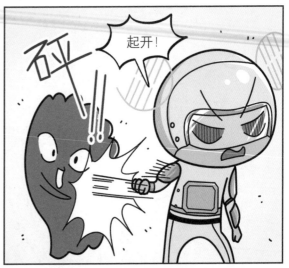

砰

起开！

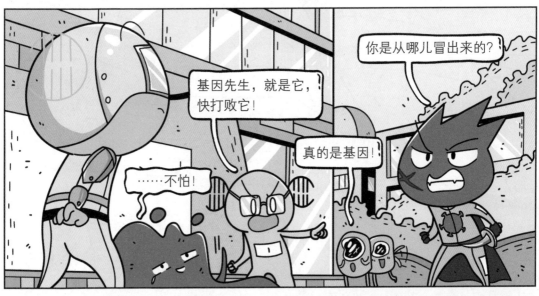

基因先生，就是它，快打败它！

……不怕！

你是从哪儿冒出来的？

真的是基因！

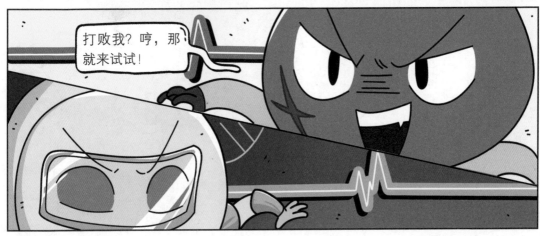

打败我？哼，那就来试试！

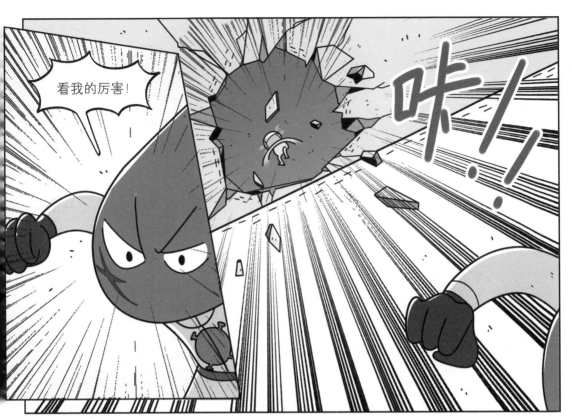

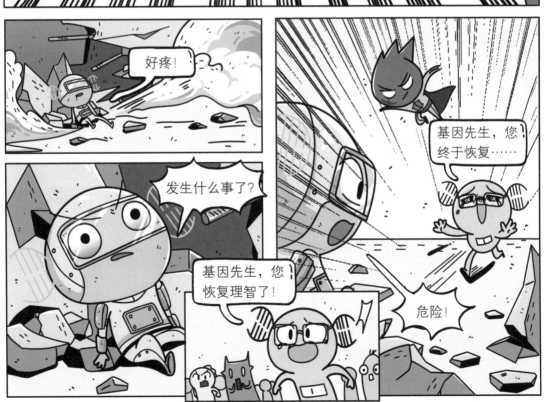

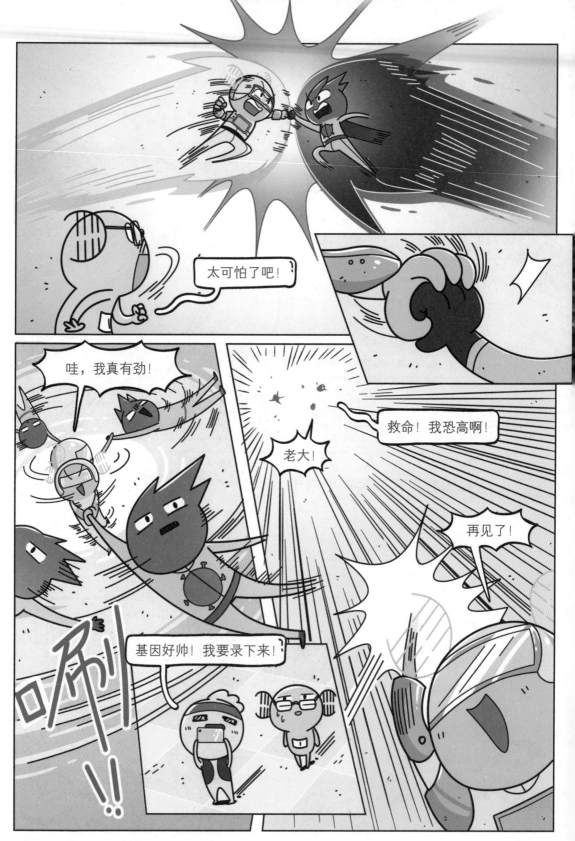

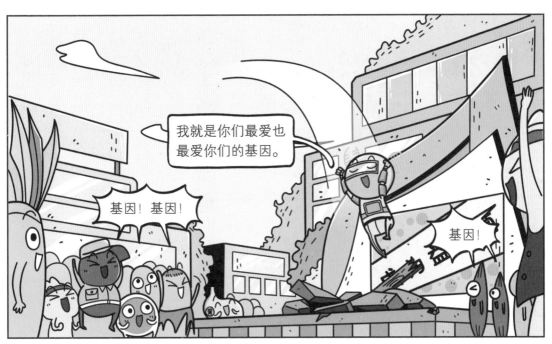

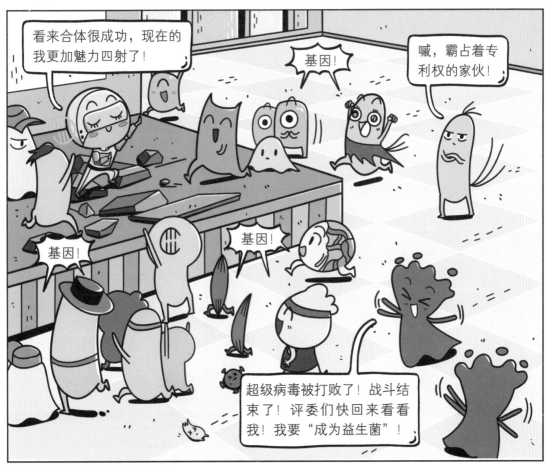

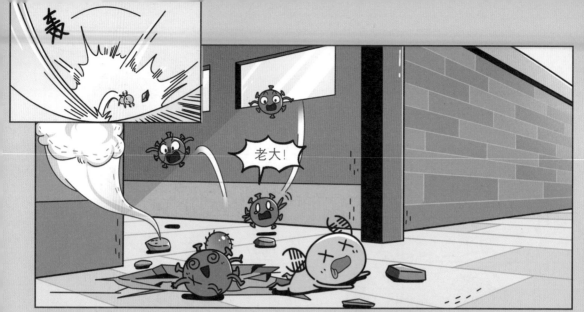

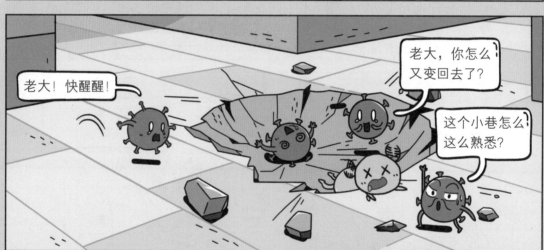

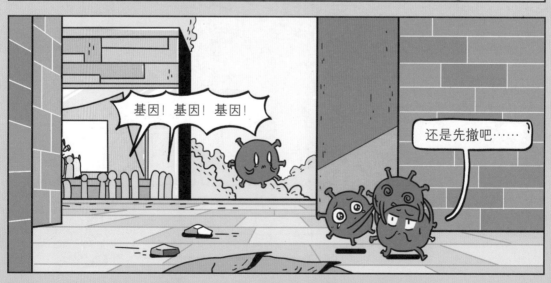

编委会

作 者 简 介 | **米莱童书**

由国内多位资深童书编辑、插画家组成的原创童书研发团队，2019年度"中国好书"大奖得主、桂冠童书得主、中国出版"原动力"大奖得主，是中国新闻出版业科技与标准重点实验室（跨领域综合方向）授牌的中国青少年科普内容研发与推广基地，曾多次获得省部级嘉奖和国家级动漫产品大奖。团队致力于对传统童书阅读进行内容与形式的升级迭代，开发一流原创童书作品，使其更加适应当代中国家庭的阅读需求与学习需求。

知识脚本作者 | **张可文**

北京市育才学校高中生物教师　北京市西城区骨干教师、优秀教师

原 创 团 队 | **策 划 人：** 刘润东　魏　诺

统筹编辑： 王　佩

编 写 组： 王　佩　于雅致

绘 画 组： 王婉静　张秀雯　郑姗姗　吴鹏飞　范小雨
周恩玉　翁　卫

美术设计： 辛　洋　张立佳　刘雅宁

图书在版编目（CIP）数据

超级病毒之战 / 米莱童书著、绘. —— 北京：北京
理工大学出版社, 2022.3（2025.3重印）

（这就是生物）

ISBN 978-7-5763-0799-3

Ⅰ.①超… Ⅱ.①米… Ⅲ.①病毒－青少年读物
Ⅳ.①Q939.4-49

中国版本图书馆CIP数据核字(2022)第006721号

出版发行 / 北京理工大学出版社有限责任公司

社　　址 / 北京市丰台区四合庄路6号

邮　　编 / 100070

电　　话 /（010）82563891（童书出版中心）

网　　址 / http://www.bitpress.com.cn

经　　销 / 全国各地新华书店

印　　刷 / 朗翔印刷（天津）有限公司

开　　本 / 710毫米×1000毫米　1 / 16

印　　张 / 2.5

字　　数 / 70千字

版　　次 / 2022年3月第1版　2025年3月第18次印刷

定　　价 / 200.00元（全9册）

责任编辑 / 封　雪

文字编辑 / 封　雪

责任校对 / 刘亚男

责任印制 / 王美丽